간호사,
세계를
품다

간호사, 세계를 품다

2019년 5월 10일 1판 1쇄 인쇄
2019년 5월 15일 1판 1쇄 발행

지은이 | 엄영란

펴낸곳 | 학지사메디컬 HAKJISAMEDICAL
04031 서울특별시 마포구 양화로 15길 20 마인드월드빌딩
대표전화_ 02-330-5188 팩스_ 02-326-0338
등 록 | 2010년 2월 8일 제313-2010-36호
메 일 | hakjisamd@hakjisamd.co.kr
홈페이지 | http://www.hakjisamd.co.kr

ISBN 978-89-6069-793-5 93510

가 격 | 15,000원

세계를 주름잡은
대한민국 간호사 7인의 생생한 기록

간호사, 세계를 품다

엄영란 저

학지사메디컬
HAKJISA MEDICAL

저자소개

엄영란 순천향대학교 명예교수

서문: 세계를 품은 7인의 간호사를 만나다

'간호사'가 세계를 품는다고? 그렇다! 필자가 수차례 참석했던 국제간호사협의회(International Council of Nurses, ICN) 콘퍼런스에서 만난 전 세계에서 온 모든 간호사가 '간호사'라는 날개로 세계를 날며, 세계를 품는 모습을 보여주었다. 그렇다면 한국인 간호사도 그렇게 살 수 있을까?

교육대학 합격증을 버리고 간호학과에 입학하여 간호사의 길로 들어선 김원숙 간호사의 이야기를 들어보면 간호사가 된다는 것은 그야말로 인생에 날개를 다는 것이며, 마침내 세계를 날아다니는 짜릿함을 갖게 된다는 것을 실감할 수 있다. 이 책의 1부 1장 앞머리는 바로 이런 이야기로 시작된다. "그때 진로를 바꾸지 않았다면 지금 내 삶이 어땠을까요? 교사가 되었다면 남 보기에 평탄한 삶이었겠지만, 주로 초등학생만 상대하며 살았겠죠. 간호사가 되어 험난한 여정이었으나 단단한 인간이 되었고, 신생아부터 100세 노인까지 보살피며, 한국인은 물론이고 세계 여러 나라 사람들과 더불어 일할 기회를 누리게 된 거예요. 사는 것과 죽는 것, 가르치는 것과 배우는 것을 동시에 하며 고통과 기쁨도 동시에 직접적으로 느낄 수 있는 간호현장에 있는 게 난 참 좋아요. 실무를 통해 얻는 진주예요. 직접적이고 짜릿한 이 기분! 다양한 환자에게서 느끼는 이 느낌! 에너지와 생명력을 느끼면서 살고 있는 거죠."

최근 대한민국의 간호현장에서는 '태움, 임신순번제, 언어폭력' 등 마음 아픈 뉴스가 들려온다. 이런 뉴스와 더불어 '미국에서는 갓 졸업한 신입간호사에게 충분한 오리엔테이션 기간을 준다.'든가, '미국에서는 한 병동에서 동시에 16명이 임신했는데 병원이 지원해준다.'[1]는 언론보도도 이어지고 있다. 이러한 현실 속에서 '미국 간호사 면허시험 응시자가 증가하고 있다.'[2]고 한다.

그렇다면 '실제로 미국의 간호현장은 어떠할까? 한국의 간호사가 꿈꾸는 그런 모습일까? 교과서에서 말하는 '전인간호(holistic care)'가 정말로 잘 이루어지고 있을까? 미국에서 간호사가 되면 어떤 모습으로 살까? 모국어가 아닌 영어로 간호하는 게 어떻게 가능할까? 미국의 간호현장에도 선후배 간 태움이 있을까? 12시간이나 일하는 2교대 근무를 한다는데 너무 힘들지 않을까? 한국에서 간 간호사 중에 나이트 근무를 고정적으로 하는 사람이 많다는데 나이트 간호사의 일상은 어떨까?' 등 궁금한 것이 너무 많다. 필자는 특히 제자들이 동경어린 표정으로 "미국에 가고 싶다."는 말을 할 때면 '어떻게 도와주어야 하나? 무엇을 말해 주어야 할까?' 질문만 생길 뿐 답이 궁하다. 간호사가 되어 인생에 날개를 달고 싶은 중고등학생, 더 넓은 곳으로 도전하고 싶어 하는 젊은

---

1) SBS(2018. 8. 31.). 중환자실 간호사 16명 동시 임신… 어느 병원의 '문화 충격'

2) 머니투데이(2018. 3. 20.). "한국에 미련없다"… 격무 · 폭력에 떠나는 나이팅게일[간호사 떠난다, 한국을]. ① 美 간호사 면허 응시 지난해만 1231명… 4년만 약 2배 증가… 태움에 삶 잿더미 살길 찾아 떠난다.

간호사에게 도움이 되어 줄 무언가 해야겠다는 생각을 갖고 처음 만난 사람이 김원숙 간호사다.

김 간호사를 처음 알게 된 것은 10여 년 전 모 일간지의 인터뷰 기사였다.[3] 그 기사를 '간호사의 해외진출'의 예로 강의에서 몇 번 인용하였고, 이를 계기로 이후 개인적인 인연이 시작되었다. 김 간호사는 흔히 말하는 취업 에이전시의 도움 없이 취업공고를 보고 직접 도전했다. 다국적 응급의료서비스를 제공하는 International SOS에 취업하여 베트남과 중국을 기반으로 8년간 세계를 날아다니며 빛나는 성과를 냈다. 지금은 미국에서 샌디에이고 최고 간호사 상까지 받으며 마그넷(Magnet hospital) 인증을 받은 대학병원에서 일하고 있다. 호주에서 유학도 했고, 한국에서 간호 관리자에 이르기까지 다양한 현장 경험으로 한국의 간호문화도 잘 알고 있다. 세계를 무대로 세계인으로 살아가는 꿈을 실현하고 있는 김 간호사야말로, '간호사'라는 날개를 달고 세계를 어떻게 날아다닐 수 있는지에 대한 궁금증을 풀어주기에 적합한 인물이라 생각하여 2016년 12월 인터뷰 허가를 받아 2017년 1월 초부터 본격적인 인터뷰를 시작했다.

2017년 6월 필자가 미국 동부인 필라델피아와 뉴저지를 방문했을 때 "외국에서 일하는 한국 간호사 이야기를 책으로 만들 준비를 하고 있다."

---

3) 조선일보(2006. 11. 3). 연봉 1억 원 간호사, 의사들을 거느리다.

는 말을 듣고 지인들이 적극 소개해주어 5명의 간호사를 만나게 되었고, 모두 기꺼이 참여해주었다. 뉴욕에서 만난 제자도 참여해주겠다고 하여 동부에서 6명, 서부인 샌디에이고에서 1명이 들려준 스토리로 이 책이 구성되었다. 7인의 간호사 인터뷰가 마무리될 무렵, 미국의 의료시스템에 대한 입체적인 이해가 필요하여 의사 1명도 인터뷰하였다.

간호사 7인은 다음과 같은 분들이다. 김원숙 선생님은 현재 University of California San Diego Medical Center와 Alvarado Hospital Medical Center 두 곳에 근무하신다. 동부에서 만난 5인의 간호사 중에 김정숙 선생님은 현재 68세로, 아직도 뉴저지에 있는 Our Lady of Lourdes Medical Center에서 full time으로 일하신다. CAPA(certification of perianesthesia)라는 시험을 보기 위해 지금도 열심히 공부하신다. 부부 간호사도 만나 반가웠는데, 부인인 김양경 선생님은 Silver health care center(in Cherry Hill New Jersey. It is about 250 resident capacity Long term care and rehabilitation center)에서, 남편인 김영석 선생님은 뉴저지에 있는 Cooper University Hospital에서 근무하신다. 그리고 지나온 삶과 미래를 조용조용 들려주신 두 분의 선생님이 더 있다.

뉴욕에서 제자도 만나 반가웠다. 제자 강설희는 어엿한 중견 간호사가 되어 North Shore University Hospital에서 일하며 한의사 공부까지 하여 현재 Liberty Rehabilitation & Wellness에서 한의사로 일하고 있다.

유일한 의사인 이정구 교수님은 의사의 관점에서 경험한 미국의료 시스템을 설명해주셨다. 이 교수님은 미국 Cleveland Clinic Hospital(이비인후과 전공의), attending physician of Sanbernadino Hospital, Research professor Loma Linda Medical School로 근무하셨다. 25년간 미국에서 의사생활을 마무리하고 1990년 초 단국대학교병원 개원 시 한국에 돌아와 이비인후과 교수로 재직하셨다. 단국대학교 의과대학 학장, 병원장, 의무부총장을 역임하시다 정년퇴직하시고, 현재 제주시에 있는 병원인 〈상쾌한 이비인후과〉에 근무하신다.

이 책의 1장에서 6장 5절까지는 김원숙 선생님의 스토리다. 김 선생님과 2017년 1월부터 12월까지 1년간 1시간 이상의 대화를 30회 했다. 덕분에 미국 간호사의 1년간 일상생활을 있는 그대로 들을 수 있었다. 그 이후에도 이 원고를 마무리하는 지금까지 짧은 대화를 계속 하고 있고, 업무 관련 자료와 사진을 비롯하여 각종 정보를 보내주셨다. 동부에 계신 6분의 선생님 스토리는 7장과 8장으로 정리했다. 이 분들을 미국에서 1회 만났고 한국에 돌아와 각 1회씩 1시간 내외의 인터뷰를 했다. 이정구 교수님이 들려주신 미국의 의료시스템은 6장의 6절에 '의사가 본 미국의 의료시스템'으로 정리하였다.

4차 산업혁명시대에 기술의 발달로 다양한 가상체험이 가능하다. 우주여행 체험도 할 수 있고, 스키장에 가지 않아도 실제보다 더 위험한 코스에서 짜릿함을 느끼며 스키 타는 가상체험을 해 볼 수도 있다. 간호현장의 주인공이 된다는 것은 가상체험과는 너무나 다르다. 등산의 경우를 생각해 보자. 가상체험 속에서 산을 오르는 느낌과 풍경감상은 할 수 있겠지만, 가파른 고개의 바위를 밟을 때 발에 와 닿는 느낌, 가쁜 숨을 몰아쉬는 것, 이마에 흐르는 땀방울, 불어오는 바람의 상쾌함, 나아가 힘든 등산을 통해 내 심폐기능이 달라지는 것까지 느낄 수는 없다. 특히 가상체험을 아무리 많이 해 본다 해도 몸의 건강에 아무런 영향도 주지 못한다는 것이 다르다. 실제 등산이 우리 몸과 마음을 건강하게 해 주듯이, 간호는 우리 현재 삶뿐 아니라 새로운 미래도 꿈꾸게 하는 힘을 준다는 것을 7인의 간호사가 보여주었다.

이 책에서 7인의 간호사가 들려주는 스토리의 주제는 크게 두 가지이다. 첫 번째는 '한국인 간호사로서 외국에 도전하기'이고, 두 번째는 '외국에서 간호사로 살아가기'이다.

필자는 특히 미국을 중심으로 한국인 간호사가 간호현장의 동료들과 팀워크도 매끄럽게 하며 인정받고 이웃과도 즐겁게 지내는 모습을 집중적으로 보여주려고 한다. 이민의 나라인 미국이야말로 세계적인 다문화 그 자체라 할 수 있기 때문이다. 개인적인 미국 사회 적응 경험담을 넘어 미국 사회의 구조, 법, 제도, 문화 속에서 한국에서 배운 교육과 우리 고유의 문화적인 특성을 어떻게 융합하여 살고 있는지 보여주려고 노력했다. "또 하나의 간호를 더 알고 있다는 것은 benefit이예요."라고 말하며 한국인으로서 몸에 배어있는 대인관계나 마음을 전달

하는 의사소통을 통해 환자의 만족도를 높여주고 있다는 한국인 간호사의 스토리에서 그런 모습을 볼 수 있다. 환자 마음에 닿는 간호를 통해 부족한 영어가 오히려 강점이 될 수 있는 순간도 문화융합의 좋은 예가 된다. 이민자의 삶에 대한 이론 가운데 하나인 '문화융합 이론'과 일치하는 부분이라 볼 수 있다.

정치학이나 사회학에서 이민자의 삶을 이해하는 세 가지 이론이 있다. 첫 번째로, 가장 오래된 'melting pot 이론'이다. 예를 들어, 한국 사람이 미국에 이민 가면 영어를 열심히 익히고 미국 문화를 배워 미국인처럼 미국 스타일로 살아야 성공적인 삶이라는 것이다. 즉, 미국 사회에 흡수되는 것이다. 두 번째가 'salad bowl 이론'이다. 샐러드 볼에 방울토마토나 파프리카, 오이, 양상추가 들어가면 빨갛고 노랗고 초록색의 재료가 있는 그대로 다 보이고 본래 색깔을 유지하고 섞이는 것이다. 네 것은 네 것대로, 내 것은 내 것대로 있는 그대로 서로 인정하며 섞여서 본래의 문화를 유지하며 다양성의 형태로 살아가는 것을 말한다. 세 번째로, 최신 이론인 'acculturation 이론'[4]은 서로의 다른 문화를 배우고 융합하여 생활 속에서 새로운 문화를 창출하며 살아간다는 것이다. A도 한수 배우고 B도 한수 배워서, 즉 서로를 배워서 더 발전된 C로 통합한다는 것이다. 7인의 간호사는 미국이라는 melting pot 속에서 자기만의

---

4) David L. Sam & John W. Berry(2006). *Acculturation Psychology*, Cambridge university press.

정체성을 찾으며 한국인 간호사가 간호현장에서 문화융합을 이루고, 어떻게 성공적으로 살고 있는지 생생한 목소리를 들려준다.

독자는 7인의 간호사 스토리를 읽으면서 미국 간호를 보다 입체적으로 이해하는 기회를 덤으로 얻게 될 것이다. 예를 들어, 서부인 캘리포니아에 있는 샌디에이고 대학병원 내외과 성인병동에서는 primary nurse가 담당 환자 5명에 대해 대소변 관리를 포함한 total care를 담당하고 있다. 반면, 동부인 뉴저지에 있는 쿠퍼대학병원의 심장병동에서는 보조원이 환자의 개인위생을 포함하여 심전도(EKG) 관리 업무까지 보조해준다. Acute setting인 대학병원에서는 12시간 2교대 근무제를 하고 있지만, long term care setting인 너싱홈의 Rehap 병동에서는 환자간호의 연속성을 유지하기 위해 8시간 3교대 근무제를 유지하고 있다. 독자는 이러한 차이가 드러나는 실제적인 상황의 생생한 스토리를 읽게 될 것이다. 미국의 동부와 서부에 있는 병원의 공통점과 차이점, acute setting과 long term care setting의 차이, 마그넷 인증을 받은 병원에서 간호사와 환자가 누릴 수 있는 권리와 혜택이 무엇인지 볼 수 있다. 그러나 이러한 공통점과 차이점은 7인의 간호사가 개인의 관점에서 경험한 스토리이기 때문에 미국 의료시스템 전체를 이해함에는 다소 한계가 있음을 이해해주길 바란다.

이 책은 4부로 구성되어 있다. 1부에서 3부까지는 김원숙 간호사의 선택과 도전의 스토리다. 1부에서는 고등학교를 졸업하고 간호학과에 진학하는 과정에서부터 International SOS를 통해 세계로 나아가는 과정, 미국에서 취업하고 간호사로서 의료현장에 적응하는 과정을 보여준다. 2부에선 한국에서 간호관리자에 이르기까지의 병원 근무경험을 미국 환자를 간호하며 어떻게 녹여내는지, 한국과 미국 간호의 문화적 융합을 보여준다. 3부는 간호사로서 행복한 일상을 사는 데 힘이 되는 개인적인 지원들과 더불어 미국 의료시스템에서 간호사를 지원해주는 제도를 얘기해준다. 4부는 동부에서 만난 6인의 간호사가 들려준 이야기이다. 1970년대 초에 한국에서 간호교육을 받고 한국 간호사 면허를 취득한 다음 미국으로 가신 선생님의 이야기에서부터, 미국에서 다른 일을 하며 살다가 2010년 이후 40세가 넘어 미국의 간호학 속성과정에 입학하여 간호사가 된 선생님의 이야기까지 그리고 다양한 병동에서 근무하고 있는 분들의 '오래된 꿈, 새로운 꿈'의 스토리를 보여준다.

7인의 간호사가 새로운 세계에 도전하는 과정에서 '알에서 깨어나는 고통의 극복과 마침내 큰 새가 되어 세계를 날며 세계를 품게 된 기쁨'에 공감해 보면서 간호를 선택하려는 학생이나, 새로운 세계에 도전하고 싶은 간호사의 미래 준비에 도움이 되길 기대한다. 여러분도 '간호사'라는 날개를 달고 세계를 훨훨 날며 신바람 나게 살 수 있기를 바란다.

차례

2부 새로 태어나는 순간

3장 동과 서의 문화융합 간호

4장 내가 더 행복해지는 순간

8장 새로운 꿈

1부

선택과 도전

1장

세계를 향하여

1. 간절한 마음

교육대학 합격증을 버리고 간호대학으로

고3 때, 교사가 되고자 서울교대에 합격한 상태였죠. 그 무렵 온 가족이 캐나다로 이민을 가게 되었어요. 아버지가 "간호사가 되는 게 어떠니?"라고 권하셔서 갑자기 진로를 바꾸게 되었죠. 대학 입시가 끝나가는 시기라서 지방에 있는 전문대학에 진학하게 된 거예요. 한국에서 간호학을 공부하고 나중에 캐나다로 갈 계획이었어요. 그때 진로를 바꾸지 않았다면 지금 내 삶이 어땠을까요? 교사가 되었다면 남 보기에 평탄한 삶이었겠지만, 주로 초등학생만 상대하며 살았겠죠. 간호사가 되어 험난한 여정이었으나 단단한 인간이 되었고, 신생아부터 100세 노인까지 보살피며, 한국인은 물론이고 세계 여러 나라 사람들과 더불어 일할 기회를 누리게 된 거예요. 사는 것과 죽는 것, 가르치는 것과 배우는 것을 동시에 하며 고통과 기쁨도 동시에 직접적으로 느낄 수 있는 간호 현장에 있는 게 난 참 좋아요. 실무를 통해 얻은 진주예요. 직접적이고 짜릿한 이 기분! 다양한 환자에게서 느끼는 이 느낌! 에너지와 생명력을 느끼면서 살고 있는 거죠.

가족이 모두 캐나다로 떠나고, 서울에서만 자란 내가 대학 근처로 이사를 갔어요. 처음으로 하게 된 지방생활이라 학교생활에 잘 적응하지 못했어요. 분위기에 익숙하지 못해 어색했고, 학업에도 집중 못해서 성적이 좋은 편이 못되었죠. 졸업할 당시에 한양대학교병원에 취업하여 흉부외과에서 일하기 시작했어요. 간호사로 일하면서 정말로 열심히 공부하기 시작했어요. 내가 지식이 부족하여 환자 상태를 제대로 파악하지 못하고 적시에 보고하지 못해서 환자 상태가 악화되거나 식물인간이라도 될까봐 무서워서 공부하게 된 거죠. 몸무게가 10kg이나 빠질 정도로 열심히 공부하고 일했어요. 그러면서 점차 간호업무에 흥미와 책임감을 느끼게 된 거예요. 1년 정도 일하면서 간호업무에 적응하게 되자, 더 큰 병원에 가고 싶어 세브란스병원에 지원하여 응급실에서 일하게

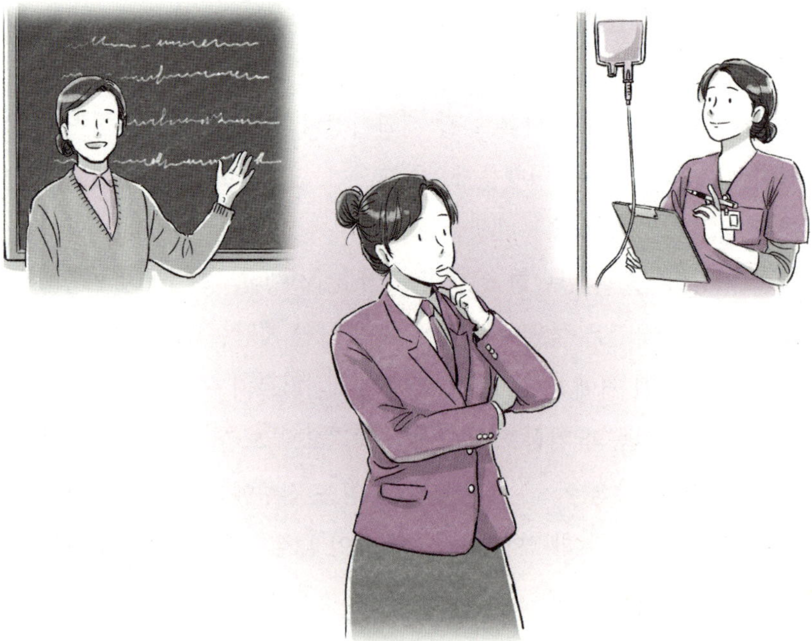

되었어요. 영동세브란스를 개원할 무렵이어서 응급실 오프닝 멤버로 합류하게 되었지요.

이렇게 병원에 근무하면서 가족이 있는 캐나다로 이민 갈 준비를 하는 사이에 아버지가 다시 한국에 오셔서 새로운 일을 시작하시게 되었죠. 저는 캐나다에는 가지 않게 되었어요.

결혼과 이혼, 그리고 다시 간호사가 되고 싶어 울었던 시절

영동세브란스에서 일할 때 수간호사 소개로 남편을 만나 결혼했어요. 남편은 편하고 좋은 사람이었어요. 26살 때였죠. 남편이 유학생이라 7월에 결혼하고 8월에 미국에 들어 갔어요. 그땐 밖에도 못 나가고, 전화가 오면 전화도 받을 줄 몰라서 남편이 영어 한 줄, 한국말 발음 한 줄 써서 전화기 위에 딱 붙여주었어요. A4용지에 다 적어놓고 그거 보고 전화할 정도였어요. 아주 창피한 일이었죠! 그때 미국생활을 한 2년 정도 했는데 처음에는 아무것도 안했어요.

남편은 명문 대학의 유학생으로 일도 하면서 학교를 다녔어요. 남편이 뉴욕에서 박사과정에 다닐 때였죠. 어느 늦은 밤 집에 오는 길에 권총을 든 흑인들한테 협박을 당하고 돈을 빼앗겼죠. 그 이후 식은땀을 막 흘리면서 밖에 못나가고 결국에는 학교를 못 갔어요. 밖에서 자기를 감시한다고도 했어요. 그걸 보고 남편에게 정신과 문제가 생겼다는 걸 처음 깨달았어요. 한국에 전화를 걸어 시누이와 아는 의사에게 증상을 말하니 "schizophrenia 같다. 입원시켜야 한다."고 했어요. 그래서 서둘러 데리고 한국에 갔죠.

하늘이 blue가 아니라 'white & black'으로 보였어요. 제가 그 사람을 잊고 이렇게 사람다운 생활을 다시 시작하고 목소리가 밝아지기 시작한 건 15년도 더 지난 40대 중반부터예요. 불행하게 끝난 결혼생활 덕분에 인생에 대해서, 삶에 대해서 확고한 주관과 나 나름대로의 태도를 가지게 되었다고 생각해요. 그전까지는 특별히 힘들 것도 없었고 온상 속에서 컸죠. 그냥 병원만 열심히 다니면 되었고, 아버지도 계셨고, 빚 같은 것도 몰랐고. 그냥 편하게 살았어요.

제가 제일 무서워하는 것이 '빚진 자와 죄진 자'예요. 빚 갚는 건 20대부터 최근까지 제가 지겹도록 해봐서 빚이 얼마나 무서운지 알고요. 지금까지 십여 년째 죄수병동에서 일하면서 그들이 얼마나 기가 막힌 사람들인지 알아요. 사람들은 세상에서 무서운 게 '호랑이, 핵폭탄'이라고 하는데, 전 '죄진 자와 빚진 자'가 제일 무서워요.

남편이 정신병원에 입원하게 되었어요. 장학금을 받던 남편이 갑자기 학교를 못 가게 되었지만 유학생 비자를 유지하려고 빚을 내서 남편 등록금을 냈기 때문에 내가 갚아야 할 상황이었죠. 그땐 정말 살고 싶지 않은 순간이었어요. 그 당시에는 미처 미국에서 간호사로 일할 준비가 안 되어 있었고 준비할 정신도 없었기 때문에, 빚 갚기 위해 무슨 일이든 해야만 했어요. 봉제공장에서 일하다 제대로 못한다고 쫓겨나기도 했고, 생선가게에서 생선 샌드위치도 만들었고, 그 다음에 스테이셔너리에서 로또 펀치 찍어주는 일 등 뭐든 해야 했지요. 그 당시에 간호사복을 입고 지나가는 사람을 보면 길에 멍하니 서서 바라봤어요. 눈물이 날 정도로 '나도 저 간호사복 입고 다시 간호사 하고 싶다.'는 생각이 간절했어요.

나중에 샌드위치 가게에서 일할 때 특히 더 그랬어요. 샌드위치 가게 점원이라는 게 나빴다거나 슬펐다거나 그런 건 전혀 없었어요. 한국에서 하얀 간호사복 입고 하얀 구두 신고 영동세브란스 응급실에서 환자를 미친 듯이 보던 그 시절이 너무너무 그리웠던 거예요. 간호를 하는 거 자체가 너무 그리웠지, 샌드위치 가게라서 그런 것은 전혀 아니었어요. '하얀 유니폼을 입고 하얀 구두를 신고 청진기를 들고 환자를 보는 그게 나지, 이건 내가 아니다.'라는 생각이 들었어요. 간호사복을 벗은 후에, 간호사복을 다시 입어야 된다는 절실함을 그때 그렇게 강하게 느낀 거예요. 간호사복을 벗고 나니까 '간호사복을 입고 있는 내가 얼마나 멋지고 중요한지, 간호가 얼마나 멋지고, 내가 짱인지.' 내가 간호사복을 벗었을 때, 내가 그 간호사복을 입은 나의 모습을 다시 보기를 간절하게 원했던 거예요. 계속 입고 있었으면 나도 그렇게 강한 절실함이 별로 없었을 거예요. 간호사복을 계속 입고 환자 곁에 있었으면 나도 한국에 있는 내 친구들처럼 매너리즘에 빠졌을지도 몰라요. 아마 그들처럼 매너리즘에 빠진 채 간호과장 되고 간호부장 되고. 조금 더 석사 · 박사 공부해서 교수직으로 나갈까? 하는 꿈이나 꾸고 있었을지도 모르죠. 그런데 간호사복을 완전히 벗고 다른 가운을 걸치고 샌드위치를 만들었잖아요. 샌드위치를 만들면서 내가 얼마나 울었는지 몰라요. 샌드위치를 만드는 내가 초라한게 전혀 아니었고 저 간호사복을 입고, 저 신발을 신고 환자 곁에서 움직이는 그 간호사가 난 너무너무 그리웠어요. 그때 울었어요. 정말로 간절하게 간호사가 되고 싶었어요!

남편을 한국에서 정신병원에 입원시킨 후에 저 혼자 다시 미국에 들어가 빚 다 갚고 한국에 돌아왔죠. 집에서 반대해도 둘이서 같이 살던 중에 남편이 재발했어요. 제가 한국에 귀국하여 다시 취직해서 병원에 다니고 있을 때였죠. 처음에 attack이 왔을 때 양가 부모님이 이혼하라고 했지만, 저는 그 말을 안 듣고 그냥 같이 살았죠. 다시 reattack이 오자 그때 양가 부모님들이 합의하여 이혼을 시키셨죠. 이브닝 끝나고 집에 왔는데 남편이 안 들어와요. 시아버지께서 전화로 "네가 남편이 병원에 들어가지 못하게 해서 우리가 경찰 데리고 가서 입원시켰다. 이제 다 끝났다. 이혼서류에 사인 다해서 놓고 왔으니, 사인하고 너는 이제 네 갈 길 가라."고 하시더라구요. 그래서 결혼한 지 4년도 채 안 되어 끝났어요. 남편이 아픈 탓에 같이 산 기간은 정말 얼마 안 돼요. 그래도 우린 애틋한 부부였고 정이 깊었어요. 그런 개인적인 아픈 경험이 여기서 drug abuse나 정신과 문제를 가진 환자들을 잘 돌보는 이유 중에 하나일수도 있어요. 이후에 호주에 가서 공부할 때 정신간호 공부를 특히 더 열심히 했어요. 남편을 찾아서 다시 같이 살고, 치료되도록 도와주려고 생각했거든요. 정신과 공부를 더 많이 했는데, 재결합은 안 되고 그렇게 첫 결혼은 아주 끝났어요.

'세계로 나가고 싶다!'

이혼의 충격에서 벗어나고 간호학을 더 공부하기 위해 호주로 유학을 떠났어요. 뉴카슬대학에서 간호학 학사과정을 졸업하고 한국에 돌아가 대학병원에 근무하면서 대학원을 두 곳이나 다녔어요. 두 번째 석사학위 과정이 끝나갈 무렵인 1998년 4월부터 해외에서 일할 곳을 찾기 시작했어요. '호주에서 공부했고 대학원 졸업도 했으니, 이제 외국에서 일해 봐야겠다. 우리나라가 아닌 곳에서 work experience를 만들어야겠다.'는 생각이었거든요.

호주간호사자격증은 있지만, 호주는 일할 데가 아니라는 걸 깨달았어요. 영연방 영국식으로 공부하고 실습을 나갔는데 저한테는 맞지 않았어요. 임금도 작았고, 특히 임상실습이 안 맞았었어요. 굉장히 보수적이에요. 병원에 실습을 나가보니 무슨 종교적인 병원 같았어요. 제가 실습 나갔던 병원이 유난히 그랬는지 몰라도 '내가 여기서 이렇게 간호사를 할 수 있을까?' 이런 생각이 들었어요. 청교도적인 규율과 종교에

식, 간호사의 가운도 청교도식으로 입어야 하고 답답했어요. 지금은 어떤지 모르지만 1990년대에는 그랬어요. 뉴카슬대학에서 영어시험까지 다 통과하고 우수한 성적으로 1991년에 졸업했을 때, 뉴카슬에서 '석사 스칼라십을 주겠다.'는 오퍼도 있었죠. 그래도 '여기서 이런 간호는 아니다.' 하는 마음에 한국에 다시 들어간 거예요.

그리고 또 아버지가 "한국에 와서 일하는 게 좋겠다."고 권하시기도 했어요. 1994년에 돌아가셨으니 그 말씀을 안 들었더라면 임종도 못 지킬 뻔 했죠. 당시에 한국에 돌아간 건 잘 한 일이라고 생각해요.

덕분에 대학원에 들어가 하고 싶은 공부도 마음껏 했고요. 가톨릭대학교와 연세대학교 두 곳을 졸업해서 석사학위가 두 개예요. 학위논문 주제도 외국인 근로자의 건강에 대해 쓸 정도로 저는 대학원 공부할 때도 외국과 외국인에 대한 관심이 높았어요.

대학원 졸업할 무렵, 「해롤드지」, 「간협신보」를 다 뒤졌어요. job opening을 계속 찾아보던 어느 날, International SOS의 채용공고가 나왔어요. 근데 베트남으로 가야 한대요. 첫 한국 간호사를 뽑는 거래요. apply를 했는데 안됐어요. 갈만한 다른 곳도 없고 시간은 흘러가고 '이래서 안되겠구나.'하는 생각에서 '다시 전화해보자. 내가 안 된 이유가 뭔지, 인터뷰도 안 된 이유가 뭔지 알아보자.' 그래서 3개월 있다가 7월 초에 다시 전화했어요. "당신, 인터뷰합시다."라는 말도 없는데 감히 본사에 전화해볼 생각을 한 거예요. 어디든 한국이 아닌 다른 나라에서 일하고 싶은 마음이 간절했기 때문에 더 적극적이었나봐요. 절실한 마음에 본사에 다시 전화를 걸었던 거죠. "내가 apply했는데, 인터뷰도 못했다. 나는 정말 당신네 회사에 가고 싶다."고 하면서 내 장점을 다 이야기했어요. "난 영어도 되고, 호주대학의 학사학위도 있고, 한국에서 수간호사와 감독으로 일한 경험도 있어 병원 조직 전체를 이해한다. 특히 당신 회사가 요구하는 한국사람 대상의 마케팅을 새로 시작한다면 나는 한국인과 한국의료의 컬처를 알고 대학병원 오픈에 참여한 경험도 많기 때문에 어떠한 조건에서라도 그 나라에서 한국사람에게 적합한 시스템을 만들 수 있다."고 강조했어요.

나도 어떻게 그렇게 용감하게 말할 수 있었는지 모르겠어요. 하지만 그게 다 거짓은 아니었어요. 그때까지 새로운 병원 오픈하는 일을 세 번이나 경험했어요. 호주로 유학가기 전에 이미 신촌세브란스 응급실에서 영동세브란스 응급실 오픈할 때 오픈 멤버로 갔죠. 명동백병원에서 상계백병원 오픈멤버로 응급실에 갔죠. 그리고 단국대학교병원 설립할 때도 오픈멤버였어요. 그것도 작은 종합병원이 아니라 대학병원 오픈멤버였기 때문에 '할 수 있다.'는 생각이 들었어요. 그랬더니 저쪽에서 "오, 그래?" 그러더니 "인터뷰하자." 그러더라구요. 하하하! 사람들은 다 끝났다고 생각하는 그 부분에서도 저는 '끝났다'고 생각 안 해요. 뭔가 fail하고 난 다음에는 어떤 부분이 weakness였는지를 꼭 알아봐요. 떨어졌다는 사실을 그냥 받아들이지 않아요. 뭔가 이유가 있을 거 아니예요? 그리고 '난 다 할 수 있다'는 생각만 했어요. 그때 30대였잖아요. 그저 자신만만했죠.

그렇게 해서 싱가포르 본사 담당자와 전화로 인터뷰를 했더니, 싱가포르에서 서울 SOS로 전화 연락을 했나 봐요. "김 간호사, 인터뷰 다시 하라."고. 싱가포르하고 영국 런던에 본사가 있는데 싱가포르는 엄청난 데거든요. 싱가포르에서 "벌써 인터뷰했다."고 하니까 서울에 있는 한국지사에서 나를 인터뷰 안 할 수가 없었어요. 그래서 거기 먼저 뽑아놓은 사람을 서울에서 근무시키고, 나를 베트남으로 보내기로 확정지었어요. 나중에 지사장이 저보고 "간호사님, 대단하십니다." 그러더라구요. 나중에 싱가포르 본사에서 나를 보러 서울로 왔어요. 신라호텔에서

face to face interview를 했어요. 그때 유쾌하게 웃으며 즐거운 대화로 면접이 이루어지고 베트남으로 가게 된 거죠.

그런데 또 다른 문제는 월급이 2,000달러라는 거예요. SOS에서는 한국의 현실을 전혀 모른 거예요. 사직할 당시에 단국대병원에서 월급을 한 360만 원을 받았으니 거의 절반에 불과한 거였죠. 그렇지만 상대가 아직 나를 모르고 나도 그 회사를 모르니 얼른 그걸 받아들였어요. 2,000달러 오케이하고 집세만 보조받았어요. 처음엔 월급이 최악이었어요. 최악! 그걸 아무 말 안하고 받아들이고 베트남으로 간 거예요.

2. International SOS 스토리

예술적인 듯 합리적인 프랑스인과 더불어

International SOS에서 처음 일한 곳은 베트남에서 최대의 경제도시라 불리는 호치민시에 있는 클리닉이었죠.

1998년 9월 2일! 밤중에 도착했어요. 공항에 도착하자마자 나를 호텔로 먼저 안내했어요. 호텔의 13층 방이었어요. 방문을 열고 테라스에 나가니 더운 바람이 확확 불어왔죠. 비가 오고 있었어요. 밑을 내려다보니 길에 오토바이를 탄 사람들이 쫙~ 지나가는데 망토 우비를 다 입었어요. 어릴 때 본 만화 '요괴인간 벰, 베라, 베로'가 생각났어요. 벰, 베라, 베로가 망토를 입고 도로를 지나가는 것으로 보여 온 도시가 벰, 베라 베로의 도시 같았어요. 밤중에 처음 느낀 베트남이었어요. 밤이라 어둡고 비도 내려 우중충하고, 밤이니까 빨간색이든 초록색이든 모두 검게 보이잖아요. 그게 베트남에 대한 내 첫인상이었어요. 우기하고 건기만 있는 나라잖아요. 그때 테라스에 노란 모닝 글로리가 좌~악 피어 있었는데 아주 인상적이었어요. 그때부터 모닝 글로리를 좋아하기 시작했어요. 모닝 글로리가 화려하지도 않으면서 정말로 아침의 은총같이 느껴지고 그냥 깨끗하게 피어있는 모습이 보기가 좋았어요.

'내가 이제 여기서 새로운 시작을 해야 하는구나!'하는 생각이 들었어요. SOS에서 나를 뽑지도 않은 걸 두 번이나 요청을 해서 간 나라였기에 아무것도 기대하지 않았고 '여기서부터 내 제2의 인생을 worker 입장에서 시작하는구나. 유학생도 아니고 여행자도 아닌 근로자 입장에서 시작하는구나.' 생각했죠. 그렇다고 베트남에 관해서 요즘 아이들처럼 뭘 알아보고 준비하고 이런 거 하나도 없이 갔어요. 그냥 갔어요.

International SOS 웹사이트[1]에 들어가 보면 본사가 나오는데 보시면 기절하실 거예요. 너무 멋지게 잘 되어 있거든요. 전 세계 medical emergency를 글로벌하게 움직이는 회사가 서너 개 있었는데, 그걸 다 사들여 통합해서 SOS가 세계 100대 기업 안에 들어가요. emergency medical service 회사로 본사가 싱가포르와 런던에 있어요. 전 세계 응급환자 관리 1위 회사예요. 그리고 프랑스 사람들이 창립하고 운영해서 인지 시스템이 아주 잘 되어 있어요. 기업은 profit을 내는 게 목적이거든요. 거기서는 내가 간호사로서의 어떤 임무보다는 완전히 코리언 마케팅을 시작하고 번성시켜 회사의 이익을 만들어내는 일로 간 거라 SOS에서는 간호사의 어떤 업무보다도 마케팅, 돈을 만들어 내야 되는 코리안 프로그램을 만들어야 되는 거였죠. SOS 클리닉에는 회원권 있는 사람만 올 수 있는 곳이었죠.

아침에 차를 보내와서 타고 클리닉으로 갔어요. 그때부터 부딪히기 시작한 사람들이 프랑스인이었어요. 프랑스 매니저와 프랑스 닥터! 프랑스인 매니저와 마찬가지로 프랑스인 최고 닥터 방으로 나를 먼저 데리고 가더라구요. 인사를 하는데 생긴 거는 참 예술적이고 매너는 아주 젠틀했어요. 처음에는 '그래서 프랑스 사람인가 보다.' 하는 생각이 들었어요. 그런데 드디어 업무를 시작하니까 예술이 어디 있어요. 예술은 다 날아가 버리고 '무서운 프랑스 사람이구나!'를 느끼기 시작했어요. 사람들은 일반적으로 '프랑스 사람들이 예술적이지만, 비즈니스에서 outstanding하지 않다.'라고 생각하고 '미국이나 다른 나라 사람들이 비

---

1) https://www.internationalsos.com/ 이 사이트를 찾아보면 회사의 특징이 다음과 같이 홍보되고 있다. THE WORLD'S LEADING MEDICAL & TRAVEL SECURITY ASSISTANCE COMPANY. We are in the business of saving and protecting lives from more than 1,000 locations in 90 countries. 11,000 employees, led by 5,200 medical professionals service multinational companies, governments and NGOs globally.

즈니스를 잘 한다.'고 생각하는 편이죠. 저는 세계 여러 나라 사람들 중에서 비즈니스에 진짜 강한 나라가 프랑스라고 생각해요.

사람 소개와 오리엔테이션이 끝나고, 비즈니스로 들어가기 시작하니까 무시무시한 프랑스 비즈니스맨의 모습이었어요. 그냥 서늘할 정도로. 맺고 끊고가 확실하며, 아닌 건 아니라고 딱 잘라 버리고. 절대로 웃어가면서 대충 넘어가지 않아요. 눈에 별 세 개가 반짝반짝거리면서 critical case decision 내릴 때는 완전히 텍스트북 위주로 clinic policy 위주로 후송결정하고. 환자한테 설명할 때도 서늘할 정도로 아주 쿨하게 환자에게 모든 옵션은 다 주고 "최종 결정은 당신이 내려라." 이런 식이예요. 우리처럼 정에 끌려서 환자가 결정 못하면 "이렇게 하는 게 나으니 이렇게 하는 게 어때요?" 이런 거 절대로 없어요. 다 설명해준 다음에 "20분 후에 올테니 결정하시오." 이런 식이예요. 의료도 그렇고 비즈니스도 그렇고. 그게 프랑스식이었어요. 그런데 식사를 간다던지, 피크닉을 간다던지, 야유회를 간다던지, 이런 경우에는 완전히 비즈니스는 다 털어 버리고 유머러스하고 즐거운 분위기예요.

제가 유학생이 아니라 근로자로 일하기 시작한 게 베트남이었잖아요. 지금 제가 미국에서도 이렇게 잘 버티는 이유 중에 하나가 일하는 습관을 프랑스식으로 모두 배웠기 때문이에요. 미국에서 간호사로 일하는데 미국에서 배운 거는 별로 없어요. 너싱은 이미 알고 있던 거였고. 외국사람들과의 대인관계는 SOS에서 배운 거였지, 미국에서 새롭게 배운 건 없어요. 여기는 배운 걸 적용하고, 여기 policy를 알아가고 그런 정도라고 할 수 있죠. 여기 미국에서 일하는데 SOS에서 같이 근무했던 프랑스 사람들한테 배운 영향이 상당히 커요.

예를 들어, 내가 실수한 경우에도 절대 당황하지 않아요. 다시 말해 risk management, damage control를 잘 해요. damage control 하는 management를 프랑스 사람들한테 배웠어요. 거기서 배운대로 여기서도 인정할 건 빨리 인정하고 내가 설명을 잘못한 걸 깨닫게 되면 5분 뒤에라도 "아까 설명한 거, 정말 죄송한데, 내가 설명한 것이 틀렸습니다."라고 빨리 얘기해줘요.

또 다른 예로, 환자가 꼬리에 꼬리를 물고 계속 질문하고 귀찮게 할 경우 난 거기에 끝까지 응대하지 않아요. 프랑스 사람들이 자기가 할 것까지만 하고 끌려가지 않거든요. 모든 미팅의 포인트를 오너들이 쭉~ 끌고 나가요. 그런 걸 배웠기 때문에, 십여 명의 보호자들이 환자의 침대를 둘러싸고 한도 끝도 없이 질문해나가면 처음에 한 5분간은 다 들어요. 그리고 내가 빨리 결정을 내려요. 환자와 보호자들한테 "제가 5명의 환자를 보고 있는데, 한 명당 20분 이상을 넘기기 어렵습니다. 20분 안에 답할 수 있는 급한 질문 먼저 해주시고, 나머지는 제가 다른 환자를 보고나서 시간 날 때 다시 돌아와 말씀드리겠습니다."고 해요. 보호자에게 끌려가는게 아니라 내가 끌고 나가요. 프랑스 사람들이 미팅 끌고 나가듯이. 그러면 환자나 보호자들도 "알았다."고 하죠. 입원초기 환자의 경우에는 대개 십여 명의 보호자들이 너나 할 거 없이 이것저것 막 물어보잖아요. 그런데 이렇게 조정하면 보호자 중에 리더가 되는 가족 두세 명만 물어보니까 20분 안에 다 끝낼 수 있죠.

제가 SOS에 갈 때 계약사항에 두 가지가 있었는데, 하나는 한국클리닉 업무로 코리언 간호사, 코리언 인터프리터, 코리언 마케팅 등 한국클리닉의 모든 걸 다 내가 책임지는 것. 두 번째로 후송간호사 업무도 있었어요. 두 가지 모두 했죠. 베트남에서 싱가포르하고 방콕으로 외국인 환자 후송도 많이 갔거든요. 내가 가야 되면 후송도 갔어요.

처음 부딪힌 마케팅에서 성공하기까지

제가 가기 전에 한국클리닉에 오는 환자가 한 달에 13명 정도로 실적이 형편없었죠. 제가 간지 3개월만에 100명으로 늘었고, 8개월이 되었을 땐 한 달 방문자 수가 200명이 되었으니 대성공이었죠. 어떻게 성공했냐고요? 첫째는 현실적인 시장조사, 둘째는 베트남에 흔한 질병 파악과 세미나식 접근, 셋째는 적용 보험 확대 전략이었죠. 방문자 수가 늘어난 다음에는 본격적인 마케팅 업무를 하면서 한국인의 눈높이에 맞춘 건강검진 프로그램을 개발하고 한국사람들이 좋아할만한 서비스로 발전시켰죠. 그 과정이 얼마나 치열하고 힘들었는지 지금 생각해도 끔찍한 기분이 들지만 차례로 말씀드리죠.

업무를 시작하자마자 우선 시장 조사부터 했어요. 코트라(KOTRA)에 가서 베트남에 있는 한국회사, 기업 리스트를 받아 집에 와서 전화를 하기 시작했죠. 전화하고 이메일 띄우고 팩스 넣고. 밤낮 없이 일했어요. 논문 쓰듯이 자료수집하고 정리했죠. 자료 보낸 곳에서 반응이 오기 시작했어요.

열대지방의 풍토병인 댕기열, 장티푸스, 기생충, 말라리아, 냉방병, 하여튼 베트남에서 발생할 수 있는 모든 primary disease는 다 찾아냈어요. 그런 질환에 대한 자료를 만들어 기업 지사에 팩스 보내고 "이러한 질병에 대해서 내가 간단한 설명을 세미나식으로 해줄 수 있으니까 원하시면 연락을 달라."고 했더니, 와~~ 생각보다 엄청 들어오더라구요. 삼성, LG, 현대 등에서 막 연락이 오기 시작했고 우선 인구가 많은데 부터 다니기 시작했죠. 그렇게 했으니 방문자가 늘어난거죠. 얼람 센터에 전화가 빗발치듯이 오고, 나를 찾는 환자들의 전화가 너무 많이 와서 클리닉이 뒤집어졌어요. 한 달에 13명이 오던 한국클리닉에 한국 간호사가 오고 난 다음부터 막 시끌시끌하고 여기저기서 코리언이 막 튀어나오고 "너스 킴, 너스 킴, 너스 킴!"만 찾게 되었죠.

클리닉에 한국 보험회사의 여행자 보험을 제가 끌고 들어왔어요. 각 나라의 보험이 있으면 가격이 조금 싸게 되거든요. 한국의 여행자 보험과 연계하여 deduction만 내고 클리닉을 사용할 수 있는 체계를 모두 만들었어요. 그래서 사람들이 SOS 멤버십 없어도 한국의 여행자 보험으로 들어올 수 있도록 처리한 후 한 8개월 됐을 때 클리닉 방문자 수가 200명 정도로 늘어난 거예요. 그때 나는 대꼬챙이 같이 말랐었지요. 오만가지 일을 다 했으니까. 야간에 응급환자가 오면 한국인 환자가 영어를 못하니까 나오라고 했어요. 어떤 때는 자다 일어나서 가고, 또 후송 갔다 와서 클리닉에 바로 들어가서 interpreter 해야 하는 때도 있을 정도였죠. 당시에는 사람답게 산 날들이 아니었어요. 베트남 생활 초기 사진보면 바~~짝 말라있어요. 더운 곳이니 더 힘들었죠.

한국 클리닉 방문자 수가 늘어나자 본격적으로 마케팅업무를 시작했죠. 처음에 외국 매니저들과 회의를 하고 '뭐를 해봤냐, 안 해봤냐?'를 토론하고 뭔가를 설득해야 할 때, 굉장히 스트레스였어요. 영어로 회의를 하니 말도 잘 못 알아듣는데다가 전문적인 마케팅이라는 것과 처음 부딪히게 된거잖아요. '이렇게 무서운 게 마케팅인가?' 처음에 내 눈에는 마케팅이 일종의 사기 같다는 생각이 들었어요. 왜냐하면 프로덕트가 저렇게 비싼데, 건강 체크업도 비싸고. 우리나라 의료시스템이 한국인에게는 최고로 편하대잖아요. 우리나라 사람들한테 SOS의 서비스를 받게 한다는 자체가 내가 미친○ 되기 딱 좋은 그런 프로그램이더라구요. 그렇다고 안 한다고 할 수도 없고. 몇 달 부딪히다가 내가 내린 결론은 '이건 에너지 낭비다. 이건 도저히 한국사람에게는 안 먹히는 시스템이다.'였어요.

무식하면 용감하다고, 몇 달이 지나 팀장을 찾아갔어요. "이거 더 이상 한국사람에게 하라는 말하지 말라. 다른 외국인들한테는 이게 먹힐지 모르지만 한국인들한테는 어림 반푼어치도 없다."고 했어요. 팀장이 "왜 그러냐?"고 물어요. "나에게 special option을 달라. 한국사람한테는 이거 안 먹히니 한국에 다녀오는 왕복 항공료 정도의 선에서 내가 프로그램을 만들테니 인정해달라. 당신들이 만든 이 서양시스템의 프로그램으로는 한국사람들한테는 안 먹힌다."고 말하고 내가 만든 프로그램을 가지고 높은 사람한테까지 가서 설명하고 적극적으로 요청을 했죠. 그랬더니 처음엔 "SOS에는 그런거 없다. 한 가지 프로덕트가 나오면 그걸로 전 세계 전체 클라이언트에게 동일하다."고 하면서 내 제안을 거부했어요. "난 못한다."고 하면서 계속 설득했죠. "이걸 계속 하라고 하면 난 여기서 그만두어야 한다. 내 제안을 인정해주면 해보겠다."고 했어요. SOS에서 어떤 프로그램을 만들 때 싱가포르, 런던까지 다~ 승인받아야 하기 때문에 힘들거든요. 근데 받아냈어요. 제가 만든 프로그램을 본사에서 승인받았어요.

그리고 고객인 한국기업의 지사를 찾아가 SOS의 서비스를 다 설명한 다음, 우선 그 회사의 예산을 알려달라고 해서 예산에 맞는 프로그램을 만들어 SOS 상급자의 사인을 받아냈어요. 예를 들어, 과장급 이상이 한국에 가서 건강검진받는 예산이 보통 50~70만 원이더라구요. 50만 원보다 저렴하게 내가 프로그램을 만들어서 한국에 가지 않고 베트남에서 건강검진을 받을 수 있게 한 거예요. 대신 검사 내용을 조정한 거죠. SOS 자체 내에서 할 수 있는 검사와 외부로 나가야만 하는 검사가 있어요. 외부로 나가야 하는 건 아무래도 비용이 높으니 뺐어요. 그래도 기본적인 검사는 다 할 수 있었거든요.

검사 결과가 나오면 의사와 1:1로 30분 이상 모든 설명을 자세하게 다 들을 수 있게 해놨죠. 그게 히트쳤어요. 왜냐하면 한국에서는 건강검진 후에 의사를 만나는 시간이 고작해야 5~10분 정도잖아요. 30분간 설명 다 듣게 하고, 그 다음 결과를 다 카피하여 패키지를 만들어 주면서 "한국에 휴가갈 때 가지고 가서 궁금한 것이 있으면 설명을 더 들으시고 추가 검사가 필요한 것은 한국에 가서 의료보험으로 검사 더 받으세요."라고 했어요. '내가 한국을 알고 SOS를 아니까 이렇게 베트남에서 받을 수 있는 서비스와 한국에 가서 받을 서비스를 조정하고 연결해주는 중간 역할을 해야 한다.'고 생각했었죠.

저를 통해서 의료 혜택을 본 사람들의 만족도가 점차 높아지는거예요. 그러니까 멤버십도 자연히 늘고. 남자들이 먼저 알고 부인들에게 얘기했나봐요. 부인들이 애기가 아플 때 전화로 물어보면 모두 응대해줬어요. 클리닉 업무에 전화응대까지 하느라 입에 침이 마를 만큼 힘들어도 다 해주었어요. 또 남편들이 부인들을 교육시켰어요. "김간호사는 보통 간호사가 아니니까 에티켓 지키라."고 했대요. 처음에는 그 부인들이 나를 집안의 가사도우미 다루듯이 대했거든요. 집집마다 운전기사에 가사도우미 두 명씩 있으니, 그 사람들 대하는 게 몸에 배어서 공주 내지는 왕비같이 굴더라구요. 처음에는 너무 기가 막혔어요. '내가 간호사로서 지금부터 당신들한테 어떻게 해주나를 보고도 당신들이 계속 그렇게 한다면 나도 거기에 맞춰서 어떻게 행동할까를 정해야겠다.'고 생각했어요. 그래서 아주 정중하게 아주 최고로 존댓말 팍팍 써가면서 대했더니, 점차 달라졌어요. 그리고 남편들이 백화점이나 공항에서 만나면 "김간호사님, 김간호사님!" 하니까 부인들도 알아차렸어요. 부인들도 공손하게 나오더라구요. 그렇게 되기까지 2년이나 걸렸어요.

제가 성과를 내기 시작하면서 마케팅 회의를 할 때 제가 상대방한테 맞추려고 기를 쓰지 않아도 되었죠. 영어도 버벅거리고 마케팅도 모르는 간호사가 outcome을 계속 내니까, 모든 매니저들이 나한테 집중을 하고 관심을 가지고 나한테 뭘 물어보고 내가 하는 한 마디 한 마디에 귀를 쫑긋 세우게 된 거죠. 처음에 도착해서 보니 outcome이 좋아서인지 일본 직원들이 대우받고 있었어요. 처음에 난 찬밥이었죠. 그런데 의사도 없이 마케팅 전문가도 없고 아무도 없는데 저 혼자서 오만가지를 다 뛰어서 나중에는 outcome이 일본을 넘게 되니까 저에게 관심을 보이게 된 거였죠. 외국기업의 관리자들은 정말 outcome에 약해요. 돈 버는 거에 약해요.

클리닉에 환자가 한 달에 200여 명이 오게 된 것만 해도 놀랄 일이거든요. income이 한 달에 3만 달러도 안 되던 클리닉의 income이 25만 달러가 되니 모두 놀란거죠. 그러니까 내가 지나가듯이 한 마디 하는 것도 "너 조금 전에 뭐라고 했지? 그 다음은?"하고 물었어요. 각 국에서 높은 사람들이 오면 각 나라별로 마케팅 회의에 들어가는데 저는 항상 1번 발표예요. 내가 "1번 무섭다. 안하겠다. 난 영어가 꽝이다."라고 내가 자꾸 피하니까 싱가포르의 top manager들이 "우린 저 MBA 출신들하고는 시간 보내고 싶지 않아. 너하고 얘기하고 싶어." 이러더라구요. 바로 그거예요! 제가 그 사람들을 이해시키기 위해 애쓰고 반복해서 설명할 필요가 없어졌어요. 거꾸로 outcome을 내놓고 나한테 집중하게끔 만든거죠. 성과가 monthly report에 숫자로 나와야 하고, 액수로, 달러로 나와야 하는 거였어요. 예를 들어, 이번 달 income을 30만 달러로 만들려면 flu injection을 몇 천 명을 해야 하는지 계산이 다 나오는 거죠. 거기 맞춰서 회사 한 군데라도 더 전화해야 돼요. 목이 바짝바짝 타 들어갈 정도였죠. 목표 액수에 맞춰서 flu injection 할 회사의 갯수를 내가 조절했던 거예요.

"싱가포르에 회의하러 오라."고 비행기 티켓 보내주고 five stars hotel 예약해준다고 해도 안 갔어요. 만일 내가 좀 어리석고 사치와 허영이 있었으면 다른 마케팅 매니저들처럼 "회의 참석한다."고 말하고 가서 vacation 즐기다 오고 그랬겠죠. 그런 매니저들은 금방 다 잘렸거든요. 마케팅 결과 안 좋으면, 6개월만에 다 해고해 버려요. 그러니까 저 회사가 저렇게 커지는 거예요. 나는 한국 마켓을 바닥 수준에서 시작했기 때문에 버텨낼만했어요. 베트남에 5년 있는 동안에 계속 끝까지 수입이 높아졌거든요. 먹을거리도 많았는데, 나중에는 내가 컨디션에 맞춰서 내가 선택하고 조절할 정도가 되었죠.

SOS 클리닉 인력 구성도가 4대 6의 비율이예요. 4가 외국인으로 구성되어 있고. 6이 오리지날 베트남 사람. 중국에서는 중국사람 6, 외국인이 4. 매니저급은 전 세계에서 온 외국인이죠. 덕분에 거기서 영국인이 매니지하는 거, 호주, 남아프리카 매니저, 미국, 캐나다, 각 나라 사람들이 매니지하는 법을 다 배울 수 있었어요. SOS에서 전세계 외국인들하고 통합되는 communication을 했기 때문에 미국 와서 지금 smooth하게 잘 해나갈 수 있다는 생각이 들어요.

실적이 매우 낮았던 한국 클리닉에서 outcome이 막 나오니까 서포트 시스템이 달라지더라구요. 버짓이 막 나와요. "광고비 더 줄까? 너 마케터 뽑을래? 너 의사 뽑을래?"라는 제안이 쏟아지고 내 앞으로 차도 나왔죠. 1년 후 재계약 맺을 때 보수가 두 배로 뛰었죠. 계약이 1년이어서 1년 후 잘릴 수도 있고 신분상승을 할 수도 있어요. Endless로 신분상승할 기회를 가졌어요. 마지막 타이틀로 Asian Oceanian Regional Manager를 받았으니까. 내가 만일 미국에 오지 않았다면 한국의 지사장도 했을지 몰라요. 또 내가 만약 미국에 안 오고 그렇게 계속 실적을 냈다면, 싱가포르 본사에 가있을 수도 있죠. 싱가포르에서 한국 섹션을 하나 잡았을 거예요. 하하하!

'이런 일도 간호사가 해야 하는구나!'

SOS에서 일을 시작했을 때 '이런 일도 간호사가 하는구나! 해야 되는구나!' 하는 생각이 들었어요. 그 전까지는 항상 병원이 주는 울타리가 있었거든요. 이 병원이든, 저 병원이든 병원 세팅이 다 되어 있고 시스템이 다 갖추어져 있고 질서가 다 잡혀 있는 곳에서 순서대로 들어오는 환자들을 케이스별로 보는 거에 익숙해져 있던 그런 간호사 역할을 했었죠. SOS에 갔는데 완전히 다르더라고요. Acute facility가 아니고 acute case도 아니고, primary죠. 예전에 병원에서 보던 보통 환자들을 보는 게 아니예요. Emergency가 있긴 하지만, critical emergency 보다도 primary healthcare delivery system을 제가 겪어낼 상황이더라구요.

Primary라는 건 그야말로 일차적인 거예요. Preventive manage를 해야 돼요. 백신이나 전염병에 관련된 업무를 해야 하는데, 그건 제가 acute setting에서 한 번도 해본 적이 없는 거예요. 우선 급한게 백신이었어요. 여러 나라에서 온 사람들이 함께 모여 있고, 또 베트남은 4계절이 아닌 우기, 건기가 있는 더운 나라죠. 게다가 developing country예요. 이전에 내가 겪어보지 못했고, acute setting에서 겪어보지 못했던 이상한 질병들도 많이 발견됐죠. 댕기열이나 장티푸스 같이 말만 들었지 직접 본 적이 없는 것들이 많았죠. 간염도 한국에서는 주로 B형이었는데, A형 간염환자가 그렇게 많은 거예요. B형 간염은 한국에서, A형 간염은 베트남에서, 미국에 와서 C형 간염을 많이 봤어요.

제가 한국에서 석사를 두 개 했잖아요. 그 석사과정을 공부한 게 얼마나 도움이 되었는지 몰라요. 특히 통계를 이용해서 organize하는 게 큰 도움이 되었어요. 한 달 동안 들어오는 전체 환자의 숫자만 통계 낸 게 아니라 질병까지 통계를 냈어요. 어떤 질병이 많은지, 백신은 몇 프로를 차지하는지. 앞으로 시즌별로 나가야 할 백신은 어떤 종류가 필요한지. 한 달 동안 온 환자 전체의 impression을 연구해서 분석했더니, 역시 소아과가 제일 많았고 감염성 질환이 많았어요. 분류를 다 해서 가장 많은 5대 질환에 대해 유인물을 만들었어요. 5대 질환이란, 'gastroenteritis, hepatitis A, 댕기열, heatstroke(골프를 하도 많이 쳐서 생기는), 그리고 상해'였어요.

골프 치다 다친 사람들을 얼마나 많이 보았던지, 지금도 저에게 '골프'라는 개념은 전화가 와서 "앰플런스 보내주세요."하면 36홀 뛴 거고, 제 발로 걸어 들어와서 탈수되어 뻗어버리고 인사불성이면 18홀 뛴 거예요. 그게 내가 아는 골프였어요. 그리고 그 플라티늄 공이 얼마나 무서운지 몰라요. 한국 사람들이 성질이 급해서 귀가 떨어지고 치아가 박살이 나서 오거든요. History taking 하다 보면 골프공이 나간 다음에 그 다음 사람이 나가야 하는 간격이 있다고 하는데 그거를 못 참고 나가다가 그 공에 맞는 거예요. 공에 맞아서 치아가 다 박살나고 귀가 다 떨어져 나가고 스킨이 다 찢어지고, hematoma 생기고. 그게 제가 알고 있는 골프예요. 그래서 나는 아직까지 운전하지 못하는 이유 중에 하나가 영동세브란스 응급실에서 일할 때 200케이스의 환자를 일요일에 받으면서 보았던 엄청난 교통사고 환자들 때문이거든요. 또 사람들이 아무리 "골프, 골프, 골프!" 하면서 "그린을 보면 뭐 마음이 날아가고~." 그래도 저한테는 안 먹히게 된 거예요.

소아는 주로 gastroenteritis였어요. 주재원들이 기사 한 명과 가사도우미 2명씩을 데리고 있는데, 그 가사도우미들이 상주하기보다는 집에서 왔다갔다하는 경우가 더 많아요. 한국 가정에서 아무리 깨끗하게 잘한다 해도 가사도우미가 본인 집에서의 위생관념이 부족한 경우, 그대로 옮겨오기 때문에 hepatitis A, 장염균 등에 감염되는 거예요. 어른들은 면역시스템이 있으니까 그래도 괜찮지만, 어린 아이들이 위장관염이 생겨서 엄청 오더라구요.

이런 5대 질환을 공부하다가 primary nursing을 혼자서 다 공부하게 됐어요. 공부해서 유인물을 만들었어요. 내가 수간호사를 하면서 책자를 만든 경험이 있거든요. 대학병원에 수간호사로 근무하면서 학생교육도 엄청 시켰었죠. 그러니 그런 거 하는 건 누워서 떡 먹기였죠. 유인물 만들어 보호자에게 주면서 설명해주니까 환자나 보호자는 신기한 거예요. 그러니 내 평판이 하늘 높이 올라가기 시작했어요. "아주 똑똑한 간호사가 아주 합리적으로 관리를 잘 해나간다."고 소문이 났죠. 그러니 환자 수가 계속 올라가는 거예요. 환자가 처음에는 6명, 11명 오다가 180명, 200명까지 되었죠. 얼마나 올라간 거예요? 그러니 수입이 막 올라갔죠. 그렇게 해서 성공한 거예요.

예방접종도, 다른 나라 클리닉에서 일주일에 200~300명 할 때, 난 1,500명 정도 했어요. 베트남 간호사 한 명 데리고 한국학교나 대기업

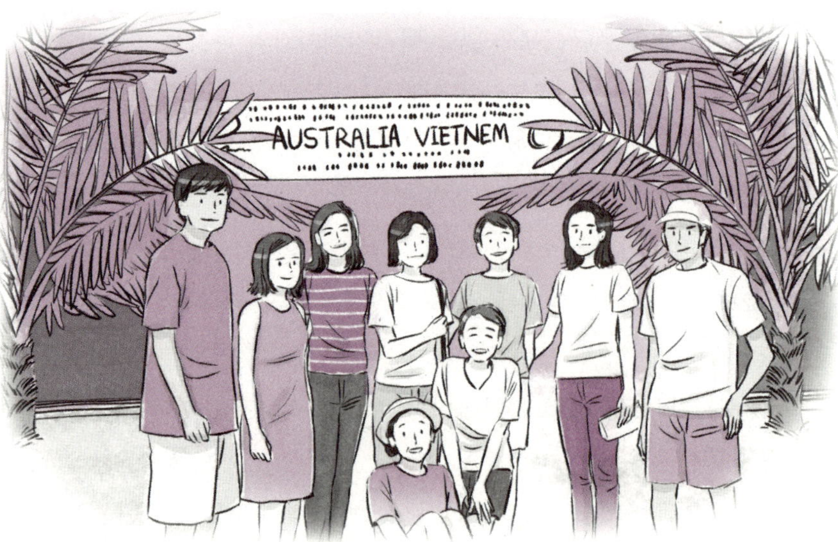

이 원하는 날짜를 정해주면 두세 시간씩 차타고 가서 모두 접종하고 왔는데. 플루백신을 많이 놨죠. 새로운 예방접종 프로그램을 시작하려면 그거 다 번역해서 유인물도 만들었죠. 어우, 지금 말하려니까 말이 다 헉헉거려요. 교육자료 만들고, 교육도 하고. 다 한 거죠. 다 하고 사인도 받고. 그것도 다 약 준비해서 아이스박스에 넣어서 다 챙겨가지고 가야했죠. 어우, 말도 말아요. 얼마나 힘들었는지 몰라요.

내가 병원에만 있었더라면 일차보건서비스는 몰랐을거예요. 다행히도 베트남에서 일을 시작해서 의료와 간호에서 일차가 뭔지, 이차가 뭔지, 삼차가 뭔지를 알게 된 거죠. 삼차 병원에서 일하면서 일차, 이차 진료의뢰서를 받아와서 삼차병원에 오는 그 시스템과는 다른 보건의료에서 일차, 이차, 삼차를 현장에서 배운 거예요.

전 세계로 날아다니는 후송간호

에어앰블런스 안에서 하는 일은 응급간호와 medical-surgical간호가 주였기 때문에 크게 걱정을 안 했어요. 항공과 관련된 부분만 명확하게 하면 EMS, 응급구조사가 하는 것처럼 transfer하는 일만 익숙해지면 환자 간호는 크게 문제가 되지 않았어요. 환자를 후송하는 에어앰블런스 비행기는 소형 제트기를 환자 이송 전용기로 개조한 거예요. 10여 명이 탑승할 수 있는 정도고 중환자의 해외 이송을 위해 생명 유지장치나 투약장치 등 각종 의료장비를 갖추고 있어요.

Alarm center에서 최고 높은 의사가 후송 시스템을 결정해요. ICU doctor에 general nurse가 갈 건지, general practioner에 two nurses가 갈 건지. 케이스별로 action plan을 만들어요. 그 틀에 맞추어 가기 때문에, 내가 main이 되는 경우는 없어요. 항상 main이 doctor하고 백인 간호사로 되어 있고, 그 다음에 제가 가는 역할이든가, doctor 하나에 내가 끼는 케이스가 되기 때문에 크게 걱정은 안 해도 되었어요. 영어가 좀 부족하더라도 저는 이미 한국에서 ICU, ER을 다 경험한 사람이기 때문에 그렇게 문제가 되진 않았어요. 그래서 후송케이스는 오히려 일종의 휴가 같은 거였어요. 싱가포르와 방콕으로 주로 다녔는데, 내가 후송 가는 나라에서 환자를 인계한 다음, 치즈나 빵 같은 음식을 엄청 사가지고 왔어요. 1990년대에 베트남이 지금처럼 잘 사는 나라는 아니었어요. 물건이 풍부하지 않았어요. 그래서 필요한거 이것저것 좀 사왔죠. 그때부터 외국이 어떤 곳인지 눈에 막 들어오기 시작했어요.

SOS에 8년 있으면서 베이스를 베트남으로 했든 베이징으로 했든 그곳에서 몽고, 러시아, 호주, 뉴질랜드, 미국, 캐나다까지 전 세계를 다녔기 때문에 SOS에서 8년 일하는 동안 한국 여권이 8번이나 바뀌었어요. 여권이 42페이지에 추가로 3장을 더 넣으면 50여 페이지가 되는데 거기에 도장 다 찍힌 한국 여권이 8번 바뀔 정도로 해외를 돌아다녔으니 얼마나 많이 돌아다녔는지 알만하죠. 그때 전 세계를 알기 시작했는데, 돌아다녀서 세계를 알게 되었다기보다는 SOS clinic에 있으면서 일하는 닥터나 너스들이 전 세계에서 들어온 사람들이었거든요. 그러니 내가 단순히 여러 국가를 다녀서 글로벌하다기보다 SOS 자체가 글로벌한 상태에서 practice를 했기 때문이죠. 실질적으로 내 삶에서 nurse라는 job을 globalization한 건 SOS예요.

후송을 하면서 내가 모르던 부분, 한국에서 접하지 않았던 부분들을 알게 되었어요. 특히 그 당시에 한국에서는 프로토콜이라는 유형이 별로 없었어요. 쉽게 말하면 nursing pathway나 protocol, policy가 지금이야 인증평가 때문에 popular하게 되었지만, 그 당시까지는 이러한 것이 표준화되어 있지 않았어요. 한국에서는 당시에 각 병원이 각자 나

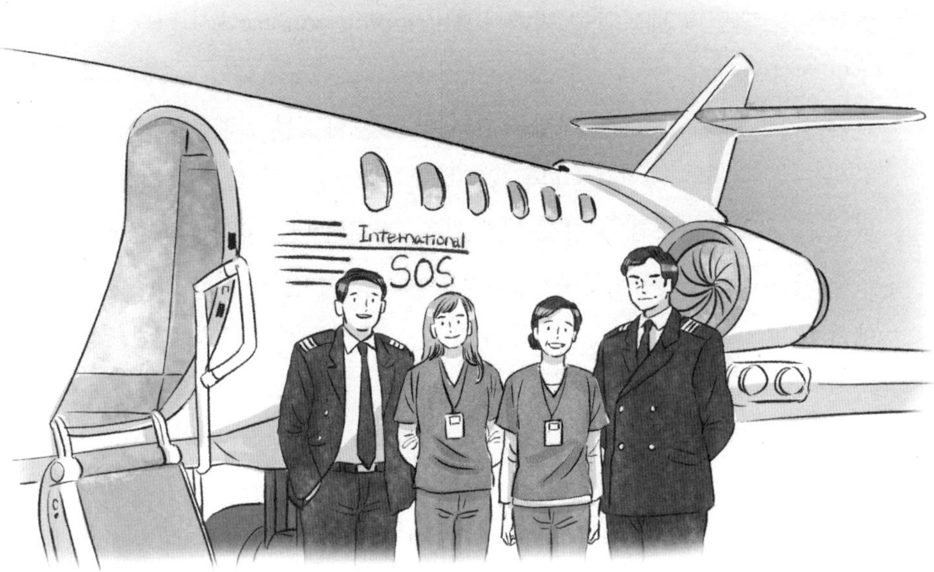

름대로 localized system이었다고 볼 수 있죠. SOS에 와서 후송을 하고 클리닉에서 pathway를 배우면서 거기서부터 드디어 간호의 international standard를 배우기 시작한 거예요. 그 기쁨은 상당이 컸어요.

SOS에 취업하여 한국에서 베트남으로 떠날 때, 그 당시에 내가 미국이나 캐나다, 영국 같은 나라에 간다면 애들이 막 부러워했을테지만 베트남에 간다고 하니까 다 우습게 보더라구요. 근무하던 병원 동료나 친구들은 "왜 덥고 불편한 데 가냐?"고 했죠. 난 그런 허세를 버리고 실세를 쫓아 갔어요. 그래서 베트남이 기본이 되어서 나는 지금 57세에 이르도록 계속 발전하며 이 정도까지 왔죠. 그래서 과감하게 얘기할 수 있는 것은 '내가 globalization 할 수 있었던 것은 남들에게 과시하려는 허세가 아닌 실세를 쫓았기 때문이다.'라는 거죠. 캐나다나 미국이나 이런 좋은 나라만 찾았더라면, 나는 original nursing에서 globalization을 못했어요. 그런데 베트남을 택해서 developing country에서 바닥에서부터 globalization을 한 거예요. Globalization의 meaning은 좋은 나라만이 아니예요. 내가 전 세계를 다녀 봤고 전 세계를 이해한다는 것은 같은 1990년대라도 1960년대와 1990년대, 2000년대를 함께 요리할 수 있는 그 시스템에서 내가 시작을 한 거죠. 그래서 나는 globalization을 아주 아~~주 정확하게 할 수 있었어요. 후진국형 간호도 보았고, 한국에서 실제로 본 현재 상태 간호를 보았고, 한국에서 배운 것을 개발도상국에서 advanced structure 안에 집어넣어서 하는 프랑스식의 간호를 그곳에서배운 거예요. Practical protocol을 따라가야 하는 시스템이 미국, 영국, 호주, 프랑스 사람들이 만든 시스템을 따라가야 하는 상황이었기 때문에 나는 거기에서 진정한 의미에서 globalization이 시작된 거예요.

3. 가장 인상깊은 나라, 베트남!

베트남 간호사와 친구가 되어

베트남 사람들은 처음에는 친절하지 않아요. 그 사람들 생활습관에서 몸에 배어 있는 것이 "I'm sorry!"라고 말하지 않아요. 계속 변명해요. 항상 변명해요. "I'm sorry!"라는 말 죽어도 안 해요. 나중에 알아봤어요. "왜 너네는 'I am sorry!'라고 안 하냐?" 했더니 막 웃으면서 "'I'm sorry!' 하면 그냥 총살당했다."고 하더라구요. 무슨 소리인가 했더니, 베트남 전쟁하면서 미군하고 적군하고 여러 가지가 많았잖아요. 잡혀갔을 때 고문을 당하던 뭘 하던 "I'm sorry!"라고 말하면 잘못을 인정하는 게 되어 바로 총살이었대요. 그런 역사에서 유래되어온 문화였던 거예요. 난 그런 전쟁을 안 겪었지만, 그 사람들은 전쟁을 겪어서 생긴 노하우죠. 그 다음부터는 "아, 그랬구나!" 이해를 하게 되었죠. 지금 여기 미국 사람들은 "I'm sorry!"라 말하고 그냥 넘어가는 경우가 많거든요. 제가 유학했던 호주에서 만난 사람들도 그랬고. 그런데 베트남 사람들은 mistake한 걸 accept하고 incident report 쓰고 해야 되는데 절대 안 하고 막 변명만 해요. 보통 외국사람들 같으면 "I'm sorry!"하고 보다 가벼운 절차를 밟는데, 베트남 사람들은 그걸 전혀 안 하니까 아예 들을 생각도 안 하지만 "I'm sorry!" 할 때보다 더 무서운 방식으로 매니지하더라구요.

같은 간호사로서 볼 때 베트남 간호사들은 좋았어요. SOS에 들어온 간호사는 베트남 내에서 상위 5% 이내인 우수한 사람들이예요. 게다가 외국기업이니, 외국의 표준을 따르는 너싱을 하기 때문에 더 세련되었어요. 외국인과 일하는 게 전통이 되어 있어서 그런가 봐요. Evidence based practice였고 철저하게 policy대로 일해요. 예전에 한국에서 일할 때 나는 policy 이런 거는 별로 크게 생각하지 않았었거든요. 그런데 SOS에서는 모든 게 매뉴얼화되어 있고, policy를 따라가는 게 철두철미했어요. 싱가포르 매니저, 미국 매니저, 캐나다 매니저, 호주 매니저, 남아프리카 매니저들이 기반을 다 잡아놓아서 그런 거예요. 간호사가 policy나 manual에 따라 그렇게 정확하게 일하는 건 베트남에서 처음 본 거였어요.

일단 친해지면 베트남 사람들은 굉장히 다정해요. 정이 많고 가족적인 문화는 우리나라와 비슷해요. 모든 priority가 가족 위주예요. 매니저가 참석하면 애들이 다 딱딱해져요. 매니저는 무조건 외국인이거든요. 매니저가 참석 안 할 때는 너무 좋았어요. 지금도 여태까지 다녀 본 나라 중에서 제일 인상 깊은 나라를 꼽으라고 하면 '베트남하고 스페인'이예요.

간호사들과 오토바이를 타고 여기저기 굉장히 많이 돌아다녔어요. 첫인상이 뱀, 베로, 베라 같았는데, 내가 직접 그 오토바이를 타보니까,

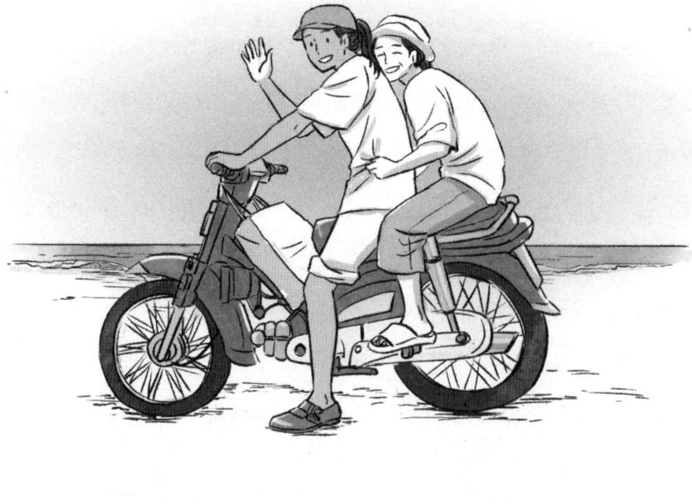

'벤츠는 저리 가라!' 더라구요. 너무 좋았어요. 오토바이를 타고 해변가를 달릴 때는 천국이었어요. 천국! 서울에 폭주족 있죠? 그 기분을 알 것 같더라구요. 간호사 자가용이 다 오토바이예요. 저는 운전을 못하니 항상 뒤꽁무니에 탔죠. 저를 오토바이 뒤에 태워서 바닷가에 같이 놀러 가고 이럴 정도로 친해진거죠. 베트남 간호사들이 어디 가든지 저한테 먼저 연락이 와요. 일본 간호사도 안 데려가고 매니저도 안 데려가고. 다 안 데려가는데 나만 데리고 다녔어요.

어떻게 그렇게 친해졌나고요? 내가 살던 집에 에어컨도 있고 아파트가 좋았거든요. 항상 노는 날이면 내 아파트에 초대했어요. 테이블이 있는데도 베트남 사람들이 먹는 식으로 바닥에 신문지 깔고 돼지고기, 불고기, 김치고 다 깔아 놓고 10명도 넘게 모여서 밥을 먹었어요. 그걸 동료들이 너무너무 좋아했어요. 밖이 40℃인데 에어컨을 시원하게 켜놓고, 먹고 씻고 이 구석, 저 구석 침대에 막 뒹굴면서 잠자고 목욕하고 가곤 했어요. 그런 걸 즐겨 했던거 같아요.

신문지 깔아 놓고 둘러앉아 불고기, 김치, 잡채를 먹는 사진을 가끔 보면 지금도 그때의 즐거웠던 장면이 생생하게 떠올라요. 물론 베트남에서 외국 매니저들과 큰 레스토랑에 가서 테이블보 늘어뜨리고 식사한 일도 많았지요. 지금 여기 미국의 근사한 식당과 같은 멋진 레스토랑이었죠. 근사한 메뉴에 후식까지 먹고. 그런 사진도 있는데 그 사진은 쳐다보게 되지 않아요. 베트남 간호사들과 내 아파트에 와서 신문지 깔아 놓고 속옷이 보일 정도로 발 접어놓고 거기서 갈비를 구워 막 뜯어 먹던 사진을 보면서 지금도 혼자 킥킥 거리고 웃어요. 좋아서…. 간호사 10여 명도 넘게 와서 네다섯 명은 침대에서 뒹굴고. 에어컨 켜놓고 "야, 좋다!" 그랬던 추억! 그런 장면이 있는 사진들을 보면 '이게 베트남에 대한 내 기억이구나~!' 하죠.

행복한 나라, 베트남!

지금까지 살아오면서 제일 행복했던 때가 지금 여기 미국도 아니고 베트남이었어요. 베트남! 베트남 사람들과 함께 있을 때는 정신적으로 굉장히 편안했어요. 우리가 매일 경쟁사회 문화에 속해 있었잖아요. 베트남 사람들의 행복지수가 상당히 높다는 것을 느꼈어요. 제가 호주, 캐나다같이 사람들이 좋아하는 나라에서도 살아봤는데, 거기서는 '아, 이 사람들이 사는 게 멋지다!' 이런 생각은 안 들었어요. 호주나 캐나다에 갔을 때는 '여기서 이 정도 살려면 쫓기고 경쟁을 해야 하고 뭘 취득해야 하고 연봉을 올려야 되고.' 그런 무서움이 있었어요.

베트남 사람들의 삶은 상당히 natural했어요. 베트남 간호사 시골집에 초대받아 가면 자신들은 그냥 싼 비닐 같은 거 깔고 자면서 나에게는 대나무 엮은 걸 깔아 주면서 "여기서 자라."고 했죠. 와~! 나는 지금도 잊지 못해요. 내가 "여기서 같이 자자."고 말해도 사양하면서 나를 대접하려는 거예요. 닭들이 옆에서 꼬꼬꼭 막 찍어대는데 닭들이 내 방에 못 들어오게 뭘로 막아주더라구요. "왜 막냐?"고 하니 "너 잘 때 닭들이 너 쪼을 수도 있어." 하하하. 그래서 내가 "뱀만 안 나오면 된다."고 했어요. 당시에 베트남 시골집에서는 진흙으로 딱딱하게 된 바닥에 비닐을 깔고 자더라구요.

내가 금요일, 토요일 콜 안 받는다 할 때는 무조건 자기네 집 가자는 대로 다 따라 다녔어요. 그 가족들의 모습이 너무 좋고 행복지수가 높아 보여 나도 행복해지는 기분이었거든요. 제가 베트남에 멀리 떨어져 홀홀 단신이었는데, 베트남 간호사의 시골집에 가서 부모형제들하고 지내고 오면 한국의 우리집이 그립다던지 엄마가 그립다던지 그런 게 많이 해소되었어요. 거기서 가족의 정과 부모의 정을 듬뿍 받고 온거죠. 그 가족들이 내가 갈 때면 손을 꼭 잡아주고 할머니들도 내 손을 꼭 잡아주

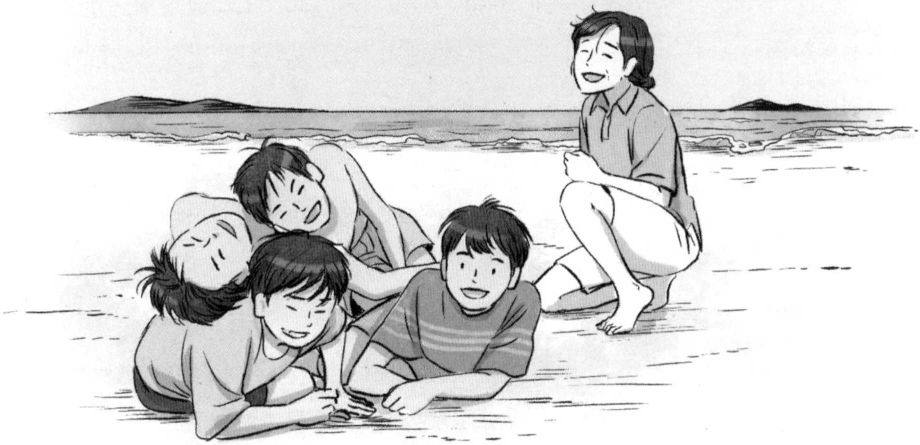

었어요. 호치민으로 돌아가는 버스 타러 나올 때 한 보따리 싸주세요. 옥수수 찐 거, 달걀 찐 거 다 넣어주고. 와~ 지금도 생생하게 생각나요.

나는 다른 나라에 후송 갔다 돌아 올 때마다 선물을 사갔죠. 싱가포르 가면 치즈나 빵을 사가고, 한국에 갔다 오면 이민가방으로 두 가방씩 가득 넣어 가지고 호치민에 들어갔거든요. 내가 후송 갔다 오면 탄손누트 공항에 5명이 와 있어요. 내가 가방을 따로 싸온 걸 탄손누트 공항 한 쪽 구석에서 짐을 풀어 5명이 다 나눠가요. "밥솥은 네가 가져가고 이 냄비는 누가 가져가고." 내가 설명을 다 해줘요. 어느 집에 갔을 때 뭐가 필요하다는 걸 다 아니까. "이건 할머니 갖다 드려라." 옷이랑 잠바 그릇 이런 거 다 가져다 주고. 그게 'give and take'인데, 그들이 저에게 마음을 열었을 때 먼저 열었겠어요? 내가 먼저 내 마음을 그들에게 열었죠.

그때 우리 시골집에 가면 별별 것이 엄청 많았어요. 환자를 서울에 있는 대형병원 응급실에 인계하고 나면 그때부터 우리의 자유시간이거든요. 김포공항에서 우리집으로 내려가요. 가져온 의료장비는 공항에 다 맡겨놓고. 의사도 가방 2개 50kg 가져갈 수 있죠. 나도 그렇죠. 시골 오빠한테 "오빠! 베트남 가져갈 거 다 챙겨줘요." 하면서 필요한 거 얘기해 놓으면 오빠가 냄비, 밥솥, 다리미 등 안 쓰는 거 전부 다 모아주었어요. 거기다 신라면 4박스. 신라면 워낙 좋아하니까. 우리집 매점에 과자가 많았어요. 이민가방을 닥터 두 개, 나 두 개에 꽉꽉 채워서 돌아가는거예요. 내가 게을렀으면 그렇게 하기 쉽지 않았겠죠. 내가 후송갔다 오면서 그런거 가져다주면 너무너무 좋아해요. "후송 가니?" "어!" 그러면 너무 좋아해요. "내가 갔다 올 때까지 한국 환자 오면 어떤 닥터에게 arrange하고…. 이렇게 이렇게 해달라."고 부탁하면 "알았다."고 해요. 내가 2박 3일이나 3박 4일 갔다 오면, 그 안에 내가 없어도 일이 제대로 돌아가게끔 다 얘기해놓고 가요. 베트남 간호사들이 다 해줬어요. 그러니까 내가 아무리 마케팅 때문에 힘이 들었다고 할지라도 모든 일에 그렇게 성과를 낼 수 있었죠. 펑크내지 않으면서 그 일을 그렇게 다 해낼 수 있었던 거는 베트남 간호사들 덕분이었죠.

베트남 쌀국수에 빠지다

처음엔 베트남 음식이 하나도 입에 안 맞았어요. 쌀국수 먹기 시작한 것이 베트남에 간지 3년째부터였어요. 베트남에 가서 처음에 3년 동안은 쌀국수를 안 먹었어요. 쌀국수 가게 앞을 지나갈 때 냄새도 맡기 싫어서 코를 틀어막고 숨도 안 쉬고 지나갔어요. 뼈 삶은 물에 여러 가지 약초 다 넣어 국물 우려내잖아요. 그 냄새에 내가 막 토하려고 하더라구요. 3

년 정도 지난 어느 날 베트남 간호사가 어떤 쌀국수집에 날 데리고 갔어요. 나는 똑같은 건줄 알았더니 돼지 삶은 거, 소고기 삶은 거, 조개 삶은 거 다양하게 있어요. 이상한 걸 주면서 "이거 먹어보라."고 하는데 맛있더라구요. 그때부터 냄새나는 쌀국수 집에 가서 "저 것도 먹어보자." 하게 되고 다 먹게 되었어요. 너무 맛있는 거예요. 지금 여기 미국에서도 내가 가끔 쌀국수 해서 먹어요. 하하하.

낯선 나라에 가서 그 나라 문화를 이해하면서 그 나라 사람들과 협력할 수 있게 된다면 그 나라에서 잘 살고 있는 거예요. 클리닉에 오는 환자나 후송한 환자들은 한국인이거나 외국인이지만 함께 일하는 사람들은 베트남 사람들이죠. 직원의 중간층 아래는 주로 영어가 통하는 베트남사람들이었어요. 베트남사람의 비율이 6이잖아요. 저는 베트남 사람 편에서 볼 때 외국인인 4에 들어가도 아시아권이고 베트남 사람들과 더 많이 지냈기 때문에 나를 4로 안 보고 6에 속하는 사람으로 봐주었어요. 자기네 족속으로 보았지요. 그게 내가 베트남에서 성공한 이유 중 하나예요. Korean passport를 가졌고, 4에 들어가서 일을 했다면 내가 허세에 들어간 거예요. 심리적으로는 실세인 6에 들어갔어요. 베트남 사람들이 management에서 벌어지는 일들을 나한테 다 가르쳐주었어요. 나는 외국인 매니저에 속했지만 처음엔 management를 몰랐어요. 베트남 간호사는 management에서 무슨 일이 벌어지고 있는지 다 알고 있더라구요. 그래서 나한테 자꾸 힌트를 주었어요. 그래서 내가 '마케팅, 클리닉, 후송'을 다 하면서도 마케팅에서 manager들하고 회의를 해야 되는데 이 6에 속하는 local people들이 모든 걸 다 나한테 알려 주었기 때문에 영어가 짧은 내가 4에 속하는 매니저들하고 일할 때 세게 나갈 수 있었어요.

이렇게 그들과 스스럼없이 잘 지낼 수 있었던 것은 다 제 성격 덕분이죠! 잘 어울리고 허세가 없는 성격이요. 베트남 간호사들과 밥도 잘 먹고 '하하호호'하고, 그 사람들이 의아해하고 아리송해 하는 것까지 다 오픈했어요. 불고기 언제든지 만들어서 보내주고 우리집에 언제든지 와서 식사하게 하고. 로컬 수영장 가자 하면 따라가고. 매니저급들이 리조트로 놀러다닐 때 나는 로컬 사람들과 로컬 버스 타고 땀을 뻘뻘 흘리면서 그들하고 같이 놀러가고. 그들의 시골집에 가서 시멘트 바닥, 진흙바닥 위에서 자리 펴고 같이 자고 그랬던 덕분이었죠.

4. 넓은 나라, 중국!

수술 받은 몸으로 베이징 진출

제가 베트남에 있으면서 태국, 미얀마, 캄보디아, 라오스, 말레시아 등 동남아시아는 다 커버했거든요. 그러던 중 중국이 뜨기 시작하니까 저를 중국에 보내려고, 2001년에 "베트남 열었을 때처럼 중국 마케팅 조사만 해달라."고 요청하기에, "그럼 정말 마케팅 조사만 한다."고 했죠. 중국에 몇 번 왔다갔다 하면서 시장조사를 했어요. 중국이 오죽 땅덩어리가 커요? 베이징, 텐진, 상하이, 난징, 저 북쪽의 눈 많이 오는 하얼빈, 장춘까지 다 다니며 조사했어요. 나는 정말로 순진하게 '마케팅 조사만 해주나보다.' 생각해서 신나게 다 했지요. 그 영하 20℃가 되는 추운 데까지 다 다니면서 모두 해서 보냈어요.

그러는 와중에 제가 fibroid myoma로 후송갔다가 오는 비행기 안에서 하혈을 했어요. 그때 중국에 SARS가 발생했을 때였어요. 베트남에 간신히 도착했어요. 1등석에 패드를 깔고 담요를 몇 개 둘러치고 스튜어디스들이 눈치껏 잘 해주어서 간신히 버티고, 호치민 공항에 도착하니 앰블런스가 와 있더라구요. 혈압은 막 떨어지고. 싱가포르로 옮기라고 해서, 싱가포르 퀸엘리자베스 병원으로 의사가 날 데리고 후송을 간 거예요. 퀸엘리자베스 갔는데 싱가포르도 그때 사스(SARS)가 퍼지기 시작했어요. 싱가포르에서 최대한 자기네가 알아서 잘 해주겠다고 하는데 내가 내키지 않더라구요. 난 "서울로 가겠다."고 했어요. 의사가 날 끌고 세브란스 국제클리닉으로 갔어요. 세브란스 산부인과에서 자궁적출술을 했어요.

수술하고 병원에 있는 동안, 완전 특실에 입원시켜서 영국 런던과 싱가포르의 최고 높은 CFO, CEO들이 꽃, 화환을 계속 보내오는 거예요. 내가 나중에 보니까 그게 작전이었어요. 수술하고 회복되어 퇴원할 즈음 "그래도 혹시 모르니까 딴 검사도 더 해보라."고 해요. "자궁 다 들어내고 다 끝냈는데 뭐가 더 필요하냐?" 그랬는데, 나중에 나더러 "얼마 정도 쉬어야 네가 몸을 다 회복할 수 있겠냐?"고 해요. "한 한 달?"이라고 답했는데, "한 달 더 쉬라."고 해요. 완전히 유급 병가로 두 달간 쉬라는 거예요. "몸이 완전히 회복되면 좋겠다."고. 난 "왠 떡!" 하면서 엄마의 케어를 받으며 쉬었죠.

그런데 웬걸, 6주 정도 되니까 서울 SOS에서 나보고 "김간호사님, 사무실에 잠깐 오실 수 있어요?" 그러더라구요. "왜요?" 그랬더니, "싱가포르 본사에서 높은 사람들이 오는데 내 건강을 체크하고 싶고 나를 보고 싶어 한다."고. 갔더니, 나한테 새로운 contract를 내놓는데, 중국이었어요. 난 중국에 가고 싶지 않았거든요. 5년 동안 베트남에서 내가 혼을 다 뺐잖아요. 한 달에 거의 25만 달러를 벌어들였거든요. 그것도 마켓팅 전문가도 아닌 간호사, 일개 간호사가. 그러니까 본사나 어디서든 저를 안 놓치려고 하는 거예요.

중국계약서를 내 놓으면서 높은 포지션도 주겠다고 했어요. 보통 다른 사람들은 그 포지션을 못 받아서 안달인데 "그 포지션은 안 받는다. 그리고 딱 1년이다."라고 했어요. 그래서 오케이가 되었고 월급이 두 배로 뛰었어요. 2002년도에 세금 하나도 안 내고 연봉 15만 달러! 집은 베트남에 있을 때 한 달 집세가 1,500달러짜리 집이었는데, 중국에 갈 때 3,500달러짜리 럭셔리한 아파트로 중국에 있는 영사나 대사급이 사는 컴파운드에 있는 집이었죠. 차는 혼다에 운전수까지. 완전히 계급상승을 한 거예요. "네가 거기서 절대적으로 가장 편안한 상태에서 일을 할 수 있게 해준다."는 거였죠. 그게 프랑스식 매니지예요. '이 사람이 비즈니스에 필요한 존재다.' 싶으면 그 돈 다 투자해요.

내가 중국에 오기 전에 "도대체 어떤 간호사가 어떤 사람이 오길래 왜 이렇게 본사가 시끄러우냐?"고 했대요. 제가 베이징에 갔더니 이미 거기에 소문이 쫙 났어요. 한국기업의 베트남지사에서 일하던 한국 사람들이 또 중국으로 많이 갔더라구요. 벌써 소문이 나있는 데다 저도 베트남에 처음 갔을 때와 달리 중국에서는 아주 화려하게 광고했어요. 아무도 꼼짝 못하게.

베이징에서 23층에 살았는데 황사 때문에 아무것도 안 보였어요. 거기서 3년 버텼어요. 중국본토 사람들은 베트남 사람들과는 아주 많이 달랐어요. 베트남 사람들은 굉장히 순했거든요. 근데 중국 본토박이들은 굉장히 도도했어요. 신경질적이고. 베트남이나 중국이나 SOS에 일하러 들어온 간호사는 상위 5%에 드는 사람들이거든요. 그런 중국 사람과 한국 사람을 연결시켜서 해야 할 일들이 많았기 때문에 중국사람들 성격이 어떤가 그것부터 파악한 거죠.

한국사람들이 서양의사들한테만 진료받으려고 하는데, 그런 인식을 차츰차츰 넓혀갔어요. 중국 의사, 간호사도 high class였거든요. 중국 의사도 해외 경험이 있는지 파악해서 한국 환자들에게 "이 사람은 중국 의사이지만 미국에서 공부했고 인턴십도 해외에서 다 한 사람이니까 이 의사에게 진료받는 게 좋을 것 같다."고 하면서 조정을 했죠. 그렇게 중간 역할을 하기 나름이라 각각의 의사가 잘 보는 한국 환자 나이를 감안하여 분산을 시켰어요. 그러니 의사들도 나한테 서로 잘 보이려고 난리죠. 나한테 잘 보여야 환자를 더 많이 받으니까요.

베이징 한국클리닉에서 한국의사를 뽑기 시작한 건 내가 중국에 간 지 1년이 지난 다음이에요. 한국의사를 뽑은 다음부터는 SOS에서 시키는대로 중국 내의 다른 도시로 새 클리닉을 오픈하러 돌아다녔죠. 내가 중국을 알아야 하니까 1년 동안은 꼼짝도 안 하고 베이징 한국클리닉에만 있었죠. 베트남에서는 8개월 지나서부터 마케팅을 했는데, 중국에서는 워낙 땅이 넓고, 회사도 워낙 많아서 안 되더라구요. 텐진부터 도시 파악하고 한국사람 분포를 파악하러 다녔죠. 중국에서 새로운 시작을 할 때도 대학원 다니며 논문 썼던 경험이 많은 도움이 되었어요.

세계인이 되어 시도한 한국을 위한 노력

SOS clinic은 외래업무를 주로 하지만 입원치료도 했어요. 그러나 3차 진료가 필요한 경우에는 베이징에 있는 외국인 병원으로 다 transfer시켜요. 멤버십이 있는 환자가 베이징 병원을 원치 않는 경우는 싱가포르, 파리, 미국 등 해외로 후송 보내죠. 어느 나라 어떤 병원으로 가야 할지는 환자들이 결정하는 게 아니예요. 환자 상태를 보고 의사가 결정해요. 1번 priority는 'realistic country'로 가능한 가장 가까운 도시로 보내는 거죠. 베이징에서는 홍콩으로 많이 가고, 베트남에서는 방콕과 싱가포르에 많이 갔어요.

제가 큰일을 하나 했어요. 삼성의료원이 외국인 진료 1위로 상 받은 적 있죠? 그 외국인 진료를 적극적으로 시작하는 작업에 제가 큰 기여를 했어요. 홍콩으로 가는 환자를 삼성으로 돌리기 시작한 작업을 제가 성공시켜서 거기가 대박이 터진거죠. 처음에 제가 서울에 있는 대형 병원 여러 곳에 제안을 했는데, 긍정적인 반응이 아니었어요. 그래서 두 번째 다시 신중하게 얘기했어요. "내가 지금 베이징 클리닉에 들어오는 외국인 환자 가운데 홍콩이나 도쿄로 transfer가는 케이스를 한국으로 돌리면 어떤 혜택이 있는지 말씀드리겠다."고 하면서 아주 구체적으로 설명했어요. 제일 먼저 연락해온 곳이 삼성서울병원이었어요. 제가 "우리 회사는 돈을 버는 게 목적이기 때문에 input 대비 outcome이 나와야 하는 장사다."라는 설명까지 했어요. 삼성병원의 원장단과 SOS의 최고관리자들이 모여 세미나를 크게 하고, 거기서 MOU를 맺기까지 우여곡절이 많긴 했지만 성공했죠.

처음에 제가 삼성서울병원팀을 데리고 홍콩의 Hong Kong General Hospital, 싱가포르의 Queen Elizabeth Hospital, 방콕의 범룽그라드병원 등 6군데를 2주간 다녔어요. 해외에서 외국인 환자를 어떻게 관리하는지를 보도록 해준 거예요. 덕분에 international clinic을 준비할 때 도움이 많이 되었대요. 삼성이 International SOS와 MOU 맺은 것이 2004년 정도였을 거예요. 내가 2004년에 텐진 클리닉을 열면서 삼성도 같이 한 거 같아요. 왜냐하면 간호사 다 뽑아놨기 때문에 중국에서 나오기 전에 뭔가 하나를 해놔야 된다고 생각했었거든요.

그런데 삼성서울병원에 입원했던 외국 환자들이 "의사들이 친절하지 않다."고 불평을 하는 거예요. 삼성병원 측에 "선생님! 제가 삼성에 보낸 환자들로부터 피드백을 받고 있는데, 의사들이 고자세라고 합니다. 이거 바꿔야 합니다. 우리 환자들은 라이프나 컬쳐 자체가 서비스를 중요하게 생각하는데, 불친절한 의사는 이 환자들한테는 통하지 않는다. 그러면 환자들을 다시 홍콩, 도쿄나 싱가포르로 보내야 한다."고 했어요. "김간호사, 그럼 어떻게 해야 하지요?", "의사가 우리 SOS 환자 한 명을 볼 때마다 100달러 특진료를 올려주는 건 어떤가요?"라고 제안도 했어요. 점차 환자가 늘고 운영이 잘 되자 삼성의료원의 international clinic 센터장이 저한테 "고맙다!"고 하셨죠.

내 인생 최고의 보수, 최고의 대우

2002년에 중국에 갔는데 3년만에 성과를 인정받아 2005년 10월 Regional Korea Business Manager for China and Vietnam로 승진했어요. 중국과 베트남 두 나라에 거주하는 한국인 대상 서비스를 책임져야 하니, 한국의 지사장과도 밀접하게 협조하며 일해야 하는 위치였죠. 지역 본부장을 맡으면서 일이 더 커졌어요. 회의 참석하러 싱가포르에 한 달에 두 번 가야 되고, 출장을 전 세계로 한 달에 한 번씩 한 나라씩 골라서 다녀야 했어요.

그 무렵 베트남에도 한국 간호사를 뽑았거든요. 해외에 있는 내 식구가 더 늘었어요. 마켓을 셋업시켜 놓으니까 인력을 마음껏 뽑으라고 하는 거예요. 의사도 뽑기 시작했잖아요. 그 무렵 어떤 신문의 인터뷰 기사[2)]를 보면 '의사 뽑는 간호사' 이렇게 이상하게 문구가 나온 거 있죠? 그거예요. 제가 의사도 막 뽑았죠. 근데 내가 인터뷰에서 그렇게 말한 건 아니었는데 그런식으로 기사가 나와 불편하긴 했어요. 특히 의사들은 이랬어요. 자기 "취직시켜달라."고 부탁해서 뽑아 놓으면 "어이구, 나는 의사면허증도 간호사출신 장관한테 받고 취직도 간호사 출신을 통해 취직하네." 김모임장관한테 면허증 받은 의사들이요. 그런 식으로 비꼬더라구요. 의사 때문에 애먹은 경험도 있어요.

한국에서 최고로 잘 나가는 학벌의 간호사와 의사들을 뽑았어요. 내가 회사에 돈을 벌어준 경력이 늘어나니까 "네 맘대로 하라. 뽑고 싶은 만큼 뽑고. 대신에 중국을 셋업해달라."고 하더라구요. 중국에서 일할 사람과 베트남에서 일할 사람들. 제가 베트남을 떠날 때 한국 간호사, 마케팅 전문가, 한국 의사를 뽑아 다 판을 짜놓았었죠. 중국에도 의사 2명, 간호사 2명. 베이징이 셋업된 다음에 텐진까지 열었고, 난징 클리닉을 시작하다가 제가 미국에 왔거든요.

---

2) 조선일보(2006. 11. 06). 연봉 1억 원 간호사 의사들을 거느리다.

저는 유능한 의사, 간호사에 마케팅 전문가까지 뽑아서 세팅해 놓았으니 잘 될거라 믿었죠. SOS 관리자들도 안심했고요. 보수와 각종 복지 혜택도 좋은 조건으로 다 만들어 주고 왔는데, 미국에 온지 9개월만에 싱가포르에서 연락이 왔어요. 중국에서 미국에 올 때 파트타임으로 봐 달라고 했었거든요. 미국에 와서 보니 '한 달에 한 번씩 가는 것도 안 되겠다.'고 생각하는 찰나에 연락이 왔어요. "당신이 오면 다 살리는데, 오지 않으면 문닫겠다."고. 환자가 줄어서 한 달에 10명도 안 온대요. 다 닫고 다 해고했어요. 무서운 사람들이예요. '이래서 외국기업들이 살아남는구나!' 싶었죠. 되는 건 되고 안 되는 건 안 되는 게 확실한 거예요. 깨끗이 다 해고됐어요. 없어졌어요! 중국과 베트남에 있는 한국 클리닉을 모두 문 닫았어요. 제가 혼자 할 때보다 outcome이 안 나왔대요. 4명씩 뽑아놨으니 월급에 집세까지 다 대주어야 해서 완전히 마이너스가 된 거죠. 예전에 난 혼자 다 했었는데. 제가 일할 땐 한국 직원은 아무도 없었어요. 베트남 간호사들과 일했었죠.

저는 지금 생각해도 SOS는 징그러워요. 솔직히 징그러워요. 마케팅! SOS는 완전히 마케팅이었어요. 그 스트레스가 80%고요. 개인적으로 얻은 거는 multiculture 경험! 각 나라 사람들의 성격을 이해할 기회를 가졌고, 그들과 대화하는 법, 보고하는 법, 이런 것을 배운 거죠. 마케팅은 지금 생각만 해도 스트레스가 느껴질 정도예요. 그거 안하고 지금 병원에서 환자 배설물 치우는 것이 훨씬 낫다고 생각해요. 하루에도 몇 십번씩 그런 생각이 들어요. 그 마케팅이 대기업 다니는 남자들. 연봉이 몇 억이라고 해도 내 귀에는 안 들어와요. 그 남자들이 outcome을 만들어내느라 얼마나 힘든지 다 봤기 때문이죠. 밤낮 없이 일해야 하는 게 눈앞에 선해요. 아이구! 마케팅이란 말도 듣기 싫어요. 그렇게 하는 걸 거기서 8년을 했단 말이예요. 어유 징그러워! 마케팅 얘기하니까 지금도 열 받아요. 매일 숨통 조이던 거! 그 실적! SOS에서 연봉을 최고로 많이 받을 때는 중국에 갈 때 2002년도 계약이 15만 달러였죠. 거기에 차도 주고 운전기사까지, 집도 주고, 유급휴가가 두 달이었죠. 그래도 비교해보면 지금 여기 미국에서 간호사하는 게 훨씬 더 속편해요. 마케팅 안 하니까!

2장

미국 간호사로 새 출발

1. 샌디에이고에서 새로 시작하다

세계를 무대로 세계인으로 살고 싶다!

베트남에서 primary health care와 후송간호를 어느 정도 배우게 되자 'advanced country의 bedside nursing을 경험하자!'는 생각이 들기 시작했어요. 그때까지 advanced country에서 간호사로 일하는 경험을 아직 안 했잖아요. 라이센스만 따 놓았을 뿐이었죠. 간호사를 했으면 1차, 2차, 3차를 다 해봐야 하는데, 2차는 한국에서 했고, 1차는 베트남과 중국에서 했는데, advance된 걸 안 했잖아요. 내가 그래서 46살에 미국에 온 거예요. advanced nursing을 더 알고 싶었어요. American standard를 경험해보고 싶었어요. 한국간호를 미국간호와 비슷한 것으로 배웠다면 'I really try to practice directly the advanced nursing!'

SOS에서는 딱 5년만 일하고 그만 하려고 4년째부터 미국 갈 준비를 시작해서, 미국 간호사 면허 시험에 통과되었거든요. 미국에 가려고 사표를 몇 번을 냈는지 몰라요. 사표를 낼 때마다 SOS 상부에서 날 불러서 "보너스 2만 달러!" 이렇게 돈을 계속 주는 거예요. 나중에는 싱가포르에 있는 최고 높은 프랑스 의사까지 저를 붙잡았죠. 중국에서 셋업이 되기 시작해서 3년 되었을 때 확실하게 얘기했어요. "나 지금 미국에 안 가면 영어 시험도 새로 봐야 되고, 내가 SOS에서 8년 있었는데 돌아다니며 보니까 나는 미국 패스포트가 필요하다."고 했어요.

실제로 응급환자가 발생해서 후송을 가야 할 때 내가 지명이 되었을 경우에 비자받는데 2~3일 걸리잖아요. 그러면 내가 못 가요. 빨리 떠나야 되는데. 미국 여권 가지고 있는 간호사들은 다 그냥 바로 가요. 그리고 외국인 환자들이 SOS 클리닉에 오는 거지, 그 로컬 베트남인이나 베이징 사람들이 들어오는 데가 아니잖아요. 개발도상국에 와 있는 전 세계 외국인들이 환자로 들어오는 병원이예요. 그 환자들을 보면서 깨달은 거예요. 어떤 사고가 생겼을 때 잘 사는 나라의 환자들은 특히 미국 · 영국인이 사고가 나서 들어왔을 때는 영사관이나 대사관에서 착착 다 알아서 해주는데 우리나라 사람, 특히 못 사는 나라 사람들이 사고 나서 오면 그 나라의 영사관이나 대사관이 도와주는 게 없어요. 그런 거 많이 봤어요. 그래서 내가 '미국 패스포트가 있어야겠구나.' 하는 걸 동시에 느낀 거예요. employee 입장에서도 느꼈고 환자 입장에서도 느꼈고 재외거주자로서도 그렇게 느꼈어요. 내가 나중에 선교나 봉사활동을 하러 아프리카나 어디를 가더라도 '무슨 일이 생기면 한국 패스포트 가지고는 죽도 밥도 안 되겠구나!'하는 걸 느꼈어요. 그래서 미국 독수리 패스포트가 필요하다는 걸 그때 알았어요. 저는 세계를 무대로 세계인으로 살고 싶은 욕구가 그만큼 컸거든요.

나는 호주에도 이민을 갈 수가 있었고, 뉴질랜드에도 이민 갈 수가 있었고, 캐나다나 영국 이민도 갈 수 있었어요. 캐나다 밴쿠버에 우리 큰언니가 살고 있거든요. 캐나다에 시험 보러가서 은행계좌도 다 오픈을 해놨어요. 정말로 캐나다에 가서 살려고 싱가포르에서 받는 월급을 캐나다로 보내기 시작했거든요. 그런데 마음이 바뀌었어요. '독수리 패스포트로 해야겠다.'고. 퀸엘리자베스 패스포트로도 아니더라구요. 전 세계로 나갈 때 독수리 패스포트가 있어야겠다는 걸 알았어요.

중국에 1년만 있겠다고 했는데, 다 셋업시키고 3년이잖아요. 그래서 "미국에 가야겠다."고 했더니 싱가포르에서 난감해 하면서 허락을 안 해주려고 하더라구요. 미국에 올 때 받은 추천서 중에 탄 무이(Tan Mui Huat) 씨라고 아시아 전 지역 책임자인 CFO가 써준 게 있어요. 그 사람이 나에게 써준 reference에 보면 "언제든 오면 다시 받아준다(I will not hesitate to re-employ her again should Nurse Kim decide to return to Asia one day.)."고 썼잖아요. 그 사람 앞에서는 미국 의사이든, 프랑스 의사이든 다 절절 매요. "탄무이 씨 떴다!" 그러면 모든 지사가 완전히 죽음이예요. 죽음! 그 탄무이 씨가 "싱가포르에서 서울로 갈 테니 당신은 베이징에서 서울로 오라. 신라호텔로." 내가 "왜?" 그랬더니, "서울에 가서 얘기하자."고 해요.

신라호텔 커피숍에서, 커피숍이 아니라 VIP 라운지더라구요. 그 남자는 포지션이 하도 높다 보니까 보통 커피숍에서 만나는 게 아니더라구요. VIP라운지로 갔더니 나한테 살살 무슨 다른 조건을 또 내미는거예요. 그때 내가 우산을 들고 있었는데, 우산으로 테이블을 '탁' 쳤어요. "제발 이러지 좀 마세요!" 내가 이랬어요. 저쪽 테이블에 앉아있던 한국지사장과 같이 있던 의사들이 "김간호사가 어쩜 저럴 수가 있어?" 다들 놀라더라구요. 왜냐하면 이 사람한테 잘 보여야 모든 게 잘 되니까. 나중에 한국지사장이 "우리 김간호사 세요!" 이러더라구요. 나는 탄무이 씨한테 "내가 중국에 갈 때 분명히 1년 조건으로 갔는데도 3년이나 일하며 셋업하고 다 했다. 내가 자궁수술 받고 몸이 너무 힘들었는데도 이 정도 했으면 이제 내가 마지막으로 사표를 냈는데 이것을 깨끗이 처리해 주어야 되지 않나요?" 그랬더니 "안 된다."고 해요. "reference 끝에 있는 이거 다 지워달라. 그 위에서 끊어달라."는 말도 제가 했어요.

지금 생각하니 reference 받는 주제에 별 오더를 다 했어요. 탄무이 씨는 "미국에 가더라도 SOS 파트타임으로 한 달에 한 번 SOS에 들어와서 일주일 정도 업무를 봐 달라. 호텔이나 항공은 최고 수준으로 대우해 주겠다."는 거였죠. 제가 결국에는 졌어요. 오케이하고 그걸 받아들고 뉴욕에 온 거예요. 이후에 미국에 와서 보니 한 달에 한 번 가는 것도 어렵다는 걸 알게 되었고 결국 한 번도 못 갔어요.

뉴욕에서 샌디에이고로

2006년 9월, 제가 46살 때 중국에서 미국으로 왔어요. 뉴욕에서 콘웰대학교 병원 중환자실에 근무하는 후배네 집에 있었어요. 그 후배는 옛날에 내가 호주에서 공부할 때 만났어요. 그때는 같은 학생이었지만, 미국 간호사로서는 선배죠. 내 후배들 중에서 최고로 멋진 사람이예요. 후배는 30층이 넘는 건물의 23층에 살아요. 침대에 누워있으면 엠파이어빌딩이 보여요. 내가 갔더니 장롱 하나를 비워놨더라구요. "선생님, 옷 여기에 다 걸고, 여기서 일 년 살다 가세요. 선생님, 내가 미국에서 간호사로 적응하기 아주 좋도록 다 가르쳐드리고 무엇이든 도와드릴게요."라고 했어요. 그 후배는 내 영어 수준과 그 외에도 여러 가지를 보니 걱정이 되어 '이 상태로 병원 들어가면 해고당하기 십상이다.'라고 본 거였죠.

처음에는 나도 뉴욕 콘웰대학교 병원에 근무했어요. 일하기 시작한 지 한 달도 채 안되었을 때, 전철역에서 강도를 만났어요. 34번가 지하철역 그 시커먼데서 흑인이 칼을 들이대는 일을 당했죠. 공포감에 오줌까지 지리면서 간신히 "지갑 가져가라."고 말했어요. 그 흑인이 지갑을 꺼내고 내 백을 닫아주더라고요. 간신히 손으로 짚고 지하철역 계단을 기다시피 올라왔더니 시티은행이 보였어요. 시티은행 계단에 앉아서 숨을 돌리고 후배에게 전화를 걸었어요. "나 지금 여기 시티은행 앞에 있는데, 나 좀 데리러 오라."고 말했죠. 그때가 오후 세시인가 그랬어요. 후배가 놀라서 "선생님! 왜 그러세요?" 막 그래요. "내가 지금 다리가 안 움직인다."는 말도 간신히 할 정도였죠. 후배가 날 데리러 왔어요. 그 때 집에 가서 '뉴욕은 나하고 안 맞나 보다. 남편이 돌아버린 것도 뉴욕이었고, 새로 살아보겠다고 뉴욕에 왔는데 여기서 또 이런 일을 겪고 나니까 뉴욕을 떠나야겠다.'는 생각이 들더라구요.

내가 한 달 지내면서 계속 옷가방을 안 풀었더니 후배가 "가방을 왜 안 푸는지 알고 싶다."고 해요. 그래서 "여행이 아니라 이민을 왔을 때는 공항에 누가 나를 픽업하러 오느냐에 따라 그 사람 직업이 결정된다는데 우리는 다행이도 간호사라 직업은 정해졌잖아. 그리고 어디서 내가 이민가방을 푸느냐에 따라서 거기서 살게 된대. 근데 나는 여기 있고 싶지 않아." 그랬어요. 더구나 흑인한테 지갑을 털리고 난 다음에는 후배도 "선생님, 하고 싶은대로 하세요."라고 하더라구요. 그때부터는 더 이상 그 후배의 도움도 받을 수 없는 상황이 되었어요. 내가 혼자 시작해야 되는 거였죠.

동부에서 그런 일을 겪고 아주 멀리 서부로 가기로 마음먹고 찾은 곳이 샌디에이고(San Diego)예요. '미국에서 내가 가야 될 도시가 어디인가? 난 지금 미친 듯이 일할 나이가 아니다. 나는 평화가 필요한 사람이다. 어디가 내가 쉴 수 있는 곳인가?'라는 생각을 갖고 찾은 곳이죠. 그 때부터 샌디에이고에서 일할 곳을 찾기 위한 작업에 들어갔어요. 평소에 모든 걸 다 하는 게 100%라면, 그때 120% 이상의 노력을 해도 아무것도 안됐어요. 미국에서 일한 경력도 없지, 영어는 짧지, 다 백인들만 있다고 그러지. 게다가 아는 사람도 없지. 운전 못하지. 새 일자리 찾기가 쉽지 않았죠.

라이센스를 뉴욕에서 캘리포니아로 endorse해야 되는데 너무 느린 거예요. 뉴욕 라이센스 엔돌스하는 빌딩이 버팔로에 있었어요. 거기까지 펜스테이션(Penn station)에서 기차를 타고 찾아가서 "너무 전화도 안 받고 신청서 낸지가 한 달되었는데 안 돼서 직접 왔다."고 했더니 그 자리에서 바로 해주더라구요. 캘리포니아로 간호사면허를 옮겨놓고 후배 아는 사람을 통해서 샌디에이고 병원을 찾았어요. 샌디에이고에 어떤 병원이 있는지, 어디에 있는지 아무것도 모르는 상황이었거든요. 아는 사람의 아는 사람을 통해서 이력서를 전달해서 그 이력서를 간신히 알바라도 병원(Alvarado Hospital Medical Center)[3]에 넣었어요.

알바라도 병원의 페기 베일리(Peggy Bailey)가 내 첫 매니저예요. 영국여자예요. 페기와 전화 인터뷰했더니 "너무 좋다."고 해요. 지금은 알바라도 병원의 CNO인데, 나중에 제가 UCSD 병원(University of California San Diego Medical Center) 지원할 때 reference까지 써준 사람이예요. 내 이력서만 보면 아주 perfect해요. 페기 베일리가 내 이력서를 보고 "Oh, my god!" 했대요. 전화인터뷰하고 "face to face interview하자."고 해서 11월 말에 샌디에이고에 왔어요. 취업이 확정된 것도 아닌데 호텔 잡아서 가방 두 개 들고 뉴욕을 아주 떠난 거예요. 이럴 때 며칠 출장 여행하듯이 가볍게 준비하고 와서 인터뷰하고 돌아가

---

3) Alvarado Hospital is a 306-bed acute care hospital offering advanced, A staff of more than 600 registered nurses, technicians and support staff work alongside our more than 300 physicians providing our patients with quality healthcare in a compassionate and personalized environment. Serving San Diego since 1972, we are conveniently located adjacent to San Diego State University and are partners with the SDSU Aztec football and basketball teams. (http://www.alvaradohospital.com/About-Us.aspx)

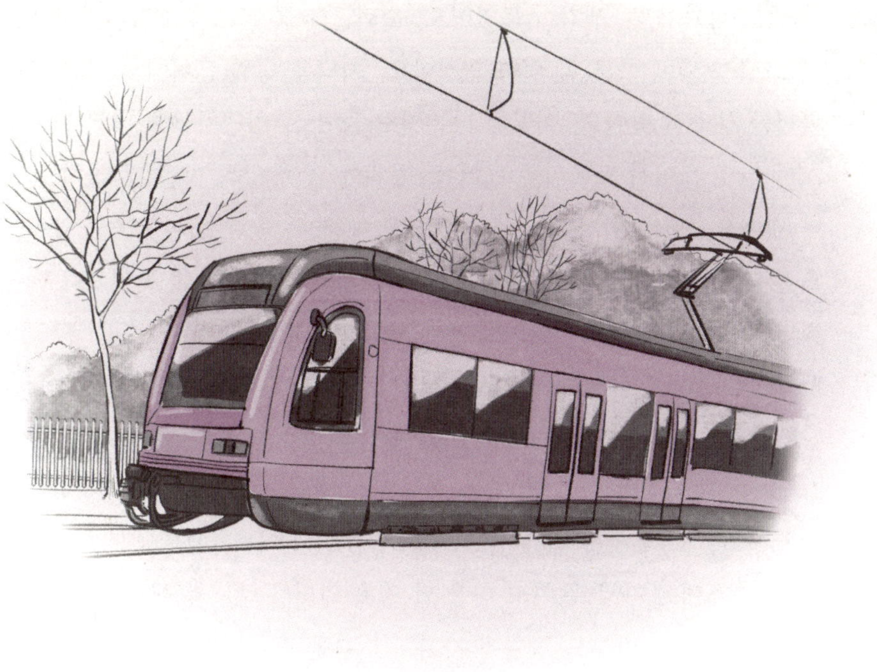

결과를 기다리는 게 일반적인 과정이죠. 난 샌디에이고에 아주 정착해서 살 생각으로 뉴욕에서 짐을 모두 들고 온 거예요.

샌디에이고 다운타운의 호텔에 일주일을 예약하고 왔어요. 인터뷰 날짜가 11월 3일인데 11월 2일 오전에 도착해서 가방을 호텔방에 넣고 알바라도 병원을 미리 찾아 가봤어요. 다음 날 아침 10시까지 면접을 가야 하니까 '병원을 미리 알아놓고 내일 아침 호텔에서 몇 시에 출발해야 할지 알아봐야겠다.' 생각하고 택시를 타고 병원 앞까지 갔어요. 병원에 가서 보니 병원 앞에 빨간 트롤리가 지나가는거예요. '어, 웬일이야! 나를 살려주는구나! 이건 되는 거다!' 싶었어요. 난 운전도 못하니 너무나 걱정할 게 많은 상황인데, 트롤리를 보는 순간 마음이 놓이면서 '하나하나 뚫고 나가자.'는 생각이 들었어요. 출퇴근 교통 문제가 해결된 거죠.

그날 저녁에 다른 할 일이 없잖아요. 저녁을 병원 근처에서 먹고 트롤리를 무조건 탔어요. 어떻게 타는지도 몰랐죠. 차근차근 하나씩 물어보며 티켓 끊어서 트롤리를 탔어요. 자리에 앉아 양쪽 창을 막 급히 내다 봤어요. '어디 아파트 없나?' 그렇게 해서 두 군데 아파트를 찾았어요. 처음에 찾아 간 아파트에서는 내가 크레딧이 하나도 없고 거기다 아직 알바라도 병원에 취직된 게 아니잖아요. 나더러 "job이 있다는 확인서를 받아오라."는데 아직 안됐잖아요. 그래서 첫 번째 아파트는 reject 당했어요. 그것도 경험이에요. 아파트를 구하려면 무엇이 필요한지를 그 첫 번째 아파트에서 다 겪은 셈이죠. 2시간 동안 아무리 사정하고 "deposit을 3개월치를 내겠다."고 해도 "안 된다."는 거예요. 그 날은 지쳤어요. 호텔에 가서 푹 자고 다음 날 있을 인터뷰 준비를 했죠.

그 다음날 알바라도 병원에 가서 인터뷰를 했더니 매니저인 페기가 나를 허그해 주면서 "너 너무 좋다. 너 정말 우리 병원에서 일할 수 있어?" 그래서 "너 나한테 무슨 소리 하는거냐?" 했더니 "너 같은 애가 우리 병원에서 일한다는 게 나는 놀랍다."고 해요. 그래서 인터뷰 삼십분 만에 다 통과했어요. 그래서 job이 됐어요. 페기가 서류를 다 해서 인사부서(HR)에 넣어야 하는데, California licence가 아직 endorse가 안됐잖아요. 페기가 "licence endorse가 언제 되는지 너도 체크하고 나도 체크해서 endorse가 떨어지는 그 날부터 병원에 나오라."고 했어요.

알바라도 병원 인터뷰에 통과되자마자 또 다른 아파트를 찾아 갔어요. 근데 그 전날 아파트 reject된 경험이 있잖아요. 페기한테 물어보니까. "네 licence endorse가 되어야 병원에서 '취직이 됐다. job을 가졌다.'는 걸 확인해주는 서류가 나갈 수 있다. 그 전에는 안 된다."고 하더라구요. 그래서 페기에게 "인터뷰 통과했다는 걸 종이에 써달라."고 부탁하니 써 주더라구요. 또 중국에서 떠날 때 SOS에서 받은 마지막 paycheck 이런 거 다 copy해서 가지고 왔거든요. 중국에서 카피해온 거랑 페기한테 받은 인터뷰 통과했다는 편지를 들고 '프로미네이드(Prominade) 아파트'라고 굉장히 럭셔리한 아파트 사무실을 찾아 갔어요. 내가 지난 8년 동안 그 아파트에 사느라 낸 렌트비만 25만 달러가 넘을 정도로 엄청나게 럭셔리한 아파트예요.

그 아파트의 leasing office에 찾아갔는데, 전날 다른 아파트 사무실에서 들었던 것과 똑같은 얘기가 나오더라구요. 어제 다른 아파트 사무실에서 거부당했다는 얘긴 안 하고 "사람들이 미국에 어메리칸 드림을 품고 와서 실현한다고 하는데, 난 여기 와서 첫 번째 job interview 했고 그 첫 인터뷰에 통과했다. 시간상 licence endorse가 안 됐는데 1월에 endorse가 된다고 한다. 일하기 전에 11월과 12월 두 달 동안 일할 준비를 해야 한다. 그런데 나 보고 '미국에서 크레딧도 없다. 임플로이먼트 된 증거도 없다.'고 한다." 그러니까 "미국에 몇 년 살았냐?"고 물어요. "내가 너희한테 말했잖아. 이제 막 도착한 사람이다. 내가 크레딧 만들수 있도록 너희가 나를 기다려줘야 할 거 아니냐?"고 하니까 막 웃더라구요. 그러면서 또 안 되는 이유를 막 설명을 하는 거예요. 그래서 내가 "너희 하느님 믿냐?" 물으며 "나는 크리스천이다." 그랬어요. 두 번째 "내가 3개월 deposit 하겠다."고 했어요. 그러면 뭐 거의 6,000달러 이상을 내야 하는 거죠. 세 번째 "내가 여기 오기 전까지 8년을 프랑스회사에서 일했다."고 말하면서 SOS에서 후송 다니느라 한국 여권 7~8권에 익스텐드 3장을 더 한 40 몇 페이지에 도장이 꽉찬 걸 가져가 보여주었어요. 그리고 미국 패스포트까지 내놓고 "이게 내가 'to come true American dream' 하러 온 날짜이고, 그 전까지는 이렇게 일했고 연봉으로 받은 US 달러다." SOS에서 일할 때 보수를 다 US 달러로 받앉았거든요. 그러니 뒤집어지죠. "미국에 아메리칸 드림을 위해 그 어려운 시험 다 보고 여기까지 왔는데 나에게 더 요구한다는 건 too much다."라고 목소리 탁 깔고 얘기했어요. 그랬더니 거기서 기적이 일어났어요. 매니저가 나오더니 "저 여자에게 키 줘라!" 이러더라구요. 거기서 사인 다 되어 직원이 "따라 오세요."하고 나를 아파트로 데리고 가더니 "매니저가 오늘부터 너 여기서 살래." 게다가 deposit도 한 달 치만 냈어요.

아파트 키 받아들고 너무 신이 나서 무릎 꿇고 "하느님, 땡큐!" 했어요. 11월이었는데 아파트 난방을 다 켜주더라구요. 나는 '세상에 이런 일이 있을까?' 싶었고 감사기도가 절로 나오는 순간이었어요. 호텔로 다시 가서, 성질도 급하게 그냥 짐 다 싸갖고 택시 타고 아파트로 바로 들어갔어요. 중국에서 가져온 오리털 파커가 있었거든요. 오리털을 입고 방구석에 쭈구리고 앉아 큰 소리로 기도를 하고 아무것도 없는 방구석에 가방 두 개를 놓았죠. 밤이 되어 스웨터 종류를 꺼내서 베개하고 오리털을 입고 첫날밤 내 집에서 잤어요. 프로미네이드라는 이름의 내 아파트에서. 'prominade'의 뜻이 '온 동네가 다 트여 어디 가나 통로가 다 있다.'라는 걸 나중에 알았어요. 그 이름도 내 마음에 쏙 들었어요.

그 다음날 아침에 커피숍에 가서 아침을 먹고, 그때부터 걸어 다니며 쇼핑을 하기 시작한 거예요. 자동차도 없이 3개의 쇼핑백을 들고 와야 되니까 등에 메고 양쪽 손에 들고 하루에 8번을 왔다 갔다 해서 다리가 끊어질 정도였죠. 냄비 하나, 베개 하나, 이렇게 제일 급한 거부터 사왔죠. 아파트니까 전기 있죠, 냄비 하나 샀죠. 안남미, 길다란 쌀도 샀죠. 간장 하나, 버터 하나 그리고 달걀을 사 가지고 왔어요. 한국에서 간단하게 해 먹는 거 있잖아요. 금방 지은 뜨거운 밥에다 달걀 넣고 버터 넣고 간장 넣어서 비벼먹는거. 그렇게 해서 이틀을 먹었어요. 그렇게 아무 거리낌 없이 하는 걸 베트남과 베이징 살 때 배운 거예요. '무(無)에서 유(有)를 만들어 내는 것'에 몸이 다 익숙해져서 힘들다고 울고짜고 하지 않아요. 그럴 시간도 없었고요. 침대 예약해서 일주일 정도 되니까 침대 들어오죠. 이불 샀죠. 다 했죠. 한 십여일만에 모든 셋업이 다 됐어요.

아파트 살림이 정리된 다음부터는 병원에서 일할 준비를 했죠. 2007년 1월 3일 출근하기 전까지 집 근처 도서관에서 거의 살았어요. 병원에서 주로 쓰는 약부터, 콘웰대학교 병원 후배가 나한테 차팅하는 데 도움이 될 자료를 모두 주었거든요. 미국 병원에서 차팅하는 걸 그렇게 배우기 시작했고, 인계하는 방법을 혼자서 막 연습한 거예요. "I'm going to report~~" 이렇게 실제로 인계하는 것처럼 혼자 중얼중얼 연습했어요. 미국 오기 전에는 SOS에서 일했으니 지난 8년간 그런 거 한 번도 안 했고, 그 이전에도 수간호사나 간호감독으로 일하느라 오랫동안 차팅이나 인계는 안했잖아요. 근데 이제 해야되잖아요. 그래서 당장 환자 어사인먼트 받고 난 다음 순간부터 해야할 것을 순서대로 반복 연습한 거예요. 약리학, 생리학, 해부학을 다시 공부하기 시작했고, 인계하는 방법 같은 것을 책을 뒤져가며 뽑아내 적어서 공부했어요.

2006년도 그때는 인터넷이 지금처럼 잘 되어 있지 않았거든요. 간호학 책을 다 뒤지고, 영어에 서툰 한국교민들이 병원에 갔을 때 사용하는 매뉴얼이 있었어요. 의사들이 증상을 물어볼 때 영어로 어떻게 답해야 하는지 영어 하나 한국말 하나 다 적혀 있는 한국 교민용 소책자가 있어요. 거기서 필요한 걸 뽑아내 거꾸로 '간호사가 환자에게 어떻게 말해야 하나?'를 내가 영작을 한 거예요. 그걸 다 외웠어요. 한국교민을 위한 환자용 안내 책자를 거꾸로 간호사측에서 이용한 거죠. 난 미국사람을 상대해야 하니까. 그래도 내가 다른 사람들보다 유리했던 점은 영어가 바르지는 않았지만 영어에 익숙해져 있는 생활을 SOS에서 8년이나 하다가 왔잖아요. 그래서 가능했어요.

알바라도 병원 죄수병동에서 배운 삶의 태도

마침내 licence endorse가 1월 1일에 떨어졌어요. 내가 버팔로 사무실을 찾아간 게 10월 말이었거든요. 근데 Sacramento에서 늦어진 거예요. 그래서 어떻게 했는지 아세요? "나 지금 이러이러해서 endorse를 기다리는데 endorse가 안 돼서 일도 못하고 있다." 이렇게 쓰고 거기에 캐쉬 50달러를 집어넣었어요. 그런 거 안 통하잖아요. 그 캐쉬 50달러를 넣은 이유는 "일반우편으로 endorse된 걸 보내면 내가 7일을 또 기다려야 되니까 endorse된 캘리포니아 licence를 내가 여기 동봉한 50달러를 가지고 하루만에 도착하는 빠른 우편으로 보내달라."는 거였죠. 그 빠른 우편이 45달러인가 그랬거든요. 이 정도로 내가 급하다는 걸 보여준 거예요. 그렇게 했더니 1월 1일날 드디어 내 간호사 licence가 도착했어요. "도착했다."고 페기에게 전화했더니 "1월 3일부터 일하라."고 해요. 드디어 2007년 1월 3일부터 알바라도 병원에서 일하기 시작한 거예요.

2002년도에 자궁수술하고 호르몬제재를 5년간 먹었죠. 일하기 시작한 2007년엔 호르몬 끊은지 얼마 안 되었을 때죠. 에스트로겐 끊고 약 없이 몸이 적응하던 때라 식은땀이 흐르고 다리도 후들거리고 눈도 잘 안 보였어요. 몸이 너무 힘든 때였어요. 약을 먹을 때는 그래도 정상적으로 다 돌아갔거든요. 그렇게 힘든 때 알바라도 병원에서 일하기 시작한 거예요.

처음에 페기가 병동 간호사들에게 나에 대한 칭찬을 얼마나 많이 해 놓았는지 다들 나한테 "흥~!" 하고 있더라구요. 안 태워도 될 거 가지고 막 태우더라구요. 처음이기 때문에 다 참았어요. Fulltime이 12시간씩 일주일에 3일 일하는데, 일하면서 내가 '안 되었던거, 못한 거, 실수한 거, 이해 못한 거, 새로운 약' 등을 전부 A4용지에 적었는데 퇴근하고 나올 때마다 6~7장 정도였어요. 환자에게 약 하나하나 주면서 다 설명해줘야 하거든요. 금방 머리에 떠오르지 않는 건 '아직도 이해 안 되는구나.' 싶어서 반복해서 다 적었어요. 3일은 일하고 이틀은 도서관에 가서 살았어요. '오늘도 병원 근무의 연장이다.' 생각하고 12시간동안 도서관에 있었던 거예요. 이해하고 외우고를 반복했죠. '의사가 한 말 못 알아들은 거, 뭘 원하는데 내가 알아듣지 못한 거' 다 알아내서 계속 연습하고. 그래도 하루는 잠을 푹 자고, 하루는 먹을 거 쇼핑하고 도시락과 밑반찬을 준비하는데 보냈어요. 그렇게 한 2년 하고 나니까 도사가 되어 있더라구요. 3년째 들어가면서부터 오버타임을 하기 시작했어요. 오버타임을 하기 시작하니까 일이 더 빨라지더라구요. 돈은 돈대로 벌고 일이 엄청 빨라져서 나도 모르게 날아다니게 되었죠.

알바라도 병원에서 3년 동안 일을 하고 '이제 다른 병원시스템도 알아야겠다.' 생각하고 있는데, 그때 내가 lay-off 당했잖아요. 병원 간호사 생활하면서 fire된 적이 없고 lay-off 된 경험이 한 번도 없었기 때문에, 당시엔 'lay-off'가 뭔지 몰랐어요. 나중에 알고 보니 병원사정상 병원이 down sizing하게 된 거였지요. 근무 연차에 따라서 밑에서부터 잘라야 하는 거예요. 강당에 다 모이라고 하니까 다른 간호사들은 울고불고 난리인데, 전 못 알아들었으니 '왜 저러나?' 했죠. 어떤 간호사는 "난 지금 공공요금 낼 돈도 없다."고 우는데. '왜 저런 소리를 하나?' 했죠. 근데 나중에 보니까 나도 정리 해고된 거예요. 처음에는 몰랐어요.

이제 '나도 끝난 거구나!' 생각하고, 다시 이력서를 업데이트한 후에 샌드위치 두 개, 사과 세 개랑 마실 물을 백팩에 넣어서, 제가 운전을 못하니 버스 타고 트롤리 타고 샌디에이고에 있는 각 병원 HR(인사부서)을 모두 돌아다녔어요. 하루에 네 군데씩, 오전에 두 군데, 오후에 두 군데씩 HR에 제 이력서를 다 뿌렸어요. 몇몇 병원에서 면접 볼 기회를 얻었지요. 그렇게 노력해서 North San Diego에 있는 Tri-City hospital[4]에서 6차 인터뷰까지 해서 됐어요. 한국에서는 '미국은 간호사가 부족해서 이력서만 내면 된다.'고 생각하는데, 그건 아니에요. 미국에서 간호사 부족하다고 함부로 막 뽑는 경우는 한군데도 못 봤어요.

미국도 한국과 비슷하게 개인병원이 있고, 두 번째가 커뮤니티병원이고 세 번째가 스테이트 병원이 있어요. 처음 근무하기 시작한 알바라도 병원은 당시에 태넷 재단이라고 미국에서 알아주는 재단의 병원이거든요. 트라이시티 병원은 샌디에이고에서 3개 구역이 만나는 곳에 있는 커뮤니티 병원으로 아주 큰 병원이에요. 트라이시티병원에 취업이 되어 medical-surgical 병동에 근무하게 되었어요.

병원에서 환자 센서스가 계속 줄어들면 간호사 인력을 효과적으로 운영하기 위해서 float system이 있어요. 환자 수가 20명이면 간호사가 4명 필요하죠. 일반병동의 경우 간호사 1명에 환자 5명이예요. 환자가 줄어들면 간호사를 집에 보내든지 다른 병동에 보내요. 입원이 많아져 환자가 늘어난 병동에 보내죠. 거기에도 규칙이 있어요. 내과병동 간호사는 내과계로, 중환자실 간호사는 스텝다운이나 관련되는 병동으로 소아과는 소아계 병동으로 보내죠. 이런 시스템이 어떤 면에서 참 효과적이에요.

심장 환자가 늘어나자, 내과 간호사들을 Tele training을 시켜서 텔

4) Tri-City medical center. 388 beds and over 700 physicians practicing in 60 specialties. Opened in 1961. https://www.tricitymed.org/about-us/

리병동으로 보내더라구요. 원격진료는 텔리 메디신(tele-medicine)이라고 하고, 텔리 메트리 유닛(telemetry care unit)[5]은 심장, heart, MI, Angio, 심장수술한 환자들 보는 병동이에요. 한 달 트레이닝 시키고, EKG 통과했다고 나를 보낸 거예요. 한 달 트레이닝으로 시험은 통과했지만 경험 없이 심장 환자를 본다는 게 내가 감당을 못하겠고, 결국 환자한테 마이너스라는 생각이 들었어요. '이건 아니다, 나가야겠다.' 생각했어요. 환자 문제를 신속하게 캐치를 못해내겠고 환자의 중증도가 너무 높았어요. 나이 50이 된 내가 그거를 밑바닥 기초부터 공부하기에는 너무 늦었다는 생각도 들었어요. 복잡한 투약에 모니터링도 해야 하고, EKG, pre-op, post-op…. 뭐 도저히 못하겠더라구요. 게다가 환자 몸무게가 모두 너무 많아요. 300~400파운드(130~180kg) 정도 나가는 환자들이예요.

그 무렵 lay-off 당했던 알바라도 병원에서 3개월만에 날 다시 불렀어요. lay-off 당한 3개월 동안에는 트라이시티 병원만 다녔거든요. 알바라도에서 lay-off 당하는 바람에 트라이시티 병원에 취직했는데, 알바라도에서 다시 불러서 자연스럽게 두 개 병원에 다니게 된 거예요. 1년만 더 있으면 미국시민권을 받을 수 있는 때였어요. 시민권 나오면 중동아시아로 가려고 계획하고 두 병원만 다녔지요.

알바라도 병원에서 처음 일하게 된 병동은 medical-surgical ward이었어요. 죄수병동 매니저와 그 병동 매니저가 같은 사람이었죠. medical-surgical 병동에서 일할 때, 신환이 들어오면 의사에게 전화해서

5) Telemetry nurses work with patients that require special monitoring, including those recently released from the intensive care unit of a hospital. The patients they work with are often at high risk for complications, so RNs in a telemetry unit must carefully review equipment and data to detect potential symptoms of distress or danger. https://www.jacksonvilleu.com/blog/nursing/telemetry-nurse-job-description-and-salary/

각종 검사와 들어가는 약까지 전부 전화로 오더를 받아야 했어요. 알아듣기 쉽지 않았죠. 제가 미치죠. 약이 수십 가지인데 그걸 다 전화로 받아 적어야 한다고 생각해보세요. 앞이 캄캄하지. 지금은 컴퓨터(OCS)에 의사가 직접 입력하면 되지만 당시에는 신환 오더를 전화로 받아야 했어요.

어느 날 죄수병동(custody unit)에 floating nurse로 가게 되었는데, 보호자가 없고 외부에서 오는 전화는 차단되어 있어요. 그래서 '리스크 하나라도 줄이면서 일하는 게 낫겠다.'고 생각하여 매니저에게 말해서 옮기게 되었어요. 내외과병동에서 일하다 6개월만에 옮겼는데 지금 십 년째 일하고 있어요.

제가 인복이 좋아요. 지금은 CNO인 페기가 내가 UCSD에 지원한다고 했더니 저를 불러요. "내가 너에게 추천서 써줄테니, 하나만 약속해 달라. 알바라도를 그만두지 말아 달라."고 해요. "네가 죄수병동에 있어야 한다."는 거예요. 내가 죄수병동에 좋은 영향을 많이 준대요. 의사들이 그런대요. 죄수병동엔 마약했던 환자들이 많거든요. 우리 CNO가 UCSD에 취업이 돼도 알바라도 그만두지 말라고 말한 이유 중 하나가, 죄수들이 제가 근무하면 컴다운되고 컴플레인이 줄어든대요. 그리고 죄수병동 분위기가 나날이 좋아졌다는 거예요. 험악하지 않고. 죄수병동장이던 닥터 버처도 "의사로 일하면서 너 같은 사람과 일한다는 게 프라우드하다."고 했어요.

교도소 안에도 의료진이 있어요. 그런데 교도소에서 컨트롤 못하는 수술케이스나 shock에 빠지면 병원에 보내게 되거든요. 알바라도 병원의 한 층을 연방정부, 주정부와 계약을 맺은 거예요. 병원입장에서 보면 죄수환자 한명에서 받는 돈이 일반환자 백명에게서 받는 돈보다 현금회전이 빨라요. 50병상 정도의 병동이에요. 일반환자는 다 보험환자죠.

한국과 같아요. 각 보험회사에서 검사하고 삭제하고 그런 다음에야 돈 나오잖아요. 보험에서 이것저것 삭감하고 나오죠. 죄수병동은 현금이 바로바로 나와요. 연방정부, 주정부에서 직접 주거든요. 그러니까 병원 입장에서 보면 어마어마한 인컴이죠. 현금이 막 들어오니까.

죄수병동의 병실은 대개 일인용이예요. 이인용도 있는데, 환자의 죄명에 따라 일인용에만 들어가야 하는 케이스도 있어요. 총상 같은 것으로 중환자급인 경우에는 대개 중환자실로 가지만 우리 병동에 온 환자는 대개 질병을 가지고 있어요. 무기징역 받은 사람들은 cancer가 많아요.

알바라도 병원은 샌디에이고에서 나쁜 병원 중 하나예요. 그 최하의 병원이 나한테는 '최고의 병원'이예요. 사람들이 재판을 다 받고 들어온 상황이라 환자들 자체가 자기네 limitation을 알고 있어서 난리를 덜 쳐요. 권리를 그렇게 많이 찾지 않아요. 조그만 걸 해줘도 고마워해요. 우리 간호사는 죄수라기보다 한 명의 환자로 봐주니 더 그렇겠죠. 여러 가지로 죄수병동은 훨씬 심플해요. 그래서 나에게는 최고의 병동이고, 업무만족도도 죄수병동이 훨씬 높죠.

죄수병동 환자를 간호하면서 '내가 죄수같은 심정으로 이 세상을 살면 trouble이 없겠구나!'하는 생각이 들곤 해요. '자기가 어느 정도 못난 거, 자기가 limitation을 갖고 있다는 거' 인정하면 잘난 척을 덜 하게 되죠. 자기주장도 덜하게 되고. 그런 겸손한 마음으로 세상을 살면 다른 사람 말에 경청하게 돼요. 죄수들이 간호사인 나를 대하는 마음으로 내가 살면 '동료의 말에도 더 경청하고 더 협력하게 되니 일하기가 수월해진다.'는 걸 알았어요. 내가 그런 자세로 일하니까 두 병원에서 full time으로 일해도 별 trouble도 없이 잘 하고 있다고 생각해요.

꿈에 그리던 magnet hospital 간호사가 되다!

알바라도 병원과 트라이시티 병원에 다니는 사이에 미국시민권을 받게 되었어요. 영주권 받고 5년만에 시민권을 받게 된 거죠. 당시에 영주권 못 받은 간호사도 많은 때였어요. 저는 미국에 온지 일주일만에 영주권을 받았거든요. 영어나 SOS 경력 자료 등 미리 여러 가지 준비를 다 꼼꼼하게 잘 한 덕분이기도 했겠죠.

미국시민권 받고 한국과 중동지역에 내 경력과 업무능력 등을 적어서 미국식으로 이력서를 몇 군데 넣었는데 다 떨어졌어요. 시민권만 받으면 세계 어디든 갈 수 있을 줄 알았는데, 나이가 많고 연봉이 너무 높아서 어렵다는 거예요. 제 연봉이 현재 두 병원 뛰니까 25만 달러 거든요. 미국에 처음 올 때도 한국에서 경력과 SOS에서 일한 경력까지 인정받아 스타트 연봉이 높은 편이었어요. 바닥에서 시작한 게 아니고 20년 이상 일한 경력간호사로 다 인정받았거든요. 그것을 기준으로 올라가니까, 연봉이 높지요. 당시 내 나이가 51세 정도 되었으니까, 나이와 연봉 때문에 각 병원에서 망설이더라구요. 난 연봉을 1억 정도로 낮출 생각도 했는데, 그것도 어려운가봐요.

다른 나라에 취업이 안 되자 '예전부터 내가 꿈꾸던 병원에 가자!'고 생각을 바꾸게 되었어요. 미국 내의 유명한 병원에 이력서를 내기 시작했죠. Mayo, Stanford, UCSF, UCLA 병원을 찾아다니며 다시 이력서를 넣기 시작한 거예요. 한국에서 석사 공부할 때 들은 유명한 병원인 메이오 클리닉 같은 병원리스트가 있었어요. 그때는 지금 근무하고 있는 UCSD 병원에는 이력서를 넣지 않았어요. 우선 그렇게 큰 병원에서는 채용인터뷰를 어떻게 하는지 알고 싶더라구요. 내가 가야 할 병원도 찾아야 했고요. 그때 인터뷰 스킬이 많이 늘었어요. 버벅거리는 영어로 발음이 엉망인데도 떨지 않고 인터뷰를 다 통과했어요. "당장 다음 주부터 일할 수 있냐?"고 하는 병원도 있었죠. 그렇게 UCLA, UCSF, Mayo, Standford, Cleveland 병원에 다 통과했어요. 자신감이 생기고 '되는구나!' 하는 생각이 들었지요.

그런데 취업 인터뷰하러 다니면서 각 도시를 살펴봤더니, 도시가 마음에 안 들어요. 바다도 거칠고. 나이가 오십이 되었고, 이전에 몽고, 러시아, 중국 등 개발도상국에서 힘든 게 온몸에 배어서 그런지 쉬고 싶더라구요. 미국에 와서 정착하느라 그동안 힘들기도 했었죠. 낯선 병원 환경과 영어도 힘들었고, 게다가 자궁수술 후에 복용하던 호르몬제를 끊고 미국생활을 시작해서 몸도 힘들었으니 생지옥 상태에서 간신히 몇 년을 넘긴 상황이었으니까요.

'그럼 어느 도시에서 살까?' 생각하게 되었죠. 다른 도시는 가고 싶지 않았고, 남은 건 UCSF와 스탠포드였어요. 다시 스탠포드를 갔어요. 인터뷰를 다시 하고 바닷가에 갔는데 바닷가가 내 맘에 안 들어요. 같은 태평양인데도 뭔가 달라요. 바닷가에서 바닷바람을 쐬는데 '이 바다는 아니다!' 싶더라구요. 샌프란시스코는 사람이 너무 많아서 '이건 완전히 평화시장이구나!' 싶더라구요. 삼십대나 사십대라면 몰라도 그때 나는 오십대였거든요. 미국도 어느 정도 알았고 알바라도에서 처음 적응할 때 엄청 힘들었던 생각도 났죠. 그 고비 다 넘기고 스테이블한 상태에서 평화롭게 있을 데를 찾기 시작한거 였거든요.

'이젠 프라이오리티를 바꾸자. 내가 일할 병원이 크고 유명한가가 중요한게 아니라 내가 일상을 사는 도시 환경이 더 중요하다.'를 생각하면서 결정한 곳이 '샌디에이고'예요. LA도 평화시장 같거든요. 아무리 아무리 생각해도 내가 살 도시는 샌디에이고예요. 바닷가에 앉아서 생각해보니, '이제 미국에서는 너싱 포커스가 아니라 내 몸이 요구하는 평화로운 곳을 찾아야겠다. 직장보다 내 라이프 중심으로 픽스시켜야겠구

나. 내 몸을 회복시켜야 50이 넘어서도 일할 수 있겠다.'는 생각이 들었어요. 내 맘에 드는 도시가 어디인가 생각해보니 바로 지금까지 살아온 샌디에이고인거예요. 제가 보기에 샌디에이고의 도시 환경은 성경의 창세기에 나오는 낙원과 같은 곳이에요. 그래서 UCSD병원을 생각하게 된 거죠. UC계열이 여섯 개인가 일곱 개의 병원이 있거든요.

UCSD 병원에 이력서를 냈는데, 내가 77대 1의 경쟁을 뚫고 들어갔어요. 와~ 장난 아니데, 장난 아니데요! UDSD는 5차까지 면접을 봤어요. 근데 백인 다 제치고 내가 됐어요. 샌디에이고에 온지 5년만인 52살에 들어온 곳이 UCSD죠. UCSD에 와서 그동안 꿈꾸던 teaching hospital, magnet hospital에서 드디어 일하게 된 거죠. 미국에서 마그넷 병원 간호사를 한다는 건 엄청난 거예요. 그야말로 미국에서 제대로 된 미국 스탠다드 너싱 경험을 하게 된 거죠. 그렇게 시작한 UCSD에서 올해 2017년 3월 21일에 5년차가 됐어요. 2016년엔 chemo병동에서 여기 medi-surgi병동으로 옮기게 되어 하기 싫던 케모도 안 하게 되었죠. 이 병동으로 옮겨올 때도 거의 250대 1의 경쟁을 뚫고 들어왔어요.

미국에서 취직을 잘 하려면 RN 면허 하나만으로는 부족해요. 심장환자간호나 항암자격증 같이 전문간호사 자격증이 있어야 취직이 잘 돼요. 미국에는 다양한 specialist 자격 제도가 있잖아요. 마그넷 병원은 한 병동에 석사가 몇 명, 전문간호사자격증이 몇 개 있어야 해요. 저는 chemo 자격증 시험에 응시할 수 있는 자격조건인 RN 근무경력 2년 이상 되었을 때 시험 보고 합격했어요. 알바라도 죄수병동에 무기징역인 죄수들 가운데 암환자가 많았거든요. 제 라이프에서 어떤 직장에 가든 '선택은 상대가 하지만 최종 결정은 내가 한다.'고 생각하며 살아요. 사람들은 기회가 없다고 하는데, 뭐든지 다 준비하고 있으면 찬스가 올 때 잡을 수 있어요. 준비가 제대로 되어 있지 않으면 기회가 와도 잡을수가 없어요. 그러니 사람들이 흙수저, 금수저 얘기할 때 화가 나요. '수저란 밥먹는 도구인데 왜 저러나?' 싶고 계속 그런 기사 내보내는 기자들이 싫어요.

UCSD 취업할 때 인터뷰 얘기를 해볼까요? 5차까지 했어요. 세 번째 인터뷰할 때였어요. 나 하나를 인터뷰하는데 긴 장방형 테이블에 여러 명이 앉아서 이곳저곳에서 질문이 막 튀어나오는 거예요. 그래서 내가 손을 들고 "나 리스닝이 짧다." 그건 바로 인터뷰자리에서 나의 최고 약점을 스스로 내보인거죠. "내가 말 끝나기도 전에 한꺼번에 그렇게 질문을 많이 하면, 듣는 것도 힘든데 답하기 어렵다. 한 사람씩 질문을 천천히 해달라."고 했더니 매니저랑 다 웃었어요. 지금도 기억에 남는 건 "샌디에이고에 와서 간호사 5년 했는데, 왜 우리 병원에 지금 지원했냐?"라는 질문이에요. 그래서 솔직하게 "나 샌디에이고에 와서 병원 다 찾아봤을 때, 솔직한 심정으로 UCSD에 오고 싶었다. 나 한국에서 일할 때 한국의 탑 10에 드는 대학병원에서 일했다. 근데 샌디에이고 와서 병원리스트 보았을 때 정말 UCSD에 오고 싶었지만, 미국 시스템을 모르고 미국 structure를 모르기 때문에 UCSD에 바로 어플라이 하기에는 내가 자격이 부족하다고 생각했다. 임상경험은 있지만 미국 컬처를 모르고 시스템도 모르고 영어도 짧고. 그래서 더 준비한 다음에 어플라이 하려고 했다. 지금이 찬스여서 했다."고 했어요. 그 말에 모두 다 탄복했대요. 나중에 들은 말이예요. "너 인터뷰할 때, 대단했어. impressive 했어!"라는 말을 들었어요. 인터뷰도 환자 대하는 것과 같아요. 하트를 움직이면 impressive해져요.

2. 나이트 간호사의 삶

나이트 근무를 선택한 이유

새벽 5시 30분! 지금 처음 의자에 앉았어요! 오늘 밤에는 일의 끝이 보이지 않네요. 다른 간호사도 모두 대단해요! 서로 말 한마디 못하고 미친듯이 날아 다녀요! 일 끝나려면 2시간 더 남았어요. 우린 거의 매일 밤 이렇게 일해요.

출퇴근 시간은 병원마다 다른데, 식사시간 30분을 합해서 12시간 30분 근무해요. UCSD는 오후 7시에서 오전 7시 30분까지. Alvarado 죄수병동은 오후 6시에서 오전 6시 30분까지. 저는 출근할 때 1시간 내지 1시간 30분 정도 더 일찍 병원에 도착하는 게 습관이 되었어요. 처음부터 그랬는데 좋은 습관이란 생각이 들어요. 보통 오후 3시에 alarm이 되어 있지만 대개 2시경에 일어나서 병원에 갈 준비를 해요. 3시 50분에서 4시 사이에 집에서 나가는 게 몸에 뱄어요.

제가 나이트 근무를 선택한 이유는 영어 때문이었어요. 부딪혀야 하는 코워커 팀의 숫자가 낮과 밤의 차이가 엄청나거든요. 나이트 때 내가 3~4팀 정도와 부딪히며 일한다면, 데이 타임에는 20팀은 만나게 되거든요. 데이 타임에 케이스 매니저, 환자 보호자, RT, 컨설트 보는거…. 20개 팀도 넘게 부딪혀야 될 거예요. 영어가 서툰 저는 나이트에 근무하는 게 훨씬 더 낫지요. 처음 일 시작할 때는 미국 system과 structure를 알아야겠다고 생각하고 나이트로 시작했는데, 하다 보니 제 약점인 영어 문제를 극복하는 데 훨씬 도움이 됐어요. 그래서 '아, 아니다. 계속 나이트를 해야겠구나!' 그런 생각이 들었어요.

나이트하는 다른 친구들을 보면, 싱글맘이라서 데이 타임에 애들을 돌봐야 되는 간호사도 있어요. 미국 부모들의 1번은 아이들 픽업하는 거예요. 그리고 2번은 나이트 수당. 나이트 하면 시간당 4달러 정도 더 받으니까. 기본 페이는 신규인지, 경력 몇 년차인지에 따라서 차이가 많이 나요. 신입도 병원에 따라서 다 다른데, 알바라도는 시간당 28달러부터 시작하고 UC는 시간당 38달러인가? 10달러 정도 차이가 나요. 나이트 수당은 어디나 경력과도 무관하게 모두 다 시간당 4달러예요. 친구인 도로시 같은 경우는 의대 공부를 했어요. 데이 타임에 대학 다니느라 나이트근무를 했죠. 지금은 힘들어서 의대 공부를 그만두긴 했어요.

여기 풀타임이 12시간씩 일해서 3일 일하거든요. 그런데 제가 풀타임이 둘이잖아요. 그러니까 일주일에 6일 일하고 있는 거죠. 사람들이 미쳤다고 해요. 6일 일하고 하루를 규칙적으로 쉬는 것도 아니죠. 여긴 시스템이 한국과 달라서 그날그날 환자 센서스에 따라서 달라요. 6일 일할 때도 있고, 양쪽 병원에서 캔슬 안 하면 어떤 때는 7일, 8일도 일하고. 그리고 중간에 환자가 퇴원해서 환자 센서스가 낮아지면 근무 중간에라도 집에 보내요. 밤 12시에도 보내고, 새벽 한시에도 보내고. 그러면 퇴근해서 집에 와 쉬는 거죠.

우연히 투잡을 하게 되었냐고요? 우연이 어디 있어요? 안 하면 안 할수록 좋지. 친정에 빚이 있어요. 그 사업 빚을 갚은 거죠. 이십몇 년에 걸쳐서. 미국에서 박사과정 한 번 들어갔는데, 영어도 부족하고 오빠가 돌아가신 다음에는 제가 갚아야 할 빚의 부담이 더 늘어서 중단했어요. 1번은 무엇보다 빚을 갚아야 하니까.

돈으로 보면 SOS에 있을 때 더 많이 벌었어요. 거기는 연봉이 15만 달러였고, 택스가 하나도 없었어요. 중국에 있을 땐 내가 직위가 높아서 하우징, 자동차 이런 걸 다 회사에서 커버해 주었거든요. 여기는 택스가 엄청나게 많아요. 싱글에 부양가족 하나도 없으니 세금을 더 많이 내죠. 이제 집을 샀기 때문에 택스 리턴을 받지, 그 전에는 돈을 많이 벌어서,

택스 시즌에 돈을 더 냈어요. 집을 산 덕분에 이번에도 1만 2천 달러 돌려받았어요. 몰게이지가 들어가니까.

한국에 있는 우리 집에 빚이 워낙 많았고, 돈을 버는 사람이 나 밖에 없어서. 더구나 2년 전에 오빠 돌아가시고 동생도 다니던 직장을 그만두고 고향에 내려가 오빠가 하던 사업을 관리해야 했거든요. 그러니 내가 돈을 벌어서 갚아야 될 상황이 되었죠. 저 베트남, 중국에서 번 돈도 다 빚 갚는데 썼어요! 우리 가족이 시작한 비즈니스가 돈을 많이 가지고 시작한 게 아니었어요. 동생 돈도 들어가고, 오빠 돈도 들어갔고, 온 가족이 모두 그 사업에 올인했어요. 그동안 내가 번 돈을 계산은 안 해 봤지만, 간호사 하면서 번 돈이 350~400만 달러는 될 거예요. 여기서 돈을 빌려서 계속 한국에 보냈어요. 한국에 보내야 될 액수가 워낙 컸거든요. 내가 번 돈도 보내고 빌린 돈도 보내고. 그렇게 해결을 했어요.

아버지가 은행융자에 사채까지 많이 썼는데 장례 다 치르고 우리가 이자가 제일 센 사채부터 갚기 시작한 거예요. 다 처리했어요. 한국 빚을 2016년 4월 8일에 다 처리했어요. 미국 빚은 2017년 3월에 다 갚았어요. 그게 한 달 전이죠. 그래서 이제 알바라도 병원 근무를 파트타임으로 돌린다고 하는 거예요.

"그렇게 빚 갚느라 짜증이 안 나냐?"고 묻는 사람들이 있어요. 짜증이 전혀 안 날 수는 없고 일 년에 한 세 번? 근데 그 세 번은 짜증 안 나는 축에 속하는 거 아닌가요? 병원에 입원해서 많이 아팠을 때, 주저앉아서 울었을 때 말고는 아버지, 어머니가 나를 이렇게 튼튼하게 낳아주셔서 열심히 일할 수 있음에 감사하는 편이에요. 형제들이 다 시집 가고 장가 가서 못한다고 해도 내가 이렇게 아버지가 하시려던 비즈니스와 아버지가 사회에 베풀려던 걸 자식으로서 이렇게 커버할 수 있다는 데 대한 자부심도 있어요.

나는 '계산을 안 하면서 산다.'는 말을 하고 싶어요. 환자에게 약용량 계산하는 거 외에는 계산을 안 해요. 헤파린, 항암제 그런 거는 칼 같이 계산해요. 바깥세상의 일상생활에서는 계산을 확실하게 하지 않아요. 쓰면 쓰는 거고. 근데 그게 계산하며 사는 것보다 더 많이 돌려받는다는 생각도 들어요.

퇴근: 혹성탈출의 기분

최근에 친구로부터 이런 글을 받았어요!

I suspect it is hard to love a nurse. We get up early or we work all night. We come home late and are too tired to cook. We work extra because we know there are sick people who need us. We miss weekend events, holidays, birthdays. We don't get too excited over your minor "boo-boo". We have seen far worse. We don't want to talk when we come home. We have talked all day. We don't want to move when we come home. We have moved all day. It may seem that we have left all our caring, our heart, and our love at work, then have come home to you empty. We probably have. But we don't tell you that many times at work that we are mired by anxiety, we are scared. Scared we are missing something. Scared we will let our patient down or worse. Scared that we'll have to deal with angry or violent patients and families. We don't tell you how the staffing crisis makes us cry on the way to work, to do a job we love, but now we are terrified to do because it is breaking us down while putting the most vulnerable at risk. I suspect it is hard to love a nurse, but know this: Your nurse needs your love. Needs your understanding. Needs to know that you "get it". Needs

to be the one taken care of every once and a while. Needs someone else to take charge of the details because doing it himself/herself constantly is exhausting. Needs his/her feet rubbed. Needs a shoulder to cry on when he/she can't even tell you why he/she's grieving. Needs you to do the hardest work you may ever do, which is to love a nurse.
I would like to thank those of you out there who love us and let us do this work, this calling, this life: Nursing.[6)]

정말 공감이 가죠? 나도 그래요. 특히 힘든 나이트 근무를 하고 퇴근할 때 기분은 그야말로 '혹성탈출!' 그 자체죠. 일단 그 12시간 동안 맡았던 똥 냄새, 토한 냄새, 출혈된 피 냄새… 그런 상황에서 코로 맡은 것들로부터 탈출! 환자들이 소리 지르는 거, 고맙다고 땡큐한 거… 내가 귀로 들은 것, 눈으로 본 것, 손으로 치운 것들을 하기 위해 내 발이 또 얼마나 많이 움직였어요? 근무시간 동안에 내가 해결한 것도 있고 내 duty에 하지 못하고 day duty한테 넘겨준 것도 있고… 많은 일들이 있었죠. 그런 상태에서 12시간을 일하고 나왔을 때 제일 처음 느끼는 거는 내 폐까지 들어오는 산소! '하느님 탱큐!' 하는 마음! 12시간 동안 힘들고 내 오감관이 많이 피곤한데, 나오면 산소를 확 느끼고, 바람이 확~ 지나가면 '살았구나!' 하는 생각도 들죠. 피곤해도 '내가 간호사로서 12시간 잘 하고 나왔다.'는 느낌. '혹성탈출'이 생각나더라구요.

---

6) 미국의 어느 간호사가 자신의 SNS에 올린 글이라고 한다.
http://nurseswithglobalimpact.org/2017/09/02/how-to-love-a-nurse/
https://nurse.org/articles/i-suspect-its-hard-to-love-a-nurse-parody/에서 관련 글을 볼 수 있다.

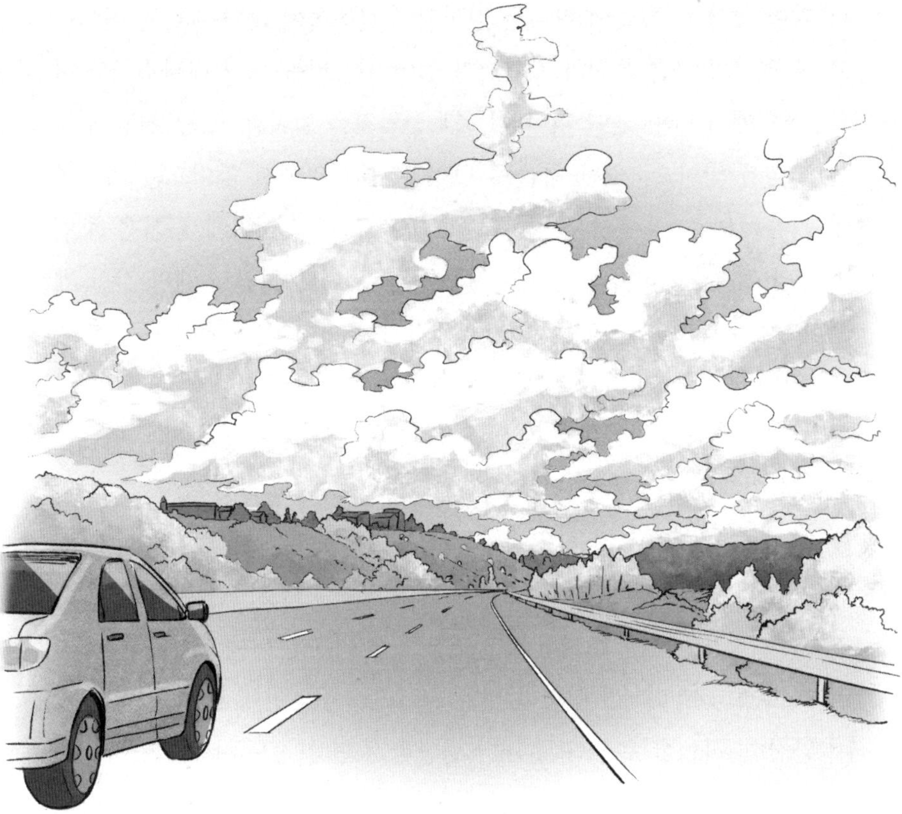

트롤리 타는 데까지 알바라도는 3분, UCSD는 40분을 걸어가요. 알바라도 병원은 바로 길 건너에 트롤리 정류장이 있어요. 트롤리 타고 8분이면 동네 정류장에 내려서 한 10분 정도 걸어서 집에 도착해요. 밤에 너무 지치면 택시 불러서 타고 퇴근해요. 그때그때 몸의 상태에 따라 유연성있게 하려고 항상 40달러를 가지고 다녀요. 택시비 27~30달러가 드는데 팁까지 주어야 하니까.

UCSD에서 나오면 바크만 언덕이 있는 길인데, 주변에 온갖 꽃들이

다 피어 있어요. 차들이 다니는 길이고 의료진들이 많이 다니는 길이예요. 어떤 사람들은 운전하고 가다가 걸어가는 나를 보고 태워주기도 하죠. 병원에서 나와 꽃이 피어있는 그 언덕길을 걸어갈 때 난 천당에 가는 느낌을 받아요. 파란 하늘이 멋있고, 태평양에서 불어오는 바람이 확확 들어오고, 초록이 선명하고, 바람을 느끼고 하늘과 구름을 보면 '하느님 땡큐!' 소리가 그냥 나와요. 이럴 때 미국에 와서 제일 잘한 게 샌디에이고에 살기로 선택한 거란 생각이 들어요. 병원에서 나오는 순간, 인계하고 나오는 순간, '내가 아니어도 다른 간호사가 있다.'고 생각하고 더 이상 아무 생각을 안 해도 되니 아름다운 자연 속에서 마음껏 자유를 만끽할 수 있는 거죠.

무엇보다 중요한 것은 집에서 휴식을 취하는 것이죠. 지금 살고 있는 이 집을 구입하기 전에도 아파트를 최고 수준으로 구했어요. 병원에서 12시간 근무하는 스트레스가 굉장히 높은 수준이에요. Physically, mentally, everything! 굉장히 높은 스트레스 레벨인데, 그만큼 집에 와서 완전히 relax할 수 있도록 내가 편안한 주변 환경을 선택한 거예요.

제가 운전을 안 하고 차가 없기 때문에 모든 거를 한 바운더리 안에서 할 수 있는 그런 시스템의 아파트를 구한 거예요. 그 아파트 단지 안에서 모든 것이 다 가능했어요. 수영장, 스파, 사우나, 미장원, 먹고 사는 모든 것 그러니 얼마나 비쌌겠어요? 빚을 조금 늦게 갚더라도 내가 여기서 건강하게 미국 간호사로서 잘 적응하고, 미국 생활에 stable해질 때까지는 힘든 만큼 relax시킬 수 있는 life manage를 한 거죠.

징징 짜면서 하는 미셔너리가 저는 싫다고 했죠? 그 스타일이예요. 누구한테 뭘 take care하고 베풀고 뭘 하더라도 내 몸과 생활을 건강하게 유지하며 하는 스타일이예요. 다른 사람들은 '싱글베드룸이면 1,100달러나 1,200달러면 되는데, 두 배로 주면서 저 여자가 거기서 뭐하나?'

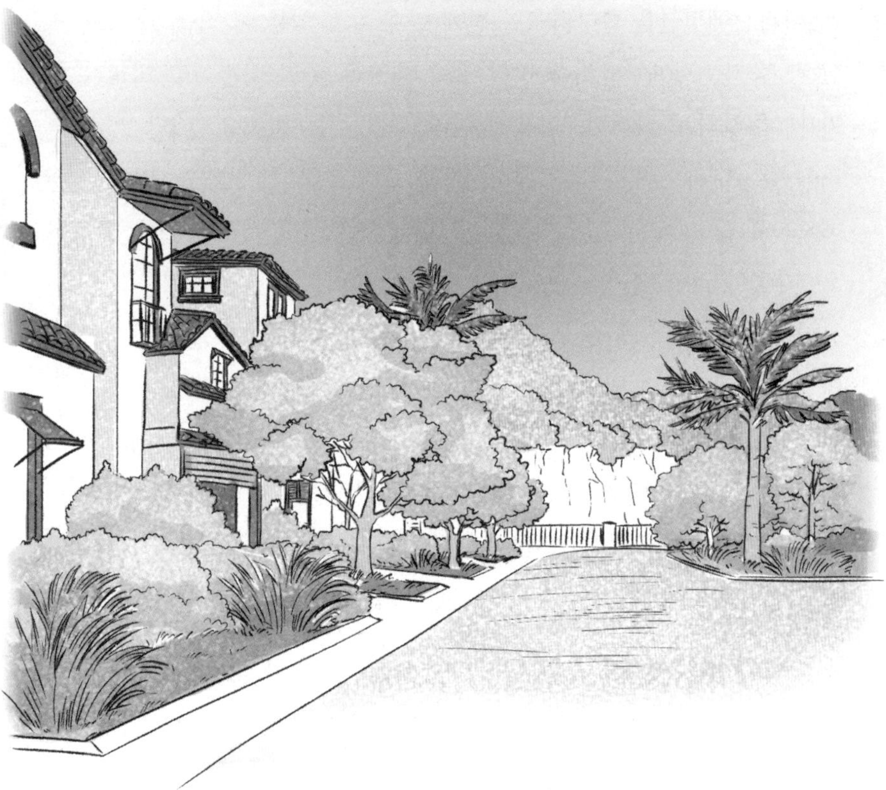

했을텐데 제 생각은 안 그래요. 제 몸과 마음이 건강해야 일도 잘 된다고 생각해요. 두세 배로 일하는 상황인데 짜증 안내고 환자한테 포지티브 에너지와 스피릿을 주려면 내 몸이 일단 편해야죠. 그 많은 빚을 갚으며 투잡한다는 자체가 왕짜증 상황이거든요. 이런 힘든 상황에서 나한테 포지티브 에너지와 스피릿이 나오려면 내가 내 몸을 relax하면서 긍정적으로 생각할 수 있는 에너지를 이 자연환경에서 받아야 되잖아요. 그거 잘 한거 같아요. 그런 부분이 우리 집에서나 친구들이 나보고 "잘 한다!"고 했어요.

아파트에 8년을 살다가 2년 전에 현재 살고 있는 이 집을 샀어요. 집 살 때 융자는 40만 달러를 받았어요. 융자는 30년 상환이고 미국은 집 팔 때 해결되는 거니까, 이젠 빚이라고 할 수는 없지요. 매달 2,400달러씩 갚아나가는데, 아파트에서 살 때 보다 조금 적게 내요. 아파트 두 베드룸에 2,480달러 냈었거든요. 그런데 프로퍼티 택스는 상당히 높아요. 가격이 많이 올라서 프로퍼티 택스가 많아요. 샌디에이고 와서 8년 동안 아파트비 낸 게 한 24만 달러 였거든요. 여기 이사오고 집값이 30만달러 올라서 8년 낸 아파트값 다 벌었어요. 아주 좋은 동네예요. 집을 잘 산거 같아요. 친정 빚도 다 갚고, 새로 산 집 값도 오르고, 이제 즐거움만 남아 이제 이렇게 놀러 다녀요. 우리집 옆에 콘도 대단지에 파크도 들어오고 쇼핑몰도 들어오고 여기가 지금 핫하거든요. 거기다가 입구만 딱 들어오면 외부와 차단이 되어 무슨 도립공원 같아요. 얼마나 크고 얼마나 시설이 잘 되어 있는지.

숙면과 휴식

나이트 근무할 때는 먹는 거보다 잠자는 것이 더 중요해요. 나이트 간호사로 일해온 10년 동안 매일 최소한 4시간은 숙면을 취하도록 노력했어요. 잠을 못 잤으면 그냥 'call in sick' 하고 안 가요. 왜냐하면 잠이 부족한 상태에서는 모든 게 다 센스티브해서 신경질적이고 환자가 무슨 말을 해도 엉덩이가 3초 안에 일어나지 않게 되거든요. 제가 사람 생리를 이해하니까요. 일단 내 whole body가 편안한 상태가 되어야만 환자, 보호자, 코워커, 차지너스 등 부딪히는 사람들과 다 원활하게 돌아가게 되거든요. 4~5시간 정도만 숙면을 취해도 일하는데 크게 문제는 없었어요. 요새는 6시간은 자야 되더라구요.

다들 저한테 놀래요. 다른 친구들은 수유하는 방과 같은 조용한 장소를 찾아서 편하게 자려고 하는데, 저는 다른 간호사들이 들락날락거리는 break room에서 의자 두 개 붙여놓고, 창밖에 밤하늘과 별을 헤아리면서 쉬다가 바로 잠자거든요. 애들이 다 놀래요. "원, 너 괜찮아?" 해서 "나 잔다~. 너네 하고 싶은대로 해." 말하며 그냥 자요. 습관이예요. 한 30분! 아주 푹 자요. 진짜 진짜 푹 자요.

지금대로 하면 나중에도 별문제는 없으리라 생각해요. 저는 미래에 대해서 어떤 일에 대한 plan을 세울 때 '좋은 습관을 가져야겠다.'는 걸 백프로 인정하기 때문에 지금대로 하면, 나이가 듦에 따라서 몸이 생리적인 면에서 노화현상이야 오겠지만 미래까지 걱정하지는 않아요.

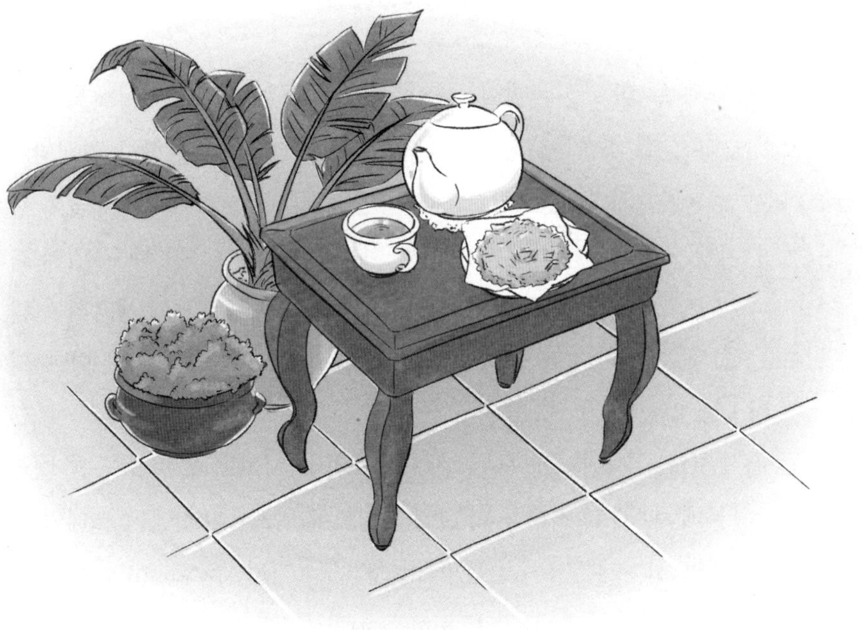

가운은 여러 벌을 사서 노는 날 한꺼번에 빨아요. 근무하는 날은 먹고 자고 싸고 일하는 것 밖에 없어요. 그리고 노는 날에는 바다로 튀든지 친구들하고 좋은 레스토랑에 가서 맛있는 거 먹든지, 음악을 듣든지, 그림을 보러 다닌다든지. 노는 날에는 확실하게 휴식을 취하죠. 노는 날은 노는 게 일번이기 때문에 놀기 하루 전 날 빨래 같은 걸 다 해 놓고 노는 날엔 무조건 놀아요.

나이트 하면서 몸을 적응시키는 것도 의도적으로 했어요. 그래서 나이트가 끝나고 이틀 정도 오프가 있을 때는 낮에 힘들어도 안 자요. 근무하고 아침에 집에 오면 7시, 8시 되는데 잠 안 자고 장 볼 거, 사람들 만날 거, 성경공부할 거 다하고 저녁 7시 정도부터 자기 시작해 그 다음 날 오후 2시까지 푹 자요. 중간에 화장실 가느라 두세 번 깨고. "그게 가능하냐?"고 질문하는 사람들이 있는데 그렇게 적응을 했어요. 그렇게 해서 그 저녁 7시부터 다음날 오후 2시까지 자고 일어나면 몸이 다 회복이 돼요.

한 달에 두 번은 2~3일씩 연속으로 휴가 스케줄을 집어넣어서 연속적으로 몸을 쉴 수 있게 해요. 2~3일 휴가일 때는 LA에 한국 찜질방이나 사우나에 가서 쉬다 오기도 해요. 가끔 친구들하고 여행스케줄이 잡히면 여행스케줄에 따라서 2~3일이 아니라 4~5일이 될 때도 있어요. 그 때는 확실하게 간호를 다 잊어버려요. '간호'의 '간' 자도 생각하지 않아요. 그냥 잊어버려요. 그때는 정상적인 리듬으로 돌아가죠. 밤에 자고 아침에 일어나고.

올 2월에는 시애틀에 사는 언니 가족과 멕시코로 일주일 동안 여행 다녀왔는데, 때때로 친구들 하고도 멕시코에 가요. 11월에는 스페인 여행도 다녀오고. 다른 친구들은 fulltime 근무 하나, perdiem 근무 하나이기 때문에 가능한데, 내가 fulltime job이 두 개라서 양쪽 병원에서 휴가를 받아야 되니까 내가 항상 문제죠. 럭키하게도 두 병원 매니저들이 제가 신청하면 그대로 다 줘요. 매니저들이 평소에 제 성실성을 인정해 주어서 그게 가능한가 봐요. 단지 첫날 운전대 잡는 사람은 집에서 놀던 사람이 운전대를 잡아요. 나이트 끝난 간호사는 절대로 운전 안하고 우리는 뒤에서 다 뻗어버려요. 어떤 때는 4~5명, 많으면 8명이 다 같이 가요. 각자 다른 병원에 근무하니 번표 맞추기가 쉬워요. "알래스카 갔다 오자!", "야생화 보러 가자!", "로키 갔다 오자!"고 말이 나오면 계획을 세워 다 함께 다녀오죠. 멕시코가 가까우니 함께 잘 놀러가요.

최소한 3개월에 한 번씩은 샌디에이고를 떠나줘야 돼요. 3개월에 한 번씩이라도 환자 곁을 완전히 떠나지 않으면 돌아버려요. 짜증이 막 나고. 일이 엄청 힘들었을 때는 샌디에이고 내에서 움직이죠. 바닷가를 다녀온다든지 산에 트래킹을 다녀온다든지. 이렇게 내가 nurse job을 완전히 잊어버려야 새로운 nurse job이 나오지, 여기 계속 있으면 매너리즘에 빠지게 돼요.

밥심으로 산다

지금은 오후 5시 50분! 아침 7시 반에 UCSD에서 퇴근해서 오늘밤에는 알바라도 병원 근무에요. 뛰는 양이 많아서 도시락에 홍삼캔디하고 엑스트라 샌드위치까지 준비했어요. 먹어야 뛰어요. 간호를 모르는 사람들은 악순환같이 보이는 날들이죠. 간호사한테 이건 routine circle인거 같아요.

한국인은 밥심으로 산다고 하잖아요. 노는 날에 미리 일주일치 밥을 다 해놔요. 한끼씩 그릇에 담아 냉동실에 넣어두죠. 얼려두고 '오늘 일이 셀 것 같다.' 그러면 두 통을 가져가고, 동료들 밥도 가져가야 되는

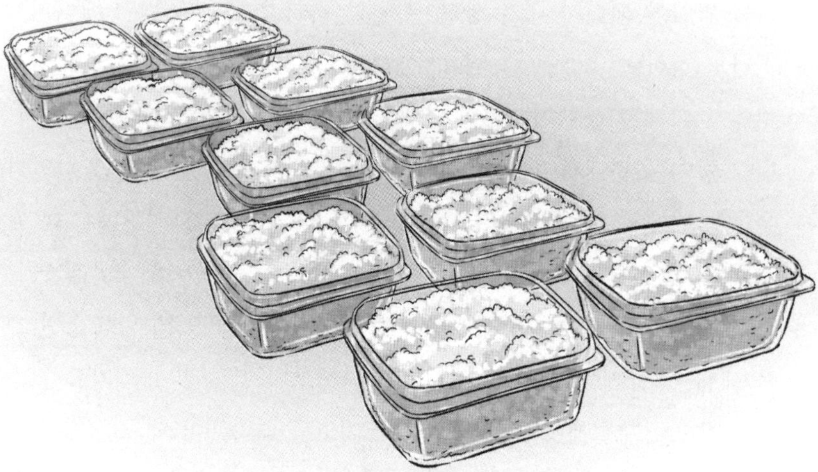

날은 조금 큰 통에 담아놓은 걸 가져가고. 마른 반찬도 미리 다 해 놓거든요. 그때그때 상황에 따라서 샐러드나 김치볶음 이런 거 추가해 가죠. 밥과 기본 반찬이 준비되어 있으니 근무 갔다 와서 샤워하고 밥 먹고 바로 자요.

김치는 다 씻어서 새로 무쳐요. 김치를 그대로 졸이면 병원에서 데울 때 냄새 나거든요. 그래서 다 씻어 무쳐서 볶아요. 돼지고기, 소고기, 닭고기도 미리 다 재워놔요. 세 가지 중에서 한 가지씩 돌아가면서 볶아가죠. 그리고 콩나물, 시금치, 무생채, 이 세 가지는 항상 만들어놔요. 친구들이 무생채를 너무 잘 먹으니까. 병동 간호사들이 나한테 함부로 할 수가 없어요. 밥을 그렇게 많이 해가지고 가는데, 자기들이 나를 어떻게 잡을 거야? 하하하. 얻어먹는 주제에. 그렇죠?

알바라도는 환자 수가 얼마 안 되고 가족적이어서 대충 끝내놓고 supervisor 안 올 때, 차지도 함께 다 같이 먹어요. 여유가 좀 있어요.

정해진 타임이 없고 아무 때나 큰일을 대충 끝냈으면, "자, 먹자!" 그러면 내가 준비를 쫘~악 다 해놔요. 대충 11시에서 2시 사이죠. 그렇게 다 같이 먹는 날은 못자요. 알바라도는 break time이 30분이에요. UCSD는 1시간 15분이고. 그게 개인 병원하고 마그넷 병원의 차이예요. UCSD에서 break time 시작 시간은 밤 10시 45분이고 새벽 5시가 마지막 타임이에요. 저는 10시 45분부터 쉬는 타임을 주로 활용해요. 그런데 환자 일이 많으면 쉴 시간이 없어요. 5시까지도 못 쉬면, 더블 페이를 받아요. 돈을 더 줘요. 쉬러 들어갈 때도 check in & out 기계에 다 체크해야 돼요. 여기는 근무 들어오고 나가고, break time 하고 over-time 하고 모든 게 다 기계화되어 있어요. 지문으로 체크하는데, 내 지문을 넣어야 employee number가 떠요.

마인드 컨트롤

마음의 안정도 중요하죠. 요즘 한국에서 엄마가 저렇게 병원에 입원을 하고 암일지 모른다고 해서 biopsy를 하고, 거기다 폐렴에 걸렸다고 하고, 엄마가 지난주에 의자에서 넘어져서 갈비뼈가 부러졌다고 해요. 그래서 지금 며칠 동안 말도 못할 정도로 상당히 스트레스가 큰 상황이었거든요. 그래도 저는 현실적이예요. '내가, 내 몸이 지금 여기 있잖아요. 샌디에이고에 있잖아요. 어떻게 할 거예요? 상황이 그렇게 되니까 내가 지금 여기서 잠을 못자고 병원에서 일하면서 우울에 빠지고 힘들면 어떻게 해요?' 지금 내가 할 수 있는 것은, 보통 때 엄마한테 하듯이 하고, 서로 사진 찍어서 주고받고, 엄마 encourage시키고, 돈을 충분히 보내줘서 이거저거 마음껏 하고 싶은대로 다 쓸 수 있게끔 해주고, 내가 해줄 수 있는 건 다 하려고 해요. 나는 마음의 평안을 찾으면서 계속 잘 자고 몸을 잘 유지하면서 근무하고 있어요.

어제 UCSD 퇴근하면서 바크만 언덕을 올라가는데, 나무가 새카맣게 탄 게 있더라구요. 바로 그 나무가 지금 까맣게 타고 있는 내 속 같았어요. 그 까맣게 탄 나무 사진을 찍을까 말까 했는데 내 마음에 네거티브한 거는 남기고 싶지 않아서 안 찍었어요. 그냥 현실은 현실로 받아들이는거죠. 그 불탄 나무가 너무 인상적이서 다른 때 같았으면 찍을 수도 있었겠죠. 그런데 어제는 '불탄 나무 한 번 탔으면 됐지, 사진 찍어서 내가 두 번째로 왜 또 태워?'라는 생각이 들더라구요. 탄 건 탄 거고 탄 것도 현실이니까 받아는 들이는데, '저 불탄 나무를 흔적으로 두지는 않겠다.'는 생각이 든거죠.

그런 기분을 끌어안고 환자를 대했다가는 실수하기 십상이죠. 환자에게 실수하면 "사실은 오늘 내가 한국에 계신 엄마 때문에 기분이 안 좋아서 너한테 이랬어."라고 말해야겠죠. 보호자하고 엉키면 또 그렇게 말해야 되겠죠. 내 코워커한테도 나도 모르게 성질내게 되면 "내가 오늘 한국에 계신 우리 엄마가 병원에 입원해서 폐렴에다가 암조직검사에~~ 어쩌구 저쩌구" 이렇게 말해야겠죠. 내 기분 때문에 얼마나 많은 사람들에게 네거티브한 영향을 주게 되는 거예요? 그건 아니예요! 그러면 안돼요!

미국에 온지 십여 년이 되어가니 요즘은 그래도 내가 잘 먹고 잘 잘 수 있어 감사한 마음이 들 정도예요. 미국에 와서 처음 몇 년 동안 위장 때문에 고생을 꽤 많이 했는데, 이제는 그것도 치료되었고. 십년간 투잡을 갖고 이 힘든 환자들을 간호했는데, 내가 속이 새카맣게 안 탔겠어요? 탔지요! 엄청 탔지요!

근데 그거를 이 정도로 승화시킬 수 있었던 거는 삶이 어떻다는 걸 알았기 때문이예요. 비가 와서 장미가 비를 머금고 있는 걸 어제 다 찍었잖아요. 장미는 비가 와도 예쁘고 피어도 예쁘고 피려고 할 때도 예쁘고. 비가 오면 오는대로, 눈이 오면 오는대로 그게 내 라이프고 현재이기 때문에 그 현재가 주는 모든 것을 일단 받아들이고, 거기에 내가 있다는 걸로 만족하면 되는 거 같아요.

3. 꿈을 이루었다

내 삶의 크레딧은 간호사 경험

내가 가진 American Express 카드가 VIP급으로 내 크레딧이 높아요. 내 신용카드를 보고 내 크레딧에 놀라는 사람들도 있어요. 그런데 내 삶의 experience가 나는 최고의 크레딧인 거 같아요. 간호사로 중국, 몽고, 러시아, 베트남을 다 돌았고, 지금은 미국의 마그넷 병원에서 일하고 있잖아요. 이 메모리와 경험이 내 최고의 크레딧이예요. 그것이 간호고, 간호사기 때문에 가능했지, 내가 대기업의 임원이었으면 연봉이야 높고 기사 딸린 자동차를 회사에서 받는 것과 같이 물질적인 지원이야 많이 받았겠지만 '회사 물건이나 서비스를 얼마치 팔았는지'가 내 성과겠죠. 간호는 달라요. 간호고 간호사이기 때문에 지구 전체를 다니며 현장에서 내가 쌓은 크레딧이예요. 그래서 난 이 크레딧이 너무 좋아요. 간호사로, 간호로 얻은 이 삶의 크레딧이 너무 귀하고 너무 lucky 해요. 내 특권이예요. 아메리칸 익스프레스가 정말 최고 VIP card거든요. 그걸 사람들이 부러워해요. "이 정도 되려면 사회적으로 어떻게 되어야 하는데, 어떻게 이걸 갖고 있냐?"고 하죠. '이 바보들아, 너희들은 아메리칸 익스프레스 이 플라티늄 카드 이걸 갖고 이러냐? 난 그거보다 더한 간호, 간호사로 얻은 이 크레딧은 아무나 갖는 게 아니야. 난 그런 특권이 있어!' 이런 자부심이 있어요.

난 정말 그런 자부심이 있어요. 지난밤 임종 환자 두 명 보내느라 힘들었던 내 얼굴을 봐요. 어제는 핏기 하나도 없었거든요. 동료들이 쓰러질 것 같다고 했는데, 그런 순간도 품을 수 있는 것이 바로 내 크레딧의 핵심이에요. 친구들이나 후배들은 그런 부분을 못 느끼고 내가 쉽게 쉽게 이 모든 게 다 된 줄 알아요. 사람들은 희생하고 포기하는 거 없이 얻으려고만 하죠. 꿈을 꾸는 대신에 내가 포기한 거, 재혼할 기회가 상당히 있었는데, stop했어요. 좋은 옷 입고, 예쁘게 하고, 화장도 하고, 여행 다니고, 아파트도 좋은 걸 살 수 있었고, 차도 좋은 차 살 수 있었고, 좋은 거 살 기회가 상당히 많았는데, 그거 대신에 시험보고 대학원 가서 공부하고 연구했죠. 또 캐나다와 미국 간호사 면허 시험에 합격할 때까지 포기하지 않고 공부하는데 시간과 노력, 돈을 다 투자했죠. 지금은 빚도 다 갚고 돈 많이 버니까 좋은 옷 사고 좋은 거 뭐든 다 할 수 있지만, 그동안 습관이 이렇게 돼버려서 흥미가 없어요. 습관이 이렇게 무서운 거예요.

대신에 저 나름의 사치스러움을 누리는 게 있어요. 기회될 때마다 500달러, 2,000달러 아까운줄 모르고 그림을 사거든요. 친구들이 보고 모두 놀라죠. 우리 집에 좋은 그림 무지 많아요. 베트남 있을 때는 그림도 그렸는데, 아버지가 저보고 "그림 그리는 거보다는 동적으로 움직이는 걸 하라."고 권하셨어요. 아버지가 볼 때 내가 너무 정적이어서 그림 그리는 대신에 움직여서 할 수 있는 걸 하라고 하신 거예요. 아버지 말씀이 맞았어요. 글 쓰고 그림 그리고 그런 것보다 동적으로 움직이는 간호에 올인한 게 더 나았어요.

꿈을 이루었다

제 꿈은 간호사로서 전반적인 경험을 다 해보는 것이었어요. localize되지 않고 global하게, 그리고 병원에만 머무르지 않고 간호사로서 할 수 있는 분야를 가능한 다양하게 경험하고 싶었어요. 이제 거의 다 한 거 같거든요. 공부도 했고, 일도 했고, 돈도 벌었고, 세계를 돌아다니며 병원 밖에서 일할 기회를 가져 세상도 알았어요.

요즘 '내가 정말 진정성있게 환자의 physiological한 것은 물론이고 spiritual한 것까지 리드해나갈 수 있는 간호사가 됐구나!' 그런 걸 느껴요. 그것도 이 multiculture를 다 수용하면서. 내가 한국에서만 살고 있는 간호사와 다르게 가슴이 넓어진 건 '내가 multicultural한 환자들과 coworker들. 그리고 계속되는 이 교육과 시험을 다 감당할 수 있다는 이 사실.' 이게 내가 글로벌화된 거예요.

간호를 여기가 좋고 저기가 좋다가 아니라, 인체로 따지자면 내 whole body의 뼈와 살, 피부까지 모두 경험한 셈이어서 크게 만족스러워요. 다 경험해 본 것이 만족스럽고 현재 간호를 하는데 편안해요. 내가 간호사라는 job을 택했고, 이 간호사라는 라이프가 내 인생의 절반 이상인데 이렇게 다양하게 경험했고 나름 잘 지내왔다는 자체가 '내가 택한 내 half life에서 성공적이었다! 결혼생활은 성공적이지 못했는데, 지금 사회생활만큼은 성공적이었다.'고 말할 수 있어요.

내 삶은 만족스럽지만, 간호사로서 다 충족되었다고 할 수는 없는 것 같아요. 간호사 하면서 hungry해야지, 충족이 됐다고 하면 그때부터 보이는 게 없어져요. 배가 부르면 게을러지고 실수가 생겨요. 간호사는 제일 무서운 게 게으른거예요. Hungry하지 않으면 멈춰요. 배가 고파야 밥을 먹기 위해서 이런저런 노력을 하지, 모든 양식이 다 갖추어져 있으면 '아, 이 정도면 난 됐다!'라고 생각하면 맛이 없어져요. Hungry하기 때문에 목마름이 있기 때문에 나는 아직 간호의 맛을 느끼고 있어요. 아직도 간호사로 제가 할 일이 많아요.

이 advanced된 나라에서조차도 내가 간호사로서 할 역할이 많아요. 내가 일을 하면 할수록 내가 여기서 느끼고 있는 것은 완전히 multiculture예요. 환자도 multiculture고 의료팀도 multiculture거든요. 한국의 간호사들이 한국 환자하고 한국시스템하고 한국 간호만 생각한다면, 한국 간호의 미래에는 빛이 없다고 생각해요. 발전이 없겠죠. 내가 호주에서 공부했고, 베트남에서 뛰었고, 베이징에서 뛰었고, 지금 미국에서 뛰고 있기 때문에 이런 생각을 할 수 있는 거예요. 내가 미국에서만 뛰었다면 나도 이런 생각은 못했을 거예요. 간호를 하면 할수록 지금 내 나이쯤 되어 보니까 future nursing이 생각이 나요. 'future nursing은 이런 방식이겠다.'는 생각이 들고. 미래 간호의 윤곽이 보여요.

이제 이 나이가 되니까 지금 진짜 간호하는 것 같고 진정한 의미에서 간호사가 된 것 같아요. 요즘이 간호사로서 제일 만족스러워요. 간호사가 할 수 있는 다양한 industry를 거쳤고 어려운 고비도 잘 넘겼고 이제 60이 다 되어가는데…. 가슴 깊은 곳에서 '나야말로 간호사구나!'를 느껴요. 이제 그게 돼요. 지금까지는 하고 싶은 다른 어떤 것들이 많았었죠. 자격증도 하나 더 따야 하고, 이것도 해야 되고 저것도 해야 되고, 그런 리스트만 많았었는데. 이제는 '내가 간호사구나!'를 실감하며 내 역할에 몰입하게 되었죠.

그동안 나에게 포기란 없었어요. 내가 선택했으니 험난할지라도 내가 밟고 지나가는 길 밖에는 없다고 생각했지, 지금까지 푹신한 잔디밭 같은 건 꿈도 못 꾸었어요. 나한테 길은 오직 이 길 밖에는 없다고 생각했어요. 60이 다 되어 가는 지금은 더 이상 걸을 길이 없다는 생각이 들고, 이제는 꽃길만 남았구나 생각해요.

돌구덩이를 내 발로 다 걸었고 발톱까지 빠지는 걸 겪으면서 단단해졌을 뿐만 아니라 새로운 살이 생겼어요. 내 마음에도 새로운 살이 생겼어요. 그래서 편안해요. 내가 다 겪었기 때문에 편안하다고 생각해요. 내가 직접 겪지 않고 인터넷에서 보고 피상적으로 알고 옆으로 샜다면 지금 이러한 편안함은 없었겠죠. '모든 일은 내가 겪어야 평화와 편안함이 오는구나! 피하지 않아서 이제 설사 어떤 어려움이 오더라도 그것마

저도 꽃길!'이라는 생각이 들어요.

물론 앞으로도 어려움이 분명히 있겠지요! 사는 데는 어려움이 있기 마련이니까요. 내 마음의 자세가 편안하다는 거예요. 하도 많이 겪어서. 비행기 이코노미도 타 보고 비즈니스도 타보고 일등석도 타봤는데, 다 타봤다는 거예요. 이것저것 다 겪어봐서 이제는 이코노미도 다 비즈니스처럼 느껴져요. 그만큼 마음 상태에 accept하는 포용력이 생긴 거예요. 편해요! 그리고 뭐든지 다 편안해지니까 에너지가 딸린다는 걸 느껴서 더 이상 새로운 걸 하고 싶지 않아요. 58세가 되도록 이 험한 길을 걷느라고 포기한 것이 있었어요. 이제 '내가 간호사다!' 하는 자신감도 생겼고 '간호가 이런 거다!'라는 걸 알고 나니까. 이런 참간호와 참간호사가 될 때까지 포기한 것들. 많은 걸 포기했는데, 그걸 이제 해볼까 해요.

그동안 미루어두었던 자원봉사도 하고 싶어요. 그동안 돈이 너무 필요해서 자원봉사를 마음 편히 할 수가 없었어요. 근데 자원봉사를 한 30% 하려고 해요. 일단 의료의 백그라운드로 할 수 있는 것을 하려고 해요. 내가 겪어보지 않은 세상이 있잖아요. 그 세상을 두드려보고 싶어요. 많이 하기에는 체력이 딸리니 조금씩 하려고 해요.

이제는 간호를 통해서 내가 어떻게 살아야 하는지 사는 방법도 알잖아요. 죽는 순간까지는 일단 정신이 살아있어야 해요. 생각도 정체되지 말고 움직여야 해요. 남이 말하는 것을 들을 줄도 알아야 하고. 항상 삼시세끼 먹고 새로운 에너지가 나오고 대사가 되고 노폐물이 나오는 이러한 것을 통해 나오는 에너지로 '내일 또 내가 어떻게 살아야 되나?' 라는 생각을 가지고 살아야 돼요. 물음을 갖고 살아야 돼요.

이제 또 다른 꿈은 지금까지 삶 속에서 우러나오는 생각과 이런 내 가슴이 움직이는 그런 일들을 마음이 맞는 사람들하고 되돌리는 작업을 하고 싶어요. 내가 갖고 있는 이런 즐거움, 내가 갖고 있는 이 기쁨, 내가 갖고 있는 이 에너지를 사람들과 share하고 싶어요. 나누고 싶어요. 우선 지금 우리 식구들과 친구들에게 "내 덕좀 보시오!"라고 말하며 나눌 수 있는 시간, 돈, 마음을 계산하지 않고 나누고 있어요.

29살에 예상치 못한 일로 내 청춘이 broken 되었는데 주저앉지 않았고, 그 상태에서 다른 여자들처럼 또 다른 남자를 찾아 도피하지 않았어요. 처음에는 땅을 짚고, 다음에는 brace를 내 life에 끼고 cane을 잡고 그래도 nonweight bearing도 했고, weight bearing도 하면서 그렇게 거쳐 와서 지금 58살이 되었어요. 그래서 지금은 brace도 없고 손으로 땅을 짚은 것도 아니고 cane이 필요한 것도 아니고, walker도 없이 살고 있잖아요.

이젠 빚도 다 갚았고 공부도 해 볼만큼 했고, 하고 싶었던 꿈들도 많이 맛본거 같아요. 파란하늘이 있고 태평양 바람이 있어서 여기가 제 평화같아요. 앞으로도 살다 보면 당연히 어려운 일들이 생기겠지만, 이번 엄마일처럼 받아들이며 제가 할 수 있는 건 지금처럼 하면서 마무리하면 되죠. 하느님 보시기에 "수고했다 내 딸…." 보시기에 "아름다웠더라…." 하실 거예요. 성경의 시편 1장 3절에 있는 '시냇가에 심은 나무'처럼 늘 그런 나무이고 싶은 열망과 간절함으로 살아왔는데, 지금이 바로 그런 내가 된 기분이에요.

2부

새로 태어나는 순간

3장

동과 서의 문화융합 간호

1. 영어는 약점이 아니라 강점

'포크 달라!'고?

죄수병동 식사시간에 스푼은 나와도 포크가 안 나와요. 흉기가 될 수 있거든요. 그런데 저에게 자꾸 포크를 달래요. "나는 hospital policy, jail policy 두 가지를 지키면서 일해야 하는데, policy상 안 된다."고 했더니 퍽킷, 퍽싯, 퍽치라고 하더라고요. 그런데 한 방에서만 그러는게 아니라 5개 방에서 다 그러는 거예요. 처음에 저는 '왜 저 사람들이 얼굴을 우그려가며 포크 달라는 말을 저런 식으로 말할까?' 생각했어요. 병실에서 나와 간수에게 물어보니 "너한테 욕한거야."라고 하더라고요. 그걸 처음에는 못 알아들은거죠.

내가 영어를 배우기 시작할 때 "Would you~?", "Could you~?"로 배웠어요. 죄수병동에는 그런 거 없어요. "Fuckyou~~?", "fuckbitch, fuckshit~~~."이 막나오는데, 처음에 못 알아들은거죠. 식기인 fork인지 알았다니까요. 저는 환자들이 설마 간호사인 저에게 그런 상스러운 말을 함부로 하리라는 상상을 못했던 거예요. 미국에서 병원에 처음 취업한지 6개월만에 죄수병동에 자원해서 근무하게 되었는데, 아직 교육이 필요한 신입시절이라 영어로 소통하는 것도 어설픈 때였거든요.

MRSA 수퍼박테리아 gown 입고 마스크에 고글까지 쓰고 드레싱하면 숨이 막히고 졸도할 지경인데, 그날도 땀을 뻘뻘 흘리면서 드레싱하고 있는데 연쇄살인범인 환자가 나에게,

"너 사람 죽여본 적 있어?"

"그런 말을 지금 나에게 왜 묻냐?"

"나 네 명 죽였거든. 치료 똑바로 해라."

"그러냐? 나도 죽여봤지."

"뭐라구?"

"넌 네 명 죽였냐? 난 모르긴 몰라도 더 많이 죽였을 거다."

그러니 다 놀라는 거예요. 환자인 죄수도 놀라고 간수들까지. 죄수병동에서 병실에 들어갈 때, 간수가 보통 2명 붙거든요. 한 명은 권총 들고 다른 간수는 방망이와 페퍼 스프레이 들고. 어떤 일이 벌어질지 모르니까 간호사인 저를 보호하는 간수들이죠.

"성경에 입으로 거짓 얘기하고 입으로 남 험담하고 사랑이 아닌 것을 말하는 것은 살인이라고 했다. 하느님이!"

연방죄수들 보면, 종신형에다, 마약에다, 사람을 죽여도 서넛은 더 죽였고. 갱두목 같은 사람들이 많아요. 케이도 그런 죄수 중의 한 사람이었죠. 사지절단에, colostomy, 이런저런 tube들도 많고, stage VI ulcer까지. 거기에 멘탈은 영화에 나오는 악마 수준이에요. 한 시간 이상 wound dressing을 해야 하는데, 내가 영어를 더듬거리니까 나에게 경고를 하려는 거죠.

치료가 다 끝날 때쯤 돼서 제가 그 환자에게 "케이! 내가 지금 이 힘든 영어를 하고 있고, 이 미국에 와서 간호사 하려고 시험도 여러 번 보고 교육도 수십 번 받아가면서 네 간호사로 지금 일하고 있는데, f로 시

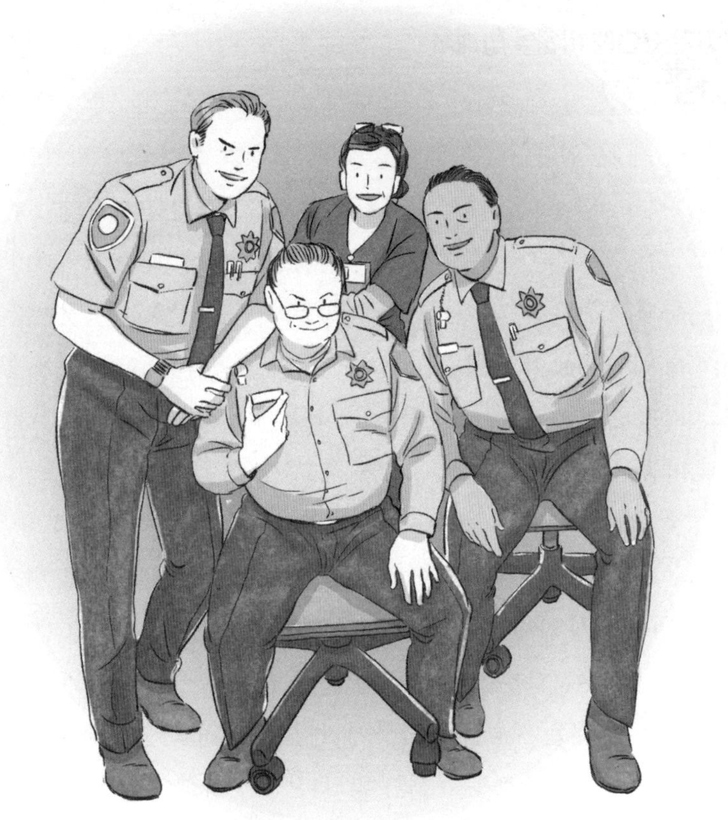

작하는 영어보다 좀 나이스한 영어 좀 나에게 가르쳐 달라."고 부탁했어요. 무서운 농담이죠. 간수들도 놀라죠. 그렇게 농담으로 응대할 수 있는 건 내가 한국에서 스탭너스부터 매니지먼트까지 다 경험했잖아요. 그리고 최고 VIP부터 최하까지 다 간호해봤기 때문이죠. 영어가 부족해도 그리 크게 문제될 건 없는 거죠.

간결한 표현에 마음을 합해서

환자들에게 말할 때 2형식에서 3형식을 주로 써요. 4, 5형식의 어려운 말은 안 해요. 얼마나 심플해요! 그래서 오해의 소지를 다 막아요. 하나하나 천천히 말하고, 말할 때 스킨십을 해요. 스킨십을 한다고 손잡아 주고 그런 단순한 수준이 아니에요. 살아있는 사람이잖아요? 피가 살아서 순환되고 죽은 자가 아니라 살아있는 사람을 간호하는 것이기 때문에 비록 vital sign이 떨어지고 신체의 여러 기능이 hypo 상태에 있더라도 온기가 있어요. 그래서 환자들을 다룰 때 내 안에 있는 36.7℃ 내 체온과 마음이 환자에게 닿을 수 있게 해요.

상대가 cerebral attack으로 언어장애가 와서 말을 못할 경우에, 환자와 눈을 맞추면서 청각장애인에게 수화하듯이 입을 크게 벌리면서 "Are you OK?" 하면 알아들어요. 그 다음에 보디랭귀지까지 같이 하면서 주사기를 들고 "이걸 너에게 IV 놓을 건데, 아플 거야."라고 말하며 바늘을 45°로 꽂는 시늉을 하면서 내 눈을 찡그려요. '아플거다' 그거죠. 그러면 참아줘요. 어려운 문제가 많고 진단이 복잡한 환자들도 다른 보통 환자들 다루듯이 다룰 줄 아는 거죠.

혈압이 떨어지고, dyspnea가 오고, PO_2가 90 이하로 떨어지는 환자 상태를 처음 목격하게 되었을 때가 있었죠. 환자의 intial assess를 최대한 빨리 끝내면서, 다른 한편에서 의사에게 연락하는 동안에, 환자가 나의 전문적인 instruction을 따라 하게 해요. 그 상태로 나빠지면 환자는 집중이 안 되는 상황이예요. 그때 전문적인 간호지식과 경험이 있는 간호사라면 말은 아주 짧게 하면서 demonstration을 하는게 낫죠. 우선 산소투여나 내가 해줄 것은 다 해주면서, "Robert! Just follow my respiration." 하면서 내가 내 호흡을 환자에게 맞게 조절해요. 그런 상황에서 환자는 불안해서 더 헉헉 대면서 호흡이 빨라지거든요. 그때 "내가

inhale 할 때 너도 따라해. 내가 exhale할 때 너도 이렇게 해." 하면서 천천히 숨을 쉬는 걸 보여주면서 따라하게 해요. 정상을 벗어난 상황에서는 고급영어나 고급지식도 필요 없어요. 그때는 내가 그 사람 앞에서 롤모델이 되면서, 나 따라 하라고 하면서 시범을 보이죠. 그러면 환자가 따라 해요. 그때 환자가 자꾸 말하게 하면 기초대사량이 올라가거든요. 그러는 사이에 RRT(rapid response team) nurse[1]가 오는데, 그때 내가 할 역할은 RRT가 올 때까지 환자의 정신을 살려놓는 거예요.

보통 외국에서 온 간호사나 특히 나같이 아시아에서 온 간호사는 "영어만 잘하면, 영어만 잘하면~~" 이렇게 말해요. 나도 몇 년 전까지는 그렇게 생각했는데, 그거 아니더라구요. 시간이 흐르면서 '나의 가장 큰 weakness라고 생각한 영어가 나의 가장 큰 strength가 되고 있다.'는 걸 새롭게 느껴요. 영어가 부족하기 때문에 나는 몸으로, nonverbal로 자연스럽게 커버하죠. Communication이 verbal만 있는 게 아니잖아요. 보통 의료진끼리 할 때는 verbal이 중요하죠. 그러나 환자들 하고는 'not only verbal but also nonverbal'이잖아요. verbal에 nonverbal까지 같이 가해지면 효과가 엄청 좋아지죠. 그리고 nonverbal에 꼭 첨가되어야 하는 게 heart예요. 내 진정한 마음이 같이 가면 좋은 결과가 나와요. 그래서 나는 영어가 약하기 때문에 커뮤니케이션 이론에서 나

---

1) 일반병동의 환자 상태가 나빠져 중환자실로 옮겨야 할 정도가 되었을 때, 중환자실로 옮길지 여부를 평가하여 결정하는 간호사 팀을 말한다. 한국에서는 담당의사가 결정한다[Rapid response teams rely on nurses from the ICU to act as clinical experts at the bedside to assess a patient's deteriorating condition. (중략) An RRT is intended to prevent deaths outside the intensive care unit (ICU) by providing a resource team that can be called to a patient's bedside 24 hours a day, 7 days a week. The RRT is expected to foster collaboration between critical care nurses and medical-surgical nurses in the care of patients through assessment, communication, immediate interventions, support, and education. (K. Thomas. et al. Rapid Response Team: Challenges, Solutions, Benefits. CCN, 2006. http://ccn.aacnjournals.org/content/27/1/20.full에서 인용)].

오는 nonverbal을 더 자주 더 적극적으로 써요.

지금은 환자 말을 명확하게 못 알아들으면, "Pardon! Sorry!"하고 다시 물어보거든요. 처음에 미국에 도착해 간호사를 막 시작했을 때는 그렇게 말하면 무시당한다고 생각했어요. "잠깐만 기다려 달라."고 말하고 빨리 스테이션에 와서 시니어 너스한테 부탁해서 시니어를 환자에게 데리고 갔어요. 환자가 시니어에게 다시 한 번 말하게 하고 나는 시니어한테 자세하게 들었죠. 환자들은 나를 RN으로 보지 내 사정을 모르기 때문에 한 번에 못 알아들으면 짜증내고 화내며 "간호사 바꿔 달라!"고 항의하거든요. 미국에서는 처음이지만, 그래도 내가 한국에서 관리자 일까지 해봐서 알죠. 그래서 바로 스테이션에 와서 차지나 시니어 너스에게 얘기하고 그 환자에게 데리고 간 거예요. 시니어는 나를 알죠. '내가 온지 2~3개월밖에 안 됐고, 지금 막 오리엔테이션이 끝났고, 간호사 경력이 있어도 한국에서 한 것이었다.'는 걸 동료들은 알죠. 나를 잘 알기 때문에 환자 얘기를 듣고 나를 복도로 데리고 나와서 나에게 이차 설명을 해주었죠. 그 방법을 택했던 거예요. 그러면서 근무한 횟수가 늘어나니까 이제는 잘 하게 되었죠.

억지 쓰는 마약환자 다독이는 남다른 대화

마약중독환자가 진짜 acute 상태이면 IV로 두 시간마다 들어갈 모르핀 같은 약을 주어야지요. 그러나 회복단계로 넘어가는 마약중독 환자들은 간호사가 잘 조절해야 해요. Short acting 30분짜리 하나 주고, 4시간 있다가 long acting 6시간짜리 주어서 12시간을 끌어요. Short acting으로는 주로 모르핀 같은 IV예요. Long acting은 Percocet, 트라마돌 같은 먹는 약이죠. Percocet은 하이드로몰폰하고 타이레놀이 섞인 거예요. 여기서는 타이레놀을 넘버 원, 넘버 투 이렇게 비율이 몇 대 몇이냐에 따라서 정한 것이 있어요. 밤에는 short acting보다 long acting을 주는게 먹고 잠자기가 나아요.

마약중독환자와 신경전을 벌릴 때가 많아요. 환자는 어떻게 해서라도 30분이라도 빨리 주사를 맞으려고 하거든요. Pain level이 내가 보기엔 4정도밖에 안되는데, 8~9로 얘기해서 모르핀계 약물을 IV로 맞으려는 경향이 있죠. 나는 진짜 아픈게 아니라는 걸 알고 있기 때문에 환자의 original pain level을 끌어내려는 대화를 시도해요. 물론 쉽지 않죠. 지금은 노련해지니까 환자의 plan에 안 넘어가는 거죠. 내가 할 역할은 환자의 올바른 pain level을 알아내서 거기에 맞게 약을 주고 또 환자가 다시는 그런 엉터리 plan을 세우거나 거짓말을 하지 못하게 하는거죠. 이럴 땐 설득력을 갖고 솔직하게 말하는 영어가 필요해요. 처음 간호사를 시작할 때는 환자가 말하는 것만 알아들으려고 애썼다면, 이제는 환자가 속이려 할 때 거짓말하지 못하게 만들어야 하는 설득의 수준이 된 거죠. 이럴 땐 1, 2형식 영어가 아니라 3, 4, 5형식의 영어로 말하는 게 필요해요.

우선 말을 천천히 해요. 내 발음이 안 좋으니까. 천천히 하면서 non-verbal, eye contact를 해요. '지금 환자가 나에게 진실을 말해주어야 한다.'는 내 속마음을 제대로 표현하려면, '말과 eye contact와 진심어린 마음' 이 세 가지가 동시에 움직여줘야 해요. 가슴이 안 들어가면, 가슴에서 나오는 언어가 안 나오면 제대로 소통되지 않아요. 눈을 마주치고 말하지 않으면 '빨리 빨리 말해! 빨리 해치우고 나는 빨리 일 끝내고 네가 원하는대로 약 줄게.'가 되어 버리죠. 결국 나는 간호사가 아니라 마약딜러에 불과한 거죠. 그 차이가 있어요.

그렇게 '말과 eyecontact와 가슴' 이 3가지에 alert하지 않고 그냥 내

위주로 12시간을 끌고 나가면 나는 간호사가 아니고 마약 딜러, 마약 pusher가 되는 거예요. 나는 간호사가 아니라 하나의 갱 멤버가 되는 거죠. 그래서 근무시간 내내 alert하게 있어야 해요.

환자가 처음에는 얼굴을 막 찡그리면서 "야! 나 지금 100이야."라고 통증 척도에서 제일 높은 10이 아니라 100이라고 소리쳐요. 7에서 10사이에 narcotics를 IV로 준다는 걸 알고 있기 때문이죠. 나에게 "fuck!" 뭐 이러면서 막 욕하죠. 그때 나는 내 가슴에서 나오는 말과 더불어 pharmaceutical evidence based nursing을 해야 돼요.

보통 환자가 아프다고 콜할 때, '어디가 아프냐? 얼마나 아프냐?' 두 가지 질문을 하죠. standing order로 prn이 있기 때문에 그 두 가지 질문에 대한 답만 딱 듣고 2시간, 3시간마다 줄 수 있는 약을 딱 주기만 하면 내 몸도 편하고 시간도 절약되겠죠. 그런데 나는 달라요. 내가 보기엔 5 정도의 통증인데, 환자가 10이라고 하면서 "잔소리 말고 마약이나 갖고 오라!"고 하면, 그때 vital sign을 재요. 혈압을 재면 굉장히 스테이블하게 나오죠. 혈압기의 수치를 보여주면서, "네가 지금 100만큼 아프다면 아까 잰 혈압보다 더 많이 올라가야 되고, 너무 아프기 때문에 지금처럼 나에게 편하게 말 못한다."고 말하고 다시 pain level을 물어보죠. "5, 6 정도." 이렇게 답하죠. 그러면 IV로 줄 거를 PO로 주면 되요. 그리고 두 번째 효과는 prn 3시간 오더가 있다는 거를 알아도, 그 다음부터는 3시간 지나도 나를 바로 콜하지 않아요. 환자가 정맥주사 맞는걸 포기하게 되죠. 내가 이런 식으로 assess하고 feedback하기 때문에 날 함부로 부르지 않아요. 그렇게 매니지하는 거죠.

처음부터 에비던스만 들이대면 환자가 거부감을 가질 수도 있고, 싸움만 벌어져요. 환자가 무시당하는 느낌을 가질 수도 있거든요. 특히 나의 영어발음으로는 더 그럴 수도 있기 때문에 그런 상황이 될 가능성이 더 커요. 더 신뢰감을 주어야 한다는 생각을 갖고 있기 때문에 "네가 자고 있는 동안에도 네 방을 몇 번씩 왔다갔다 한다. 네가 식은땀을 흘린다던지, 자면서 끙끙대는 소리 내면, 네가 나를 부르지 않아도, 내가 널 깨워서 정맥주사를 준다."고 해요. "나는 네가 달라는 마약을 안 주기 위한 노력만 하는 게 아니다. 몇 번 라운딩하다 네 상태에 따라 약이 필요하면 네가 안 불러도 내가 널 불러. 내가 널 깨워!"라고 안심시켜주죠. 실제로 한두 번 그렇게 해주니까 다음에 "오늘 내가 네 간호사야." 그러면 아주 좋아하죠. 그만큼 신뢰감 형성이 된 거예요.

내가 영어는 미국간호사들보다 부족할지 몰라도 이런 걸 통해서 환자와 신뢰감이 생기고, 환자가 10, 100이라고 하면서 마약 달라고 할 때도 설득력과 에비던스로 5나 6이라고 말하게 하고 주사약 대신 먹는 약을 주었을 때, 이것을 환자가 편안하게 받아들이게 되었을 때, 잘 마무리 되었을 때, 나는 'communication이 됐다.'는 느낌! 'communication에 성공했구나!' 이런 기분이 들어요. 서로 다른 의견을 갖고 있거나 다른 감정을 갖고 있을 때, 가슴과 언어, nonverbal이 모두 합쳐서 소통이 되는 거죠. '아, 나는 정말 communication했구나!'를 느끼며 그야말로 기쁜 거죠. '나는 정말 프로구나!' 그런 걸 느껴요. '내 직업에 있어서만은 정말 프로구나!' 그런 걸 느껴요.

이런 과정을 통해 점차 pain duration이 5시간, 7시간으로 늘어나게 되기 때문에 환자한테 pain tapering management가 되는 거죠. 그렇게 되면 결과적으로 입원기간이 단축되는 거예요. IV를 PO로 narcotics tapering 하는 게 마약환자 퇴원기준이죠. 다음날 아침 attending nurse가 나와서 마약 카운트할 때 서서히 줄고 있는 거를 보게 되고, lab이랑 다른 퇴원기준이 충족되면 퇴원오더가 나니까 입원기간이 단축되는 거예요. 간호사의 그 작은 역할이 이렇게 큰 결과를 가져오는 거죠.

감사카드를 많이 받은 이유

미국에서 10년 일하면서 제가 땡큐카드나 상을 많이 받고 환자 만족도에서 여러 가지로 좋은 점수를 많이 받았어요. 그 이유는, 제가 남들이 안하는 새로운 것을 해서라기보다, 미국이 멀티컬쳐인데, 제 경험을 거기에 맞게 적용했기 때문이예요. 처음에 미국에 왔을 때 미국에 있는 사람은 다 미국사람인 줄 알았어요. 그런데 아니예요. 부족한 영어가 문제가 아니예요. 처음에 저는 영어가 문제라고 생각했는데, 영어가 제 weakness인 줄 알았어요. 그런데 내가 만나는 사람들도 영어가 제1의 언어가 아닌 사람도 많아요. 환자들 중에 이름이 하도 길어서 전체를 다 못 외우는 사람이 많아요. 중간이름도 있고. 전 세계 환자가 다 있어요.

일할 때 영어가 약점인 건 맞아요. 함께 일하는 동료들이 내 발음을 힘들어하니까. 특히 전화영어로 할 때는 "Pardon! Sorry!"를 계속 말하게 돼요. 그런데 환자들에게는 그다지 문제가 안 되고 오히려 환자들이 "오늘밤에도 또 올 거냐? 바꾸지 말고 오늘밤에도 네가 간호해줘!"라고 해요. 왜냐하면 간호는 보통 예술, art라고 하죠. 간호는 가슴이 있어야 한다고 생각해요. 'heart', 가슴이 일단 환자의 anxiety level을 낮춰주는 걸 실감하는 순간이 많아요.

일단 환자는 first contact, first impression이 중요해요. 내가 5명을 맡아서 들어갔을 때, 먼저 그 환자하고 나하고, 언어를 통한 relationship을 먼저 하지 않고, 내 약점이 언어이기 때문에 언어로 하는 것은 최소한으로 하고, 내 행동으로 상대가 필요로 하는 거 take care 해야 하는 걸 즉각 해주죠. 항암이라든지, 라인 정리라든지. 라인이 6개씩 달려 있을 때, 환자나 보호자나 다 힘들어하거든요. 거기서 간호사가 어벙벙하게 이랬다저랬다 하면서 뭐 흘리고 제대로 못하면, 바로 차지에게 '간호사 바꿔달라.'고 항의 들어와요. 두 번째 단계는 매니저에게 항의

레터를 보내요.

환자를 처음 만날 때 내 영어가 약점인줄 알기 때문에 내 weakness를 먼저 표출하지 않아요. 대신에 환자를 딱 봤을 때, 라인이 네 개고 튜브가 여섯 개면 우선 내 소개를 하고, "지금 나에게 제일 원하는 게 뭐냐?" 물어봐요. 프라이오리티에 따라서 진통제라고 하면 진통제 먼저 주고. 환자에게 "너, 이제 진통제 먼저 주고 너 이거 정리해줄게."라 말하고 어지럽게 널려 있는 라인 정리부터 해주죠. 인계받고 일 시작할 때 15분간을 제가 정리해놓은 거 보면 환자나 보호자들이 마음을 탁 놔요. 12시간 근무해야 하는데, 처음 15분간에 다 셋업시켜 놓는거죠. 일단 환자나 보호자들이 나를 trust하는 그 relationship이 딱 형성되면, 12시간 동안 날 따라와요. 내가 그 사람을 안 따라가고. 수월하죠. 내가 주도를 하니까 엄청 수월해져요.

2. 다문화를 아우르는 융합간호

'나는 동과 서, 두 문화의 간호를 알고 있다!'

미국에서 태어나고 미국에서 공부한 미국간호사는 배운대로만 일하면 되거든요. 나처럼 마이너고 다른 나라에서 간호학 공부를 하고 practice 하던 사람이 이 새로운 문화에 들어왔을 때는 미국식대로 착착착 못나가요. 이미 brain하고 body가 한국화되어 있어요. 이전에 배운 것과 경험한 것을 지금 이 미국 간호현장에 transforming하려면 내 노력 밖에는 없어요.

내가 처음에 적응하기 힘들었지만 적응하고 나면 결국엔 내가 더 유리한 거예요. 나는 두 문화를 알잖아요. Korean nursing을 알고 American nursing을 알잖아요. 한국 간호사들은 "미국에서 간호사 하는 것이 어렵다, 캐나다에서 간호사 하는 게 어렵다."고 말하죠. 나는 그렇게 표현하고 싶지 않아요. Korean 너싱을 알고 American 너싱을 알기 때문에 나는 두 너싱을 아는 거예요. '두 문화권의 너싱을 안다.'고 하는 거, 그리고 그 '두 너싱을 transforming 한다.'는 것은 좋은 것을 합해서 환자한테 practice 할 수 있기 때문에 내가 더 유리한 거예요. 특히 이론적인 지식을 간호행위로 transforming할 때 다른 문화에서의 경험이 있고 다른 지식을 알고 있기 때문에 조금 더 효과적으로 간호를 transforming할 수 있어요. 그러니까 미국식으로 공부한 간호사들한테 내가 transforming한 내 스타일을 거꾸로 가르쳐 주는 경우가 많아요. 그럴 때 "와~!" 소리가 나오는 거예요. 그러니까 내가 더 유리한 거죠.

그냥 한국에서만 한국간호사로 계속 일했으면 이런 기분 못 느꼈을 텐데, 내가 글로벌하잖아요. '그 다양한 culture의 환자들하고 또 multicultural한 내 coworker들하고 이 서양 너싱 system을 배우고 서양

policy를 배우면서 그 사람들하고 같이 원활하게 돌아가는 내가 됐다.'는 자체가 나는 너무 기뻐요. 내가 한국에서 배운 한국 간호와 한국 지식을 바탕으로 이 culture와 language를 써 가면서 global이 내 손 안에 있고 내가 편안한 마음으로 '지금 여기서 이 너싱을 하고 있다.'는 거가 나는 아주 기뻐요. 가끔 막힘은 있긴 하지만 '이 global을 상대로 내가 너싱을 하고 있고, 이 global을 상대로 내가 다양하게 너스를 하고 있다.'는 게 나는 흐뭇하고 뿌듯해요.

어느 날 내가 '너, 와~!'하며 스스로에게 감탄하죠. 너싱이 아니었으면 nurse가 아니었으면 어떻게 global한 무대를 상대로 내가 이렇게 할 수 있었을까? 이 여자가, 무식한 여자가. 내가 business로 이 global을 상대로 할 수 있었겠어요? 아니면 art로 할 수 있었겠어요? 아니오! 내가 nurse이기 때문에 global하게 multicultural한 multi-language로 이 사람들하고 같이 호흡을 할 수 있죠. 학교에서 배운 거 theory, practice, research, 이런 것들을 다 remind하고 update하면서 적용해서 내가 global하게 해나가고 있잖아요. 이 만족도가 아주 높아요.

항생제 같은 약을 먹고 속이 더부룩하다고 불편감을 호소하는 환자에게 어떻게 해주는지 아세요? 나는 한국사람이니, 환자를 침대 가에 앉히고 왼쪽 손으로 환자 가슴을 잡고, 오른 손으로 환자의 척추 부분, 한국에서 체하면 등을 두들겨주듯이, 등을 쓸어주고 살살 두들겨줘요. '꺼억 꺼억' 하면서 편해지죠. 그러면 환자들 웃고 난리가 나요. "이건 동양인들이 하는 거야. 너를 살살 두들겨주는거지, 때리는 게 아니야."라고 하면서. 환자들이 좋아해요. 그리고 CT나 MRI, X-ray상에서 abdominal distension 같은 별다른 증상이 없는데 배가 더부룩하다고 하면, 아랫배에 1회용 hot pack을 수건 깔고 넣어주면 가스가 나오면서 배가 들어가요. 너무 좋아해요. 의사오더가 떨어지기 전에 내가 할 수 있는 건 미리 다 하는 거예요.

옛날에 한국에서 대체의료를 좀 공부했거든요. Agitation이 심하거나 불안해 하는 환자들에게는 인터넷에서 잔잔한 음악이 나오는 걸 틀어줘요. 환자 방에 컴퓨터와 TV가 다 있거든요. 그리고 볼륨을 낮게 해주어 어머니 자장가 같은 소리, 물소리, 잔잔한 소리를 들려줘요. 수면제 알약이 아니라, 내가 할 수 있는 건 다 총동원시키는 거예요. 그런다고 병동의 다른 간호사가 보았을 때 이상하게 생각하지는 않아요. 오히려 "쟤가 환자를 보기만 하면, 환자들이 다 calm down 돼." 그래요.

'또 하나의 너싱을 더 알고 있다.'는 거는 benefit이예요. 가끔 매니저가 나한테 물어봐요. "이건 어떻게 해서 이렇게 했니? 저 환자가 나한테 'Nurse Kim is excellent, I'm so satisfied.'라고 한다."고 물어요. "나는 한국에서 간호를 했고, 호주에서 또 공부를 했고, 지금 미국에 와서 이 practice를 하고 있으니까 영연방 방식도 조금 알고 있어요. 그리고 한국 간호가 미국식 간호를 배운 것이라고 하지만, 한국 특유의 간호 스타일이 있다. 미국에서 당신들이 나한테 가르치고 있는 policy와 이론들, advance된 것들을 보면, 내 안에서 세 가지가 짬뽕이 되니까, 일할 때 이걸 각각 할 수 없지는 않냐? 그러니까 이걸 나는 가장 효과적인 방법으로 transforming시켜서 저 환자한테 썼다. 왜냐하면 환자 자체도 다 오리지널 미국인이 아니다. 환자도 멕시코, 인도, 베트남, 중국, 캐나다, 포르투갈 출신 등등. 그래서 가능하다."고 답해요.

'자기주장'도 미국간호사와는 조금 다르게 하죠. 저는 전체가 어떻게 돌아가는지 살펴보고 전체적인 흐름을 먼저 파악해요. 예를 들어, 차지너스가 "IV를 좀 만들어 달라. 근데 두세 번 찌르기만 하고 성공시키지는 말라." 이렇게 요청하는 경우가 있거든요. IV 마약을 안 주려고 그런 부탁을 하는 거죠. '너 지금 IV가 안 돼서 주고 싶어도 못 줘.' 하면서

PO로 돌려버리려고 그렇게 의도적으로 하는 때가 있어요. 그런데 환자를 파악해 보니 '이건 아니야. PO스타트는 데이 타임에 하고, 나이트 타임에는 마약을 주되 용량만 줄이는 게 낫겠다.'라는 생각이 들 때가 있어요. 우선 차지 요청에 "알았어!"하고는 가서 IV를 단번에 성공시켜요. 차지가 "너 두세 번 찌르기만 하고 성공시키지 말랬잖아."라고 저를 원망해도 "그렇게 하려고 했는데 첫 번째 된 걸 어떻게 해?"라고 말하면서 시치미 떼고 말아요. Primary nurse에게는 "야, 내가 IV 만들었으니까 그냥 약 줘도 돼."라고 말하죠. Primary nurse가 "나도 그렇게 생각했는데 차지가 자꾸 환자 애 먹이느라고 그래. 나도 말 못하고 있었어."라고 하면서 좋아하는 거예요. 내가 "그 말 못한 걸 이렇게 하면 되는 거야." 라고 말해주죠. 그래서 tapering dose로 0.5mg씩 줘서 밤새 조용히 지내죠. 환자 하나가 밤새 난리를 피우면 우리 병동의 다른 모든 환자들이 다 잠을 못 자고 complain 들어오거든요. 우리 병동 전체 환자를 위해서 필요한 거예요. 내가 생각하는 '자기주장'은 바로 이런 거예요. 그렇게 해서 병동 전체를 스무스하게 이끌고 나가는 데 기여하지요.

미국 간호사들이 IV를 하기 힘든 환자들인 경우에는 나한테 부탁해요. 저는 한 번에 다 할 수 있거든요. 내가 "Korean은 다 잘해. 한국 사람은 포크를 쓰지 않고 또 중국인처럼 나무젓가락도 아닌 쇠젓가락을 쓰기 때문에 잘 해. 이렇게 가늘고 무거운 쇠젓가락으로 콩도 집을 수 있고 김치까지 찢어 먹을 수 있는 손 스킬이 있기 때문에 IV를 잘해."라고 말하곤 해요. 다들 재밌어 해요. 그렇게 하는 과정에서 다른 간호사들이 날 알아주고 한국도 이해하게 되는 거죠. "원은 참 디테일할 때는 디테일하다. 그냥 하는 것 같은데 우리 병동 전체를 생각하면서 일하고 있다."고 말하죠. 나를 좋아하는 이유 중의 하나예요. "재는 생각을 갖고 있는데 그 생각이 항상 super하다."고 해요.

나는 재치도 있고 순발력도 있어요. 나더러 “결정을 2초 내에 내리는 데도 정확하게 내린다.”고 해요. “어떤 때 보면 황당할 정도로 결정을 빨리 해서 자기네가 advice 주기 전에 의사에게 알리고 vital도 다 쟀더라. 어떻게 결정을 그렇게 2초 내에 내릴수 있느냐?”고 물으면 “응급실 근무를 해서 그래.” 그러고 말아요. 내가 그동안 여러 가지 시험을 많이 봤고, SOS에서 8년 동안 일하면서 예상하지도 못했던 이상한 상황에 대처를 한 경험이 풍부하기 때문이겠죠.

마약환자 간호에 super nurse가 된 이유

어제 밤 UCSD 병원에서 근무할 때, 한 보호자가 복도를 지나가면서, 엄지를 나한테 척 세워 보이면서 “너 지난주에 아주 잘 하더라!”고 해요. ‘뭘 잘했다는 건가?’ 생각해 보니 지난주에 heroin withdrawal 환자 간호하는 걸 다 본 거예요. 그 사람이 “You did great job!” 그러는데, ‘아, 이제 내가 정말 간호사구나!’ 그런 생각이 들었어요. 옛날엔 불안하고 쫓기듯이 토끼눈을 하고 일했는데, 이제는 여유롭게 하잖아요. 환자가 책을 보고 있으면 옛날에는 내가 바쁘니까 눈길도 줄 새가 없었는데, 지금은 슬쩍 옆에 가서 무슨 책을 보는지 아는 척도 하죠. 환자나 보호자의 일상생활에도 관심을 기울이는 여유가 생긴 거예요. 그만큼 신체적-심리적-사회적인 면까지 동시에 다 보는 전인간호를 하게 되었다고나 할까요? 그게 그냥 다 보여요. ‘나 이제 정말 간호사구나. 58세에 간호사다운 간호사가 되는구나!’ 하는 생각이 들어요. 간호사라는 느낌을 온몸으로 느끼면서 해요. 옛날에는 그냥 이름만 간호사고, 배지만 RN이었지, 내 머릿속이나 가슴속은 어떤 때는 장사꾼 같고 어떤 때는 학생 같고 어떤 때는 신입 같고. 뭔가가 항상 부족했었어요.

지난주 그 헤로인 중독 환자는 55세의 심리학 박사인 제이예요. 그런데 drug을 시작했나 봐요. 하루에 1g씩 몇 개월을 했다는데, 만신창이가 돼서 blood sugar가 20으로 떨어져서 들어왔어요. 의식불명 상태로 실려 왔는데. 혈당이 20이니까 응급으로 IO(intraocceos) injection으로 골수에 직접 DW 넣어서 110으로 올렸어요. 주사기를 90°로 꽂아서 직접 골수에 약을 넣는 거예요. 그거 자주해요. 병동도 CPR 터지고 루트 전혀 없고 intra도 못 찾으면 IO 박아서 에피네프린을 직접 넣거든요. 제이의 혈당을 110으로 높여주고 혈액검사를 해보니 헤로인 혈중농도가 엄청 높게 나왔어요. ICU에서 보다가 우리 병동으로 왔는데, 완전히 난장판이었어요. '박사 아니라 박사 뭐래도 정신이 제정신이 아니면 저렇게 개같이 되는구나.' 하는 걸 알았어요. 똥 싸고 오줌 싸고 손으로 다 묻히고 욕을 막 해대고. 욕 중에 cunt라고 아주 나쁜 욕인데, 나보고 "Cunt!"라고 했어요. '이거 완전히 개구나!' 싶었는데 거기에 관심 둘 여유도 없었죠. 제이는 똥을 난장판으로 해놓고 "너는 인간에 대한 존엄성도 없고~." 이러면서 나한테 난리를 피우더라구요. 나는 "자, 네 똥부터 치우고 말하자."고 하면서 똥부터 다 치우고 난 다음에 "약에 취해서 제정신이 아닌 사람이 인간의 존엄성에 관한 얘기를 할 자격이 없다."고 말했어요. 다 치우고 옷 다 갈아입히고 나니, "마약 달라!"고 소동이에요. 안 주었더니 "고발한다."고 하면서 계속 어쩌구저쩌구 하는 걸 컴다운시켜서 재웠거든요. 날 칭찬한 그 보호자가 그 과정을 본 거예요.

환자가 완전히 withdrawal된 상태에서 detox해야 할 때 병원에 오는데, 치사량의 마약을 복용한 경우는 중환자실에 가요. 그 고비를 다 넘긴 케이스들이 우리 병동에 오죠. 우리는 마약을 tapering하는 단계의 환자가 오기 때문에 4시간, 6시간 같이 아주 칼같이 투약시간을 지켜야 해요. 환자가 발작을 하면 연락을 해서 한 번 주는 마약이 있긴 하지만. acute상태는 지나서 오기 때문에 환자들도 쌍욕을 하면서도 할 수 없이 참아요.

용량과 빈도를 줄이는 tapering을 하는 첫째 날이 제일 힘들지, 둘째 셋째 날은 별로 힘들지 않아요. 첫날! 첫날이 지옥이죠. 그래서 tapering 하는 첫날 걸리면 그때는 아주 심리전으로 들어가야 해요. 간호사도 심리전으로 무섭게 대할 건지, 단호하게 대할 건지 환자에 따라 다르죠. 대부분 말을 온순하게 해서는 안 먹혀요. 어느 정도 냉정함도 필요하죠. 첫째 날엔 간호사도 밤을 아주 길게 새우는 날이 되죠. 내가 맡은 환자가 'tapering 시작하는 첫날이다.'고 하면 '아우, 오늘 밤 내 인생은 끝났구나.'하는 마음으로 시작하죠. 콜벨 계속 누르고. 소리 지르고. yelling, shouting하며 물건도 막 집어 던지고. 그래서 옆에 위험한 물건은 다 빼버리죠. 너무 심한 환자는 behavior restraint order가 나기도 해요. 그런 첫날밤에는 환자가 잠도 안 자고 그냥 계속 대낮이나 마찬가지죠.

마약 대신에 아티반이나 이런 오더가 있는지 찾아서 줘요. 다운시켜주는 약을 계속 주어야 해요. 상대가 yelling하고 shouting할 때 같이 yelling하고 shouting하는 간호사는 제일 바보같은 간호사예요. 시작하는 날에는 마약이 아닌 진정제가 prn으로 다 들어가요. prn하고 tapering하는 약을 환자 컨디션에 따라서 적절히 잘 쓰면 12시간은 무사히 넘어가요. 아티반 쓰고 4시간 있다가 tapering 약 쓰고, tapering 약의 pain threshold가 오기 전에 그 다음 약을 빨리 써야 해요. Pain threshold에 reach해서 약을 쓰면 잘 듣지 않아요. 한두 시간 동안 또 난리를 치죠. 그럴 때 pain medication mechanism을 제대로 공부한 간호사는 잘 해요. Pain medication mechanism을 반감기부터 다 알고 있는 간호사는 아주 기막히게 잘 해요. 그래서 간호가 professional이예요. 다

evidence based죠. Knowledge based고.

간호사는 환자 체중에 따라 용량이 얼마 들어가야 하는지 빨리 파악해야 해요. 미국인은 거구가 많기 때문에 일반적인 용량으로 투여하면 소용이 없거든요. kg당 용량을 알고 있는 간호사는, 공부 많이 하고 경험이 있고 똑똑한 간호사는 멍텅구리 의사가 일반적으로 낸 prn 용량을 보고 환자가 120kg인 거구면 다시 전화 걸어요. "용량 올려주세요!" 해요. 똑똑한 의사는 "Oh! Sorry! Thank you! You're so smart!" 하면서 바꿔주죠. 그런데 멍텅구리 간호사는 "아까 아티반 줬는데도 또 저래~!" 그래요. 그러면 내가 "환자 체중부터 확인해 봐. 이 거구에 이게 맞는지 보라."고 해요. 그럴 때 senior, junior, 똑똑한 간호사, 멍청한 간호사인지가 다 구별되죠. 나도 그런 걸 캐치 못하는 간호사를 보면 '저 간호사는 경험은 있다고 하면서 머리는 돌이구나!'라고 생각해요. '쟤는 저렇구나!'라는 bias가 생기고 레벨을 붙여버리는거죠. 한두 번이 아니고 자꾸 그런식으로 하면, 그 간호사한테는 물어볼 것이 있어도 물어보지 않아요.

마약환자는 미국에 와서 처음 보게 되었기 때문에 처음에 공부를 많이 했어요. 내가 처음에 오버타임도 안 하고 이틀은 도서관에 가서 살았다고 했잖아요. 그때 내가 알고 있던 기본에 모르는 걸 모두 다 적어서 공부했죠. 한국에서 접해보지 않은 것들, 내가 접해 보지 않은 환자 케이스는 다 적어 놓았다가 공부했죠. 누가 공부하라 마라 말해주지 않아요. 자기가 알아서 공부해야 해요. 내가 영어가 짧아도 다른 간호사들이 날 무시하지 못하는 이유 중 하나예요. 마약환자에게 들어가는 약 이름 다 적어서 각 약의 메커니즘 다 찾아보고 모르는 거 물어보고 또 찾아보고. 완전히 익힐 때까지 반복해서 공부했죠.

더 중요한 건 sedation할 때 emotional care도 함께 해줘야 해요.

empathy, sympathy를 적절히 활용하면서 계속 listening하고 "이 약을 지금 주는데 몇 시간 있다가 어떤 일이 생기면 그때 주저하지 말고 나를 불러라." 전조증상으로 대개 palpitation, agitation, anxiety가 나타나는게 시작이예요. 그럴 때 "혼자서 끙끙거리지 말고 shouting하기 전에 callbell 눌러라. 그러면 내가 오겠다."라고 말하면 "알았어. 땡큐!" 하면서 환자는 벌써 안심하고 calm down 되기 시작해요. 그런 증상이 또 나타날 수 있어요. 그러면 shouting하고 물건 던지지 말고 그런 초기 증상이 나타날 때 나를 부르라고 말해주는거죠. 그 다음부터는 "내가 네 primary nurse야!" 그러면 얼마나 안심하는지 몰라요. '누군가가 하나 있다는 거. 혼자가 아니라는 거.' 얼마나 좋아요? "Don't hesitate! Call me!" 환자 입장에서 공감해주는 거죠. 그러면 환자가 안정이 되어서 더 부르지 않고 잘 자요.

말만 하는 게 아니라, 환자에게 달달한 먹을 것도 가져다 주죠. "내가 푸딩하나 줄테니 먹을래?" 그러면 "오케이!" 그래요. 초콜릿 푸딩, 바닐라 푸딩 이런 거 주죠. 우리가 depression 빠질 때 초콜릿을 주는 영향이 있잖아요. 달콤한 걸로 세로토닌이 조금이라도 up되게 해주면 그 담에 안 불러요. 이것저것 다 해주고 먹을 거 주면 잠잠해져요. 매슬로우 이론의 가장 기본적인 욕구가 physical한 거잖아요. Feeling이나 허기진 게 해결되어서인지 잠잠해져요. 평상시에 병동에는 먹을 게 꽉꽉 차 있거든요. 기본적인 샌드위치, 푸딩, 젤로, 오렌지 주스, 애플 주스, 크랜베리, 비스킷 등등. 기본적인 게 다 있어요. 당뇨가 있으면 설탕이 적은 걸 줘야죠.

그런데 지난주에 본 심리학 박사인 제이는 너무 똑똑해서 안 통하더라구요. 그냥 투약했어요. 이런 말, 저런 말이 안 통해요. 약으로 끝내는 수밖에 없어요. 말하는 거마다 다 꼬치꼬치 캐물어요. 그럴 땐 오히려 반응을 안 보이는 게 더 나아요. 약 기운으로 자게 해주는 게 낫죠. valium으로 full sedation시켰어요. 이렇게 환자마다 다르게 해야지요. 그럴 때 인간이 하나하나 얼마나 다른지 느껴요. 약은 다 같은 약인데 환자마다 다르죠. 그게 인공지능이 할 수 없는 일이예요. 인공지능은 어떤 범주 안의 것을 일정하게 하는 거지, 그 미묘한 차이까지는 할 수 없을 거예요.

특히 죄수병동에서는 거의 다 마약을 했던 환자들이라 내가 이렇게 환자 하나하나의 특성에 맞추어 컴다운시켜주는 걸 보고 간수들이 "아주 super, super nurse!"라고 해요. 영어는 짧지만 모든 걸 스마트하게 해결하고 있다고. 알바라도보다 UCSD에 입원한 homeless 환자 중에 마약 tapering 하는 환자가 더 많기는 해요. 죄수병동에는 마약을 하다가 걸려서 다 sentence를 받아 복역 중인 사람들이고, UCSD는 직거래로 10달러, 100달러를 주고 약을 사서 하다가 경찰에 잡히기 전에 들어온 사람들이죠. 마약중독은 알바라도보다 open population이 더 심한 거죠.

UCSD에 입원한 환자 중에는 마약을 몰래 가지고 들어오기도 해요. 병원 처방약에 몰래 갖고 온 마약을 더 하기 때문에 double dose가 들어가서 상태가 악화되어 high risk가 되는 경우도 더 많아요. 환자의 homeless 친구들이 병문안 하고 가면 맨날 약달라고 하던 환자가 콜벨을 안 눌러요. 그러면 가서 숨겨놓은 약을 찾기 시작하죠. 약을 찾으면 의사에게 바로 보고하고 소변 검사를 바로 해요. 어떤 때는 간호사가 형사 같아요. 별거 다 해요. 정말 별거 다 해요.

Homeless 친구가 다녀가고 뭔가 의심이 되면 환자 모르게 표시내지 않고 찾아요. 의자 밑이나 포트에 하얀 가루가 묻어 있는지 살펴보죠. 바이탈 재는 척하면서 테이블도 살펴 보고. 그리고 약 먹을 때 물을 두세컵 먹어서 혀밑에 약을 숨기지 못하게 해요. 슬쩍 약을 넘기지 않고 혀밑에 숨겨놓았다가 우리가 나간 다음에 다 빼내서 모으거든요. 요주의 인물로 찍히면 우리가 하는 방법이 또 있어요. 환자들도 그거 알아요. 환자들이 벌써 물 세 컵 먹이고 혓바닥 보게 입 벌리라고 하면 '눈치챘구나!'하고 그 다음부터는 안 해요. 약이 녹기 전에 세이브시켜서 그 침 묻은 걸 말려서 밖에 나가서 또 팔아먹어요. 그걸 모아서 그것도 마약 대용으로 파는거죠. 약을 찾아낸 경우에는 환자가 서약서를 써요. "만약 이런 일이 또 생기면 퇴원시킨다."고. Security guide 불러요. 약이 발견된 다음부터는 간호사가 할 역할보다 security 들어오고 의사 들어오고 해서 무서워져요. 간호사 혼자 안 해요. 그 다음부터는 무시무시한 멤버들이 들어와요.

현대인에게 중독이란 무서운 거에요. 물론 워크홀릭도 무서워요. 나도 일을 조금씩 tapering하고 있어요. 12월에 스페인에 1주일 동안 여행 가요. 유방암에 걸린 걸 최근에 알게 된 우리 병동 간호사가 이미 다 지불한 티켓인데 취소가 안 된다고 저한테 주었어요. 평소 내 도움을 제일 많이 받았다고 나에게 선물로 준 거예요. 이름도 다 바꾸어서 선물로 주었어요. 4명이 같이 가는건데 그 친구들도 "원에게 주자."고 다 동의했대요. 덕분에 스페인에 가서 휴가를 즐기게 된 거죠. 이제 저도 이렇게 더 많이 여유시간을 가져 보려고 해요.

한국에서의 교육 경험을 미국에서 환자 간호에 녹여내다

엄마가 최근에 유방암 수술을 받고 수술 후 첫날부터 재활과 퇴원훈련을 시작했어요. 엄마한테 계약서 받아냈어요. 주치의 surgeon이 sign해서 증인해주었죠. 호주에서 공부할 때, 담당 교수와 학생이 dailylog라는 계약서를 만들었던 것이 생각났어요. 학생 본인이 자신의 한 학기 계획서를 자신의 능력에 맞게 만들어 지도교수에게 냈었거든요. 환자인 엄마한테 적용해서 능동적 책임감을 주입시키는 거예요. 운동은 엄마가 해야 하는 거니까요.

이와 같은 방식으로 한국에서 수간호사와 감독으로 근무하면서 학생과 간호사를 교육하던 방법과 경험을 여기 미국에서 환자를 간호하는데 녹여내고 있어요. UCSD 병원 환자 이야기인데요. Heart rate가 bradycardia로 50회 이하로 자꾸 떨어지는 환자였어요. 환자가 잠들면 malfunction이 더 심하게 나타나요. 이런 inform을 먼저 의사에게 주고, 그 환자의 눈을 뜨게 해서 cardiology 하나하나를 아주 힘들게 설명해야 하는 상황이거든요. 그 상황에서 이론적으로 설명하면 환자는 이해하기 힘들죠. 내 심장에 주먹을 대고 “여기 내 심장이 있고 네 심장도 그 위치에 있는데, 네가 잘 때 heart rate가 뚝뚝 떨어진다. 네가 잘 때 cardiac pumping이 안 되면 너는 자다가 그냥 갈 수도 있어. 심장이 멎을 수도 있어.” 그러니까. “어어!?” 그래요. 그거를 말로 하는게 아니라, 의사들이 수술할 때 그림 그려가면서 설명하듯이 해야 하는 상황이죠. 환자가 자신의 heart에 관심을 갖게 하면서 “네가 나에게 해줄 수 있는 것은 내가 너를 흔들어 깨울 때 일어나야 한다. Heart rate가 부웅부웅 떨어지면 벌써 dizziness가 생기고, O_2 saturation이 떨어지고, vital sign이 움직이기 시작하는데 너도 alert해야 한다. 전조증상이 있을 때 빨리 code해 불러주어야 하는데 너도 안 하고 나도 자주 오지 않으면 넌 끝나는 거야. 넌 살아있더라도 실려서 중환자실 가야 돼.” 그러면서 내 주먹을 쥐고 기전을 설명해요. “heart가 여기에 있다. heart란 우리 발렌타인데이 때 카드나 초콜릿 같은 데서 수없이 맨날 보는 그 heart! 그 heart가 여기에 있다.” 그러면 막 웃어요. 이렇게 환자들을 릴랙스시키면서 가르치거든요. 내가 이걸 설명하는 이유는 이걸 다 이해하라는 것이 아니라 전조증상이 나타나는 그 point를 환자에게 알려주어 간호사인 나에게 말해달라는 거죠. 그리고 양 손 주먹을 쥐고 팔을 겨드랑이에서 떼게 해요. "겨드랑이에 붙이지 말고 떼고 양주먹을 1분에 100회 이상 쳐봐."라고 해요. 팔을 겨드랑이에 붙이지 않고 100회 이상 치면 힘드니까 저절로 겨드랑이 밑으로 팔이 떨어져요. 그리고 "1분에 60회 미만으로 또 짝짝짝 쳐봐." 그러고는 나도 같이 쳐요. 천천히 뛰건 빨리 뛰건 팔이 아프게 되어 있거든요. 그럼 팔이 쑥 내려와요. Tachycardia만 힘든게 아니라 bradycardia도 힘들어요. "이게 바로 네가 힘든 상황이야!" 그러니까 전조증상으로 어지럽고 갑자기 힘이 빠지면서 네가 눈을 뜨고 '물 줘!'라고 말을 하려고 할 때 '물 줘!'라는 말이 안 나오는 상황이 있다. 그때 네 mentality가 떨어지는 거다. 그럴 때 즉각 콜벨만 눌러 달라. 내가 즉시 뛰어 오겠다." 이런 거죠.

그렇게 교육한 것을 환자와 보호자가 그 다음날 매니저 라운딩 때 "원이 이렇게 가르쳐 주었는데, 너무 fantastic했다. 우리가 잘 대처할 수 있었다."고 말했나 봐요. 그러니까 매니저가 나한테 "넌 그런 거 어디서 배웠니?"하고 물어요. "난 한국에서 한국 간호를 했고 한국 practice를 했고, 호주에서 공부를 했다. 지금 일하고 있는 미국까지 내 간호에는 세 가지 컬처가 합쳐져 있다."고 했어요. "그걸 여기서 지금 이 환자에게 써먹는 거야!" 이랬더니 놀라더라구요. "와~!" 그러더니 "I need you!" 그러더라구요.

또 다른 이야기인데요. 며칠 전에 알바라도 병원 죄수병동에 입원한 심장환자가 저에게 엄청난 찬사가 담긴 땡큐 카드를 주었어요. 환자가 cardioecho상에 EF(ejection fraction)가 35%였어요. 50~60% 이상이어야 하는데, 심장의 pumping작용이 안 된다는 거죠. Edema있고

short breath도 있고. "병원에서는 도움을 받을 수 있지만 퇴원 후에 밖에서 이런 상황이 벌어지면 빨리 쪼그리고 앉아라. 산소도 없고 아무것도 없는 상황에서 이런 증상이 심하게 오면 쪼그리고 앉아라. 말초혈관의 혈액이 심장으로 총집결할 수 있도록 하는 것은 쪼그리고 앉는 position이다." 라고 얘기해주었거든요. 그 앞에서 내가 쪼그리고 앉는 시범도 보여주었어요. 그리고 "네가 이렇게 쪼그리고 앉으면 온 전신의 피가 빨리 심장으로 몰린다. 네가 덜 어지럽다. 이렇게 시간을 벌어서 사람들에게 help 요청을 해라."라고 설명해주었더니, 많이 고마웠나 봐요.

교육이야 다 하지만, 다른 간호사들은 이렇게 실감나게 교육을 하지 않아서 다르게 느껴졌나 봐요. 환자의 퇴원 후 일상생활까지 관심을 두고 그것도 시범까지 보여주면서 그렇게 구체적으로 교육하는 간호사는 별로 없죠. 그 환자는 그런 에피소드로 의식이 떨어져서 병원에 실려 온 거거든요. 환자가 너무 감탄을 하더라구요. 알바라도 죄수병동에 입원한 40대의 남자 환자였는데 퇴원하기 전에 매니저에게도 그 얘기를 적어서 보내고 그 설명을 들은 간수도 놀랐다고 해요. 마약을 많이 하면 심장근육이 늘어져서 elastic 작용이 별로 없어요. 그러니 더 힘들죠. 그런 상황을 내가 공감하면서 도와주려고 한 거죠.

티파니가 다니는 대학에서 보내온 감사장

2015년 봄에 Grossmont College에서 감사장을 하나 받았어요. 티파니라는 실습생이었어요. 제가 프리셉터를 아주 잘 해 준다고 그 학교에서 저한테 감사장을 보냈어요. 영어 때문에 학생지도를 해달라고 부탁받아도 제가 거절해요. 제가 'preceptor, presentation' 같은 것들은 부탁을 받아도 거절하는 편이예요. 프리젠테이션도 힘들어요. 내가 그렇게 스트레스 받아가면서 '그거를 해야 될까? 욕심내지 말자! 순수하게 일을 즐기자!'는 생각에서죠. 내가 안 해도 다른 간호사들이 대체로 이해해줘요. 물론 이러한 것을 다 하면 제 RN level이 올라 갈 수 있죠. CN1부터 CN4까지 있는데, 나는 지금 CN2잖아요. Research를 하고 presentation도 하면 CN3가 될 수 있고, CN3가 되면 혜택이 조금 더 있거든요. 돈도 좀 올라가고. 근데 '그 presentation하고 뭐하고 하면서 영어 때문에 스트레스 받느니 CN2에 있는게 낫겠다.' 싶어서 안 해요.

가끔은 어쩔 수 없이 해주어야 할 때가 있어요. 어느 날 티파니 지도교수가 병동에 찾아와서 날 기다린다고 해요. "왜 그러냐?"고 했더니, 나더러 "너무 멋지게 가르친다. 탄복했다!"고. 학생이 데이와 나이트 모두 다 실습해요. 간호사가 24시간을 일하니까 간호학과도 24시간 실습을 다 시키는거죠. 전체 24시간 돌아가는 시스템을 다 알게 해요. 티파니가 데이 때 실습했던거 다른 병원에서 했던 거 다 합쳐서 나한테 배울 때가 "최고였다!"고 그러더라구요. 그런데 재미있죠? 한 학생이 그렇게 말한다고, 학생 이름도 넣어서 저에게 그런 감사장을 준다는 게. 여기 문화가 이래요. 획일적이지가 않아요. 상당히 creative해요. 우리 매니저는 내가 그걸 받고 난 다음에 좋아서 간호부장한테도 "학교에서 김간호사에게 이런거 보냈다."고 자랑했어요. 알바라도 병원이 teaching hospital도 아닌데 피드백이 좋으니 우리에게 간호학과 실습학생을 계속 보내지 않겠어요? 병원 차원에서 보면 평판이 올라가니 신난 거죠.

티파니를 실습지도할 때도 한국에서 수간호사로 간호학과 학생을 지도할 때와 똑같은 방법으로 했어요. 나에겐 어려운 일이 아니죠. 한국에서 중환자실 수간호사일 때 어떻게 했냐고요? 실습 학생이 맨 처음에 환자를 보면 당황하잖아요. 어디서부터 무엇을 해야 할지 모르는 상황이라 학생은 바짝 얼어서 서있거든요. 우선 학생을 완전 무의식에 누워

있고 온갖 라인이 다 걸쳐 있는 환자 앞으로 데리고 가죠. 저는 절대로 이론적인 설명부터 시작하지 않아요. 환자가 그 복잡한 상황에 놓여 있는 걸 실습생이 "네 손으로 네 눈으로 네 가슴으로 네 다리로 다 무지무지하게 떨리는 그 심정을 먼저 느껴보라."고 하죠.

다음, A4용지 하나씩을 나누어 주고 "이 환자의 머리에서 발끝까지 관찰하고 이 환자가 갖고 있는 모든 medical equipment를 다 적어라."라고 해요. Ventilator, air line, foley, intubation, hicman, J-tube 등 환자가 갖고 있는 걸 다 적어요. 그 다음에 "지금 이 무의식 환자는 말을 못하니 SOAP에서 subjective data를 구할 수 없다. Objective하게 볼 수 있는 것과 이 사람한테 느낀 모든 것을 적어라."고 해요. 학생들은 '의식이 없음, 눈 안 뜨고 있음, 호흡은 ventilator로 하고 있음, 땀이 많이 남, EKG상 heart rate 132회, 체온 올라가 있음, PO_2 얼마.' 이렇게 적어요. 이때 한 시간 정도 시간을 줘요. 충분히 관찰하고 스스로 적을 수 있도록 해요. 나는 그 사이에 내 업무를 보지요. 10시쯤 수간호사 방으로 들어오라고 해서 원탁에 앉혀놓고, 다른 A4용지를 또 줘요. 5명이 각자 본 medical equipment를 한 종이에 다 모아서 적으라고 해요. 5명이 다 적으면 웬만한 건 다 나와요. 학생은 공부만 하니까 간호사보다 더 여유가 있어요. 그리고 또 다른 종이에 5명이 함께 환자의 상태에 대해 각자 관찰한 것을 적으라고 해요.

이렇게 brainstorming하는 식으로 실습지도를 해요. Brainstorming하는 식으로 data collection을 다 시키고 난 다음, 점심식사하러 보내고 오후에는 각자 어사인 환자의 primary nurse한테 가서 보고 배우라고 보내죠. 그러면 아까 수간호사하고 봤던 기계나 기구들이 이게 그거구나 하고 스스로 느낄 시간을 주는 거죠. 2시나 3시쯤 다시 오라고 해서 아침에 처음 보여주었던 환자의 diagnosis를 가르쳐줘요. 병명이 뭐

다. 서브병명이 뭐다. 가르쳐주면, "아아~!" 그래요. 그리고 난 다음에 내일 올 때 진단명과 관련된 nursing care를 한 사람당 5개씩 만들어 오라고 해요. 그러면 집에 가서 공부하게 되는 거죠.

그 다음날 학생들이 내가 말한대로 환자의 진단명과 관련된 nursing care plan을 다 해오거든요. 그러면 그때부터 본론이 시작되죠. 간호사 한 명 불러서 "미안하지만 네가 환자 모델이 되어 달라!"고 해서 모델을 세워놓고 "자, 이 환자가 가지고 있는 진단명이 ICH이면 머리에서 intracranial hemorrhage인데 지금 자가호흡 없다. 이때 필요한 간호는 무엇인가?"로 시작해요. "보이는 부분과 보이지 않는 부분. 특히 보이지 않는 부분은 청진기 같은 기구를 사용하거나 X-ray 결과를 보고 이 환자의 속사정을 알 수 있다. 이런 데이터를 근거로 critical decision을 내려야 한다." 이런 식으로 하니 공부를 안 했던 아이들이 공부할 수밖에 없대요.

그리고 학생들이 절대로 책 열어보고 연필로 뭐 적지 못하게 해요. "여기는 강의실이 아니라 실무현장이다!" 하면서 못 적게 했어요. "현장에서 환자 심장이 멈췄는데, 책 찾아보고 인터넷 찾아볼 시간은 없다. 안 된다. 네 머리에서 네 몸에서 나오는 걸로 판단을 내려야 한다. 네가 여기서 환자에게 못해주었으면 그걸로 끝난 거야. 환자가 살아도 complication 갖고 사는 거고, 네가 먼저 O_2를 안 줬기 때문에 hypoxia 빠져서 brain damage왔다." 이렇게 아주 실감나게 무섭게 가르쳐요.

그 다음에 primary nurse한테 넘기죠. 실습 중간에 학생을 불러서 "네가 오늘 간호사하고 일한 것 중에서, 간호사한테 배운 것과 학교에서 배운 것하고 일치되는 부분, 다른 부분, 없는 부분이 무엇인가?"를 물어서, 학생이 끄집어낸 이슈를 리포트로 다 받아요. 나는 그날 집으로 다 가지고 가서 정확하게 텍스트북에서 다 찾아가며 확인해요. 그 다음

날이나 실습 끝날 무렵에 학생들에게 정리해줘요. 학생들이 지적한 것을 다 정리해서 병동 미팅할 때 간호사들에게 모두 얘기해요. 간호사들 얼굴이 시뻘개지죠. 학생이 문제가 아니라 간호사 자신이 하는 행위들이 다 탄로난다는 걸 알아서 굉장히 성의껏 가르쳐 주게 되죠. 그래서 내가 수간호사인 병동에 실습 보낸 교수님들이 굉장히 좋아했어요.

한국에서 학생 교육하던 방법을 여기 미국 와서 실습하러온 간호학과 학생이나 신입간호사 교육할 때 그대로 사용하고 있어요. 영어로 바꾼거 뿐이니까 나한테는 특별한 게 아니에요. 이런 방법들이 효과를 보니 교육받은 사람들도 만족하고 매니저도 저를 칭찬하죠. 그러니 습관이 얼마나 중요해요, 내가 참 좋은 습관을 가지고 있고 좋은 생각을 가지고 있다는 것이 내 운명을 좌우했다는 생각이 많이 들어요.

지금은 내가 primary nurse인데, 신입간호사를 교육할 때도 절대로 먼저 행위부터 하라고 하지 않아요. 그 행위에 대한 policy와 protocol이 있거든요. 일단 내가 먼저 환자에게 직접 하고 난 다음, 그 행위에 대한 policy와 protocol, procedure를 전부 프린트해 주면서 다시 읽어보라고 해요. "내가 너한테 가르쳐 준 것들 중에서 잘못된 게 있는지 다시 확인해보고, 이 policy와 protocol을 따라 가라!" 그렇게 하고 난 다음에 두 번째 케이스는 내 supervision하에 직접 해보도록 기회를 줘요. 벌벌 떨면서 하죠. 처음에는 부족한 부분을 살짝 건드려서 교정해주지만, 다음 두 번째도 문제가 있으면 rational부터 또 한 번 review를 해요. "그래서 이 portal cath를 해야 할 때 이렇게 해야 하고, 환자가 inspiration할 때 숨을 hold시켜서 pneumothorax가 생기지 않게 주의해야 한다." 이렇게 가르쳐요.

3. 가족의 임종은 동서양이 같다

70대 노인의 임종: '아무도 당신처럼 설명해주지 않았다!'

"어머니의 마지막을 이렇게 평화롭게 감지하고 볼 수 있게 해줘서 너무 그레이스하다."고 하며 가족들이 수도 없이 나를 끌어 안아주더라구요. 땀에 뒤범벅이 되어 거의 노숙자 수준으로 보이는 나를 온 가족이 돌아가며 끌어 안아주는 거예요. 그 자리에 다른 간호사들도 많았거든요. 모두 놀라워했죠.

환자의 심장이 마지막으로 뛰는 것을 가족들이 손가락으로 경동맥을 짚어서 느껴보게 해주었거든요. 마지막 펄세이션을 하고 마지막 모습을 보고 "네가 설명한 대로였어! UCSD에서 너를 만나서, 네가 이렇게 전문적으로 우리를 도와주어서 너무 그레이스하다."고 하더라구요.

환자의 온 가족이 나에게 "우리 엄마가 언제 어떻게 되는가?"를 수 없이 반복해 물으며 불안감이 컸어요. 제가 체인스톡 호흡(Cheyne-Stokes respiration)과 경동맥을 pulsation하는 걸 빨리 구글에서 찾아 내 핸드폰으로 사진을 찍어서 보여주면서 설명했죠. 그리고 그런 급박한 상황에서 regular, irregular, apnea가 온다는 것을 논리적으로 학구적으로 말할 필요는 없어요. 그렇다고 환자 옆에서 슬퍼하는 가족들을 컴퓨터가 있는 간호사 스테이션으로 끌고 와서 컴퓨터를 열어 보여주는 것도 말이 안 되는 넌센스죠. 패닉 상태에 있는 가족들을 병실 한쪽으로 오시라고 해서 내 핸드폰을 열어서 내가 찍은 사진을 보여주면서 설명을 했어요. "맥박은 엄지손가락 쭉 올라가다 보면 radial artery있는데, 마지막에는 이게 아주 shallow하면서 안 잡히게 된다. 그러면 carotid artery를 짚어봐야 한다. Bleeding이 오는지 안 오는지 확인하는 두 가지 방법인 것이다."

온 가족이 멕시코로 휴가 여행을 갔다 사고가 생겼대요. 해변가 리조트로 내려가는 길에 어디선가 날아 온 돌에 머리를 맞으면서 환자가 바닥에 쓰러졌대요. Multiple brain hemorrhage & hematoma가 생긴 거예요. 온 식구가 굉장히 황당한 거죠. 그런 상황이니 굉장히 sensitive 하고 panic에 또 백인들이예요. 백인들은 황인종이나 흑인종이나 멕시칸하고는 그 콘셉트가 달라요. 굉장히 까다로운 케이스였어요. 굉장히 중압감으로 꽉 차있는 그런 환자를 맡은 나는 더 미치는 거죠.

환자의 그런 배경과 상황을 내가 이해하지 못하면 그냥 간호하기 때문에 터칭(touching)이 안 돼요. 엄마가 그렇게 된 상황과 자식들의 상황까지 이해해줘야 해요. 이해를 하고 난 다음에 환자의 상황과 백인 가족들의 레벨에 맞춰 practice를 해야 하는 거예요. 자식들이 고상하고 전문적으로 막 찌르더라구요. 상류층인가 봐요. 수많은 인종, 수많은 사람들이 다 다르죠. 다 다른 걸 캐치하고 그 하나하나에 맞게 practice를 하면 최고의 satisfaction이 나오는 거예요. 그 상황, 백그라운드, 자식들, 자식들도 언니 동생, 아들이 다 다르고, 이건 뭐 손주 손녀까지 뒤범벅이 되어 그 조그만 애들까지도 각별했죠. 할머니에 관한, 어머니에 관한 모든 게 특별하고 엄청나게 스페셜한 집안이더라구요. 그러니 간호사인 나는 얼마나 힘들었겠어요? 얼마나 힘들었는지 몰라요.

Chemo도 그렇게 너무 힘들어서 포기했거든요. 케모 자체가 힘들어서가 아니라 환자가족들이 원하는 그 스페셜한 대우에 대한 기대를 충족시켜주어야 하는 것이 너무 힘들었거든요. 그래서 지금 이 병동으로 온거예요. Chemo할 때도 보호자들이 이랬어요. 이런 게 백인들에게는 usual한 거예요. 옛날에 영동세브란스에서 근무할 때 서울시장 어머니가 입원했을 때가 생각나네요. 이미 DOA가 온 상태인데도 defibrillator를 하면 심장이 뛰니까 자꾸 해달라는 거예요. defibllilator를 200, 300

자꾸 올리면 올릴수록 심장이 EKG상에서 뛰는게 보이니까, 시장이 계속 해달라는 거예요. 나중에 단백질이 타는 냄새가 나는데, 기가 막혀도 그 때는 제가 신규였어요. 그냥 '저 몸이 지금 타고 있는데~' 이런 생각만 했었는데, 지금은 내가 노련해졌잖아요. 이제는 방어력도 생겼지만, 그뿐만이 아니라 여기에서 간호가 무엇이며 간호사라는 게 어떤 전문직인지도 이제는 제 스스로 명확하거든요.

내가 구글에서 찍은 걸 보여주며 가족들이 직접 해볼 수 있도록 설명해주면서 "나는 당신들이 엄마하고, 할머니하고 온 가족이 같이 평화로웠으면 좋겠다. 그런데 나는 다른 환자도 봐야 하기 때문에, 계속 당신들 옆에 있을 수 없다. 지금 당신들은 상당히 불안한데, 엄마하고 할머니와 마지막이 오는 그 순간조차도 가족들이 평화로웠으면 좋겠다." 그러면서 그 radial pulse 잡는 거, 체인스톡 호흡이 무엇인지 가르쳐준 거예요. Apnea의 interval & frequency가 자주 온다는 것까지 설명해주었죠.

나중에 가족들이 울더라구요. 울면서 "아무도 너처럼 가르쳐주지 않았다. 이렇게 설명해주면서 우리를 안정시켜주는 사람이 없었어." 이러더라구요. 불안했던 거예요. 죄의식도 있고 불안한데다가 오만가지 농도 짙은 감정을 갖고 있으니 가족의 행동이 패닉으로 나온 거예요. 내가 먼저 잡고 보여주면서, "인덱스와 미들핑거로 여기를 잡아봐. 엄마가 아직 느껴지지?"하니까. 잡으면서 막 울더라구요. 그거였어요. 그게 간호였어요. 나는 내가 알고 있는 간호지식하고 내가 배운 verbal & nonverbal communication을 모두 이용해서 내가 간호사로서 알고 있는 것을, 할 수 있는 것을 전부 알려준 거예요. 그 방법을 이용해서 엄마의 마지막 맥박, 심장박동을 자식들이 인덱스와 미들핑거로 잡게 해주고 자식들 눈으로 체인스톡 호흡이 오는 걸 보게끔 해주었어요.

가족들 중에 딸이 마지막 순간까지 계속 옆에 있으면서 apnea가 오고 고개가 젖혀지는 것까지 전부다 봤어요. 그게 고마웠던 거예요. 동양이나 서양이나 임종을 지키려고 하는 건, 살아서 같이 인연을 맺고 인연이 다 되어 떠나는 사람의 마지막을 곁에서 지켜본다는 게 참 좋은거 같아요. '불안에 떨지 않고 평화로운 상태에서 그렇게 보내드릴 수 있도록 내가 조정을 해주었다는 게 이거구나!' 어제 밤 또 하나 배운거죠. 그전에는 가족이 involve된 게 아니었고, 나 혼자 하는 거니까, 아무도 없는데 그래도 내가 다 씻겨주고 콧구멍, 항문에 나온 거 다 닦아주고, 그전에 손톱도 잘라주고. 혼자 보내야 되니까. 그전에는 대개 나 혼자 하는 일이었거든요.

가족들까지 포함되어 있어 힘드니까 간호사들이 서로 안 맡으려고 하는 환자였죠. 차지가 나보고 "할 수 있겠냐?"고 해서 "보호자들이 많아서 영어로 말할 때 떨리긴 하는데, 다른 간호사가 다 안한다고 하니 나밖에 더 있냐?" 그러면서 맡았죠. 간호사들이 엄지를 막 치켜세워주더라구요. 다 끝나고 난 다음에 커피를 타다 주면서 "너 이제 좀 쉬어!" 그리고 다른 환자 약을 주어야 하는 일도 동료 간호사들이 맡아서 다 해주었어요. 나 쉬라고.

그 환자가 처음 우리 병동에 왔을 때는 다른 간호사가 primary nurse였는데, 보호자들이 힘들게 하니까 다른 간호사들이 기피했어요. 우리 병동에 한 4~5일 있었거든요. 다른 간호사들도 얼마나 시달렸는지 몰라요. 차지가 "다 refuse한다. 이 assign을."라는 거예요. 나도 '어떻게 하나? 난 어떻게 해? 되게 까다롭다는데.' 나도 망설여지는 정도가 아니라, 그냥 집에 가고 싶더라구요. 다 refuse하니까. "우리가 영어를 도와줄테니까 그냥 해달라!"고 하더라구요. '미친○들 한판 벌어지면 도와줄 것도 없이 내가 앞장서서 다해야 하는데.' 속으로는 이렇게 생각했지만 맡았죠.

처음엔 아무 약도 안주었어요. 모르핀이나 펜타닐 어떤 약도 안 주다가 내가 맡기 하루 전날부터 쓰기 시작했어요. 약을 쓰고도 3일이나 걸린 거 보니까 보통 할머니는 아니죠. 모르핀은 continuous drip, fentanyl는 prn으로 bolus로 주었죠. 산소만 주면서 하루 반나절 정도 있다가 보호자가 drip해달라고 해서 마약을 쓰기 시작한 거죠. 펜타닐은 prn 1시간, 2시간 간격으로 나오더라도 환자 호흡을 살펴서 너무 캑캑거리며 힘들어 하면 그 때 연결해 줘요. 호흡을 보면서 환자가 고통스러워하면, respiratory smooth muscle을 relax시켜주잖아요. 이완되니까 편안해지는거죠. 보호자가 demanding이 너무 많아서 의사들도 고개를 설레설레 흔들었어요. 보통 pulmonary edema 오기 때문에 수액주입은 안 해요. 한 끗발하는 사람들이라 아는 상식이 우리보다 더 많아요. 그래서 다른 간호사들도 이말저말 해주기를 두려워한 거예요. 한국에서도 요즘에는 보호자들이 인터넷 찾아보고 다 따지고 들죠? 그런 식이예요. 이런 환자들에게는 설명하기가 까다롭고 잘못하면 바보 취급받기 쉽죠. 그래서 다른 간호사들이 그 어사인먼트를 굉장히 싫어한 거예요. 그렇게 신경써가면서 하고 싶지 않다는 거죠. 하기 싫은 케이스였죠.

살아가는 환자를 치료하는 게 대부분이었지, 어제처럼 죽어가는 환자를 두 명이나 어사인받는 게 흔한 일은 아니거든요. 살아야 하는, 살아가는 환자를 간호할 때는 usual하게 바쁘고 반짝반짝한 일이지만, 죽어가는 환자나 죽는 걸 허용한 환자를 보는데 그렇게 식은땀을 흘리면서 그런 힘든 날은 많지 않아요. 어제는 그랬어요. 내가 해준 간호가 그 사람들에게는 'grace고 great'였어요.

이런 거 보면 간호사라는 것은 살아있는 직업이란 생각이 들지요?
네, 살아있어요! 간호는 'never never ending'인 거 같아요. 'Never never die!'

20대 청년의 임종: '덕분에 편하게 아들 얼굴 보며 이별했어요!'

"잭! 잭!" 병실 밖에서 부모가 청년의 이름을 부르면서 울고 있어요. 내가 오늘 밤 두 번째로 받은 DNR환자예요. 방금 70대 노인의 사후처리를 마쳤는데, 자리가 비니까, 내 순서라서 또 받은 환자가 또 DNR인거죠. 살 환자라면 그나마 괜찮을텐데, 또 죽어야 하는 환자를 받았어요. 게다가 너무 험난한 케이스를 받은 거예요.

20대 초반의 남자 대학생인데, 먼저 본 할머니 환자보다 더 황당했어요. Mood disorder가 있었다고 해요. 헤로인을 흡입한 상태에서 부탄가스를 켜서 살이 타게 된 환자였어요. 발가락, 손가락, 얼굴도 다 탔더라구요. 목욕탕에서 그랬는데, 28시간만에 발견됐대요. 룸메이트가 하루 지나고 들어와 목욕탕에서 발견했는데, 그때 아직 살아있었나 봐요. 병원에 와서 수술할 건 다 했어요. 발 절단하고 wound bag 꽂고 할 수 있는 것은 다하고 8일 동안 중환자실에 있다가 어제 DNR 코드로 변경시키면서 밤에 우리 병동으로 보낸 거예요.

부모들이 밖에서 아들 이름을 부르며 우는 모습을 보니, '할 짓이 없어 부모마음에 한이 맺히게 하나?' 이런 생각도 들었다가 '너도 오죽했으면 그랬을까?' 그런 생각도 들더라구요. 헤로인을 해서 장기기증도 못해요. 그리고 사고이기 때문에 검시관이 whole body를 다 조사해야 하는 케이스예요. 어떤 케이스냐에 따라서 사후 document work이 많이 달라지거든요. 그러니 나는 더 미치는 거죠. 시신이 내 눈앞에서 떠나야 그 다음에 내가 할 일을 하는데, 시신이 내 눈앞에 있는 한은 그 모든 질문에 대한 answer를 내가 다 해야 하는 거예요. 난 돌아버리는 거예요. 그래서 다들 DNR환자를 맡기 싫어해요. 물론 DNR을 맡아서 그 듀티 안에 사망하지 않으면 괜찮아요. 그러나 임종순간이 내 근무시간에 일어나면 나는 죽어나요.

치료진과 social worker 등의 멤버들이 팀이 되어 DNR을 결정해요. 그 팀이 함께 모여서 보호자들과 미팅을 하죠. 그래서 치료진 측이 "더 이상 의미가 없고 가능성 없다."고 얘기해주면서 comfort care를 recommend하면 부모들도 agree할 때 DNR이 결정되죠. 보호자가 원하지 않으면 끝까지 intubation 걸고 있는데, 보호자 agree해서 코드변경에 사인하면 extubation하고 병동으로 올려요.

치료진, 보호자, social worker, administrator, nurse manager 또는 charge nurse가 거기에 다 사인해야 해요. 회의는 ICU에서 어제 오전 11시 30분에 하고, extubation은 오후 3시쯤 하고 우리 병동에는 밤 12시쯤 보낸거예요. 서류를 정리하고 다 사인받아야 하고, 수술하고 꽂은 튜브를 다 빼는 일에 몇 개팀이 와서 다 제거하는데도 시간이 걸리거든요. ICU에서는 살리려고 오만가지를 다 해주고 있었잖아요. GS, NS, kidney, 각 파트에서 이 환자에게 걸어놨던거 다 clear off 시켜야 해요. 다 빼고 다 suture하고 다 해서 그 다음에 병동으로 올려요. 그러다보니 우리 병동에는 밤 12시나 돼서 오게 된 거죠. ICU는 치료가 목적이잖아요. DNR이 결정 난 다음에 ICU는 더이상 기능이 아니니 빨리 내보내고 ICU에서 받아야 할 다른 환자를 빨리 받아야죠. DNR이 결정나면 더 이상 치료기능이 필요하지 않으니까요. 그래서 DNR인 환자는 일반병동으로 와서 임종하게 되는 거죠.

처음 우리 병동에 왔을 때 보니 그냥 처참하더라구요. 우리 병동으로 밤 12시에 와서 한 2시간 반 정도 있다 사망했는데, 그 2시간 동안 난 미치고 환장했죠. 펜타닐이 50㎍ 4시간이었다가 의사가 오더로 모르핀을 continuous하게 주고 펜타닐을 bolus로 100~200㎍를 나에게 10분 간격으로 주라고 해요. 환자를 편안하게 해주라는 거죠. 하지만 펜타닐 드립이 들어가고 그냥 마약성 진통제, 모르핀이 또 들어가면 그냥

respiration arrest죠, 뭐. 그 오더를 내가 그대로 시행하면 '빨리 죽이라는 거구나!'라는 생각밖에 안 들더라구요. 그건 아닌 거 같아서 임종을 앞둔 사람이 natural하게 갈 수 있도록 내가 유도를 한 거예요. 호흡이 좀 안정이 되었을 때 보호자가 시간을 갖게 해주려고 했어요. 내가 설명을 참 스마트하게 했어요.

내가 편한 의자를 가져다주며 "중환자실에서 아들을 제대로 볼 수가 없었을텐데 이제 병동에 왔으니까 아들을 편히 보세요. 여기 앉아서 아들하고 시간을 가져요. 당신들만 괜찮으면 나는 200㎍은 쓰고 싶지 않다. 100㎍로 시간을 조정하자." 그랬더니. "설명해줘서 고맙다."고 해요. 200㎍을 썼으면 한 30분 만에 갔을거예요. 100㎍써서 2시간 반 정도 끌어줬어요. 내가 간호사고 약에 대해서 아니까 그렇게 시간을 만들어준 거죠. 간호사는 똑똑해야 돼요. 나는 보호자들에게 아들 볼 시간을 주고 싶은 거예요. ICU에서는 옆에 있지도 못하잖아요. 다행히도 prn 오더니 내가 하기 나름이예요. 다른 간호사였다면 오더대로 200㎍을 주어 빨리 끝냈을지도 몰라요. 난 내가 조금 더 힘들더라도 그러고 싶지 않더라구요.

DNR환자는 왠만하면 다 stop시켜야 하거든요. IV도 스탑이고 다 스탑인데 요즘 DNR이 세련되어서 보호자들이 comfort care에 사인은 하면서도 '우리 환자에게 어떻게 해달라'고 개별적인 요청을 해요. 그러니 우리는 미치는 거죠. 단순한 DNR이 아니예요. "이렇게 해달라. 저렇게 해달라." 그런 게 있어요. 이 환자는 IV에 모르핀 드립핑하고 펜타닐 볼루스로 주고, 산소 4L로 주고 있었어요. 말도 안되는 DNR이죠. 우리끼리 "이게 뭐 DNR이냐?" 이런 얘기했어요. 그리고 foley에 wound bag, change position까지 다 해주고, 거의 300파운드(약 136kg)나 되는 거구를 change position을 해야 하고, 내가 식은땀을 흘린 이유 중 하나예요. 어찌나 무겁던지. 밤에는 attendant doctor들이 보니 그렇지 아침에 original doctor team이 오면 전부 다 스톱해버려요. 그 의사들이 사망진단서를 다 써야 하니까요.

중환자실에서 병실로 오면 보호자들은 hyper 상태가 되어 있잖아요. 그리고 중환자실에서 병동으로 오면 care environment가 달라지니까 환자나 보호자나 anxiety level이 상당히 높아요. 그 상황의 환자나 보호자를 맨 처음 간호해야 하는 경우에 우리가 더 힘들어지죠. 환자나 가족들이 미쳤다고 말할 필요가 없어요. 환경이 바뀌고 보호자가 환자와 처음으로 같이 있는 타임이기 때문에 엄청난 요구를 할 수 밖에 없어요.

특히 DNR에 사인하고 나서 그래도 숨 쉬고 있는 자식이나 부모를 내 눈으로 봤을 때 심정이 어떻겠어요? 그거를 이해해야 돼요. 내가 직접 내 눈으로 내 살붙이를 보면 사람으로서 얼마나 힘들지 이해해야 돼요. 치료자 입장에서는 fully 다 받아들이고 상대방에 맞춰서 내가 다 양보하고 참아야 되는 상황이니까 업무스트레스가 상당히 높아져요. 그런 케이스를 둘이나 보고 나면 오늘처럼 call in sick을 하고 근무를 못 나가는 거예요.

그 두세 시간 동안에 나는 환자상태에 관해 다시 한 번, ICU에서 했더라도, 다시 한 번 설명을 해주고, 지금부터 벌어질 일에 대해서도 설명하고 사망 후에 준비해야 될 서류들이 많잖아요. 그런 것에 대한 동의서 사인도 받아야 하죠. 그런 건 중환자실에서 안 하거든요. Autopsy를 할 건지, donation을 할 건지, 'yes or no'에 따라서 거기에 맞는 서류를 쭉~ 꺼내야 돼요. 그런 거 준비할 게 무지 많아요.

설명과 동의서 사인을 받고 난 다음 보호자들에게 주스도 갖다 주고 warm blanket도 갖다 주었죠. 편한 의자인 리클라이너를 가져다 주면서 "편하게 아들 모습을 보라."고 하니 되게 좋아해요. 보호자가 mentally & physically 가장 편안한 상태에서 아들하고 say goodbye time을 가질 수 있도록 만들어주었죠. 'say goodbye'를 가장 편안하게 할 수 있게 해주었어요.

이럴 때 보호자 성격이 나타나는데, 안절부절하면서 10분 간격으로 간호사를 부르는 사람도 있고, 스테이션에 와서도 내가 하는 거 보면서 기다려주는 사람이 있고. 잭처럼 몸이 찢어지고 괴물같이 하고 올라왔잖아요. 그게 안타까워서 닦아주려고 하는 사람들은 "뭐 갖다 달라, 여기 어떻게 해 달라." endless demand가 들어와요.

잭은 수술 다 하고, 다리 다 자르고, 얼굴도 다 탄 상태고, 부모는 완전히 shock이죠. 올라왔는데도 완전히 shock이더라구요. 너무 shock이어서 말을 못해요. 그냥 잭의 사진을 한 장씩 도화지에 붙여서, 어려서부터 엄마, 아빠하고 피크닉 갔을 때 찍은 사진 같은 것들. 이런 거 다 붙여놓고 그 사진 쳐다 보면서 그냥 울고 있더라구요. 그럴 때는 뭐가 중요하냐면, doing보다는 being이예요. 그 환자나 보호자들을 위해서 뭔가를 해주는 doing보다는 같이 있어주면서 공감하고 verbal communication은 없으면서 nonverbal로 sympathy empathy 그걸 해주는 게 낫죠.

상대가 말하기 전에 뭔가를 해주면 그걸 그렇게 좋아해요. 담요도 갖다 주고, 얼음물도 갖다 주고, "티 한 잔 하겠냐?"고 물어보고. 따뜻한 티나 우유도 데워다 주고, 보호자를 안정시켜주죠. 죽어가는 사람은 해줄 게 많지 않아요. 보호자들한테 being해줄 게 더 많아요. 같이 있으면서 해줄게 많죠. 가족들은 거기서 터칭(touching)을 많이 받아요. 잭의 부모가 "아들이 옛날에 어땠고, 대학에 입학했을 때 어쨌고…." 그러면 "그래, 그때 참 좋았겠다.". "그렇게 꿈이 많았었고, 항공 전문가가 되겠다고 했고." 그러면 "I see~~." 그러면서 어깨를 잡아준다든지 그런 제스처, "I see." 그러면 돼요.

난 또 다른 환자들도 봐야 하니까 계속 그 환자 옆에만 있어줄 수 없으니 종이에 'Anytime call me!'라고 써서 환자 사이드 테이블에 놓아주었어요. 내가 다른 병실에 있더라도, 그렇게 내 전화번호를 적어서 환자 곁에 놓아두면 알아요. 다른 환자 방에 있더라도 금방 달려갈 수 있어요. 병원마다 출근하면 전화기를 한 대씩 주거든요. 일 시작할 때 어사인받고 전화기도 한 대씩 받아요. 다른 병실에서 일하는데 전화가 오면 빨리 끝내고 빨리 가볼 수 있죠. 콜벨 누르면 스테이션에서 받으니 아무 간호사나 가보고, 자기 프라이머리 너스에게 연락하고 싶으면 콜벨 안 누르고 전화로 하죠.

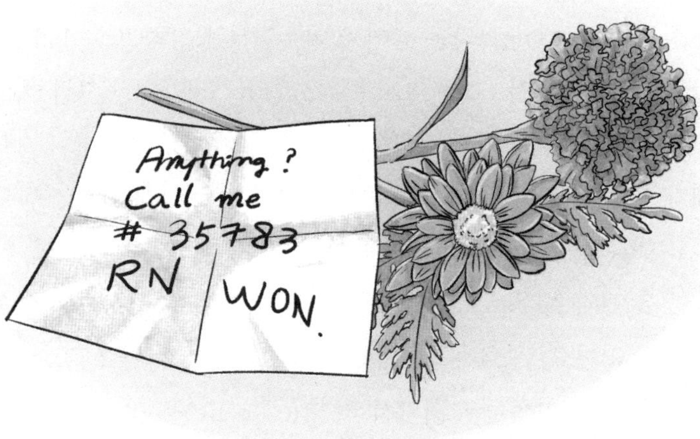

사후 업무

DNR환자가 병동에 오면 해주는 건 환자와 유가족 케어 외에도 서류업무가 무진장 많죠. 미국에서는 '필요하면 질문하라.'는 없어요. 일단은 간호사가 무조건 처음부터 자세하게 설명을 다 해야 해요. 일단 다 설명한 다음에 "Any question?"해서 추가 질문이 endless로 나오더라도 나오는 대로 다 반복해서 설명해줘야 해요. 그건 그들의 권리예요. 우린 의무이고, 보호자들의 권리이니 거기에 대해 답해주는건 치료자의 의무예요. 권리와 의무가 아주 명확해요.

그리고 여러 군데 전화도 해야죠. 샌디에이고 장기기증관리기구(UNOS)가 있어요. 샌디에이고 어느 병원에서든지 환자가 죽으면 루틴이예요. "UCSD 8층에 지금 누가 죽었습니다."하고 연결하면 거기서부터 질문이 30분 이상 나와요. 담당이 누구냐에 따라서 영어가 다 다르죠. 내 영어도 안 좋지만 걔네 영어도 좋진 않아요. 그거를 귀를 쫑긋하고 듣고 대답은 명확하게 해줘야죠. 내가 말해줘야 되는 게 medical history, drug history, medication history 전부 알아야 대답을 할 수 있어요. 머리가 무지 아파요. 대답을 하고 나면 눈이 빠져요.

Autopsy, 부검파트에도 연락해요. 또 수많은 질문에 다 답해야죠. 환자가 사망하면 시신을 장의사로 바로 데리고 가는 경우가 있고, 그게 안 되면 우리 병원 영안실에 있다가 장의사가 영안실에 가서 데리고 가는데 body가 내 담당병실에서 떠날 때까지가 내 assignment거든요. body가 영안실로 갈 건지, 장의사로 갈 건지 그걸 해주는 게 명확해야 돼요. 거기에서 보호자들이 잘 안 해놨을 때 또 2시간이나 끌 수도 있어요. 내 사인이 들어가야 되니까 난 또 기다려야 하죠. 장의사나 영안실에도 간호사가 연락해요. 거기에 dead body 인계할 때 내 사인이 들어가야 해요. 사체유기 아시죠? 잘못하면 사체유기죄에 걸리게 돼요.

이렇게 장기기증센터, 부검파트, 장의사나 영안실까지 3군데 전화 걸어 마무리하고 그 다음 병원 안에 연락해야 되는데, 두 군데가 있어요. 간호감독에게 사체 발생한 사실을 알려야 하고, 원무담당에게도 알려야죠. 이 환자에게 필요한 20페이지가 넘는 서류에 의사, 간호사가 기입해야 하는 부분을 기록해서, 환자 body가 옮겨진 다음에 원무과로 보내야 해요. 그러면 그 서류에 병원기록지와 사후에 발생할 법적 문제가 발생할 경우에 대비하는 서류들을 원무과에서 다 정리해요. 컴퓨터 패키지에 다 입력해서 출력해 다 seal in 해야 해요. 그걸 원무과에 보내요. 의사, 프라이머리 간호사가 한 거 다 훑어봐서 원무과에 보내면 incomplete한 경우엔 서류가 되돌아와요. 의사나 간호사가 부족한 부분은 다시 기록해서 보내게 되죠.

이 모든 걸 사망한 직후에 해요. 서류가 다 완성된 다음에야 퇴근할 수 있어요. 내 사인이 들어가야 하거든요. 서류도 보통일이 아니죠. 지난밤에는 한 명도 아니고 두 명이나 보냈으니 얼마나 힘들었겠어요? 그래서 '내가 죽는게 낫겠다.'는 생각이 들 정도죠.

부탁하지 않아도 도와준 동료와 카페에서 아침을

내가 왜 녹초가 되었는지, 혼이 빠져 있는지, 이해되시죠? 온몸이 무지 떨려요. 속옷까지 흠뻑 젖을 정도였어요. 임종환자 하나만 보았어도 다음 날 출근할 수 있는데, 어제는 두 명이나 봤더니 아까 밤 10시에 일어났잖아요. 그 상황이 되었을 때 나는 영어가 완벽하지 않아서 환자 사후 처리하느라 힘들었는데, 또 복잡한 환자가 온다고 하니까 이걸 또 영어로 어떻게 표현해야 하나 하는 중압감이 동시에 다 중복되니까 굉장히 헤비했어요.

오늘 아침에 퇴근하면서, 어젯밤 나를 도와준 간호사 두 명과 함께 아침을 먹으러 갔었어요. 많이 도와준 간호사에게 그때그때 이런 식으로 대접해요. 그냥 고맙다고 말만 하는 게 아니라 아침도 사주고, 고기도 재워서 선물로 주고요.

아침에 바닷가에 근사한 카페에 가서 막 떠들고 웃으며 달콤한 파이도 먹고 커피 마시며 풀었죠. 집에 오는 길에 한국마켓에 가서 장봐왔어요. 친구들이 우리 집에 와서 샤워하는 동안에 난 고기 재운 거예요. 친구들은 샤워 다 끝나고 내가 고기 재운 거 갖고 가서 그냥 자면 돼요. 이런 날은 내가 준 걸로 하니까 저녁에 밥 안 해도 돼서 친구들은 친구들대로 편한 거예요. "원이 고기 marinate해준 거 가지고 간다."고 하면 식구들이 기다린대요. 저녁으로 원이 해준 걸로 바비큐 먹는다고 하면 다 일찍 집에 온대요. 4~5인분씩 재워주니까 한끼 식사로는 충분해요.

오늘 시장을 보는데 480달러가 들었어요. 만일 내가 아파서 응급실에 가면 내 의료보험이 기가 막히게 보장이 잘 되는 것임에도 불구하고 코페이가 250달러에요. 내가 내야 할 돈이…. 어젯밤 그 힘든 일을 그렇게 하는데 동료들이 도와줘서 다 끝내고 아침에 정시 퇴근했잖아요. 내가 하루에 버는 돈이 740~780달러를 벌어요. 하룻밤 그냥 공짜로 일했다고 생각하죠. 맛있는 거 사주는데도 한 200달러 썼나 봐요. 최고로 먹었으니까. 바닷가에 파도가 보이는 제일 근사한 데 있어요. 그러니 친구들은 막 황홀한 거죠.

다른 두 명은 또 오늘밤 일하러 들어가야 하기 때문에 아침식사는 같이 못하고 그냥 갔어요. 그래서 그 친구들한테도 고기 재워서 우리 집에 온 간호사들이 집에 가는 길에 다 전해주고 갔어요. 그러니 그들 입장에서 내가 안 이쁘겠어요? 이렇게 돈 쓰면서 팀워크를 하면서 살아가고 있어요. 보세요! 환자, 보호자, 같이 일하는 동료에게도 이렇게 했죠! 그러니 얼마나 좋아요! 돈은 이렇게 쓰려고 버는 거 같아요.

동료들이 나를 안 도와주었으면 그 시간에 그 친구들은 쉴 수 있는 타임이거든요. 자기 일은 다 끝낸 시간이니까. 그런데 중간중간 임종환자 보호자들이 그렇게 많이 물어볼 때 동료들이 자기네 잉글리시로 척척 다 대답해주었단 말이에요. 그리고 어떤 애들은 장기기증관리기구에 전화해준 애들도 있고, 의사에게 전화 걸어서 "No bleeding이다." 같은 보고도 해주고, 다 내가 할 건데 다 맡아서 해준 거예요. 내가 해달라고 부탁도 안했는데도 알아서 도와주었어요. 네 명이 도와주었죠. "내가 이거 해줄게?" "장기는 내가 전화해줄게." 동료 간호사들이 다~ 해주었어요. 또 내가 넋이 나가 있으니까 "813호 환자 약은 내가 줄게.", "816호는 내가 줄게." 애들이 맡아서 약을 다 줬어요. 내가 그렇게 멍~하니 의자에 퍼질러 앉아 있으니까. 커피까지 타갖고 와서, "이거 마셔봐." 하고, 누구는 어디서 초콜릿을 구해 와서 "이거 먹어."라고 하고, 이렇게 서로 도움을 주고받으니 제가 영어가 짧고 job이 두 개인데도 무리없이 살아나가는 거예요.

4장

내가 더 행복해지는 순간

1. 최고간호사 상을 받다

새로운 세계에 도전하려면 알에서 깨어나야 한다

무슨 도전이나 어떤 새로운 세계에 진입하려고 할 때는 누구나 불안해요. 나만 그런게 아니겠죠. 아무리 영어점수가 높아도 외국에서 일하는 것은 불안하기 마련이죠. 헤르만 헤세의 말대로 알을 깨지 않으면 새로운 세계는 없어요. 알 상태에서는 알껍데기도 다 필요했죠. 그런데 새로운 세계를 보고 새로운 세계에 나가겠다는 의지가 움직이기 시작하면 알은 깨야 하거든요. 알을 깨면 그 껍데기는 더 이상 생각하면 안돼요. 알에서 나와 깃털이 말라가고 그러는 사이에 더 건강하게 평야에서 날 수 있게 힘을 길러 새로운 세계, 새로운 문화로 날아갈 수 있죠. 개발도상국에서 간호사하는 거, 미국에서 간호사하는 거, 모두 새로운 세계잖아요.

그런 것들이 그냥 생기는 건 아니에요. 예를 들어, 내가 환자에게 무엇을 할 때 상대방 말을 잘못 알아들어서 우물쭈물하면 환자가 화를 내고 소리 지를 때도 있었고, 무시당한 적도 있어요. 그런데 내가 어떻게 했을 때 결과가 나쁘고, 내가 무엇을 잘못 알아들었는지, 그 잘못된 걸 내가 캐치해서 교정하면 발전하는 순간이 되는 거죠. 캐치하는 부분이 발전하는 순간이고 바로 내가 새로 태어나는 순간인 거예요. 아무 것도 아닌거 같은 그 부분이 새로 태어나고 내가 간호사라는 것을 타인이 아닌 나 스스로 나를 재조명하는거죠. 이렇게 순간순간 깨어있는 의식으로 나를 조금씩 다듬고 힘을 키워 마침내 미국이라는 나라에서 간호사로 훨훨 날게 되었다고 봐요.

2011년에 〈샌디에이고 최고 간호사(Top nurse in San Diego, California)〉 상을 받았어요. 『WORLDWIDE LEADERS IN HEALTHCARE』[2)]라는 인명사전에 이름, 학력, 경력 등이 기재되는 거예요. 한국식으로 보면 병원장인 Butcher 박사의 추천으로 받게 된 상이었죠. 그땐 그 상을 받고도 말할 사람도 없고, 함께 밥 먹을 사람도 없고, 말할만한 틈도 없었어요. 미국에 와서 근무 시작한 게 2007년 1월이니까 5년차가 되었을 때였는데, 지금처럼 마음의 여유가 없었어요. 근무하느라 상을 받으러 가지도 못해서 우편으로 받았어요.

2009년 11월에는 알바라도 병원에서 '이 달의 직원상(Employee of the month)'을 받았어요. RRT 간호사인 로리가 6월에 간호부원장에게 저의 업무능력을 칭찬하는 편지를 보낸 적이 있었나봐요. 그런 편지가 있었는지 저도 나중에야 알았죠. 게다가 우리 병동의 매니저와 병동 간

---

2) The guide provides every bit of information imaginable compiled into a full biography; including education levels, board certifications, specialties, hospital affiliations, and more. Because this guide focuses on the crème de la crème of nurses, it is an honor and a privilege for them to be selected. A patient can't go wrong and will be fully informed on their medical decisions instead of going in blind. About Worldwide Leaders in Healthcare Published yearly, and distributed exclusively to members, physicians and healthcare institutions, Worldwide Leaders in Healthcare selects the top 1%–2% of each healthcare specialty to be featured in their yearly publication.
(http://www.prweb.com/releases/2011/5/prweb8504157.htm)

호사들의 적극적인 추천으로 받게 된 상이었어요.

UCSD에 온지 1년도 채 안 된 2013년 4월에 받은 〈이 달의 직원상(Employee of the Month Award)〉은 1~2개월마다 병동 간호사 한 명에게 주는 상이예요. 그 상은 employee coworker들이 뽑아서 주는 상이예요. 각 병동에서 한 명씩 주는 상이죠. 그런 상을 서너번 받았어요. 병동별로 자체 내 committee가 있거든요. 병동 improve하는 unit based meeting association이 있는데, 매니저는 못 들어가고 코워커들이 그 위원회 구성원이예요. 거기서 동료간호사들이 일하면서 눈에 띄게 impressive하게 잘 했다고 생각하는 간호사를 서로 추천하여 한 명씩 뽑아요. 그 동료 간호사 위원회에서 상을 몇 번 받으면 evaluation받을 때 점수가 그냥 팍팍 올라가게 되죠.

예전에 그런 상을 받을 땐 근무한지 얼마 안 된 때라서 그걸 받은 기쁨보다 하루하루 불안에 떨지 않고 일할 날만 기대하며 살 때였어요. 요즘처럼 떨지 않고 병원에 근무하러 가는 게 소원이었어요. 지금이 좋아요. 지금은 떨지 않고, 동료들을 위해서 맛있는 도시락 만들어 가서 나눠 먹고, 요즘이 좋아요. UCSD에서도 이젠 항암도 안하니까 뭐든지 다 커버할 수 있는 지금이 좋아요. "원!" 하고 부르기만 하면 달려가 누구라도 다 도와줄 수 있고, 지금은 내가 간호사로 일하면서 천국이예요. 이렇게 살게 되는데 거의 8~9년 걸린 것 같아요. 그냥 밥먹듯이 편하게 어떤 환자를 봐도 여유 있고, 환자가 패닉인 상태여도 내가 핸들링 할 수 있고, 컴다운시키고, 내가 생각한대로 환자와 보호자를 리드해나가는 프라이머리 간호사가 된 거지요. 나는 이제 새로운 세계에서 훨훨 나는 큰 새가 된 기분이 들어요.

내가 더 행복해지는 간호

'내가 간호사이기 때문에 생명이 살아있다는 현상을 직접 볼 수 있을 뿐 아니라 내가 도와줄 수도 있다.'는 게 간호사라는 직업이예요. 자기가 무엇이 필요한지 말할 수 없는 환자에게도 간호사이기 때문에 어떤 객관적 데이터를 간파해서 그 사람에게 필요한 것을 해줄 수 있어요.

밤중에는 환자가 알든지 모르든지, 4시간 간격으로 warm blanket을 하나씩 덮어줘요. 난방이 잘 되어 있어도 환자에 따라 필요 없는 경우도 있지만, 보통 환자들에게는 warm blanket을 덮어주면, 아침에 들어갔을 때 "따뜻한 담요 덮어줘서 고마웠어. 우리 엄마 같았어."라고 해요. 집어넣으면 blanket이 속까지 뜨뜻해지는 기계가 병동에 있거든요. 그러면 기차게 잘 자요. 한 환자당 2번 정도 바꿔줘요. 따뜻함은 한 30분 가는데, 처음에 딱 덮어주는 순간에 행복도가 아주 높죠. "좋다!"고 하면서 잠드니까, 30분만 따뜻해도 두세 시간 푹 자는 거죠. 다른 간호사들은 콜벨 눌러서 "warm blanket 갖다 달라."고 하면 그때 움직여요. 나는 부르기 전에 움직여요. 다른 간호사들이 "환자들은 왜 너를 안 부르냐?"고 묻는데, "난 환자가 부르기 전에 다 해." 그러죠.

'환자'라는 생각보다는 내가 불편했을 때 내가 원했던 것을 그대로 상대에게 해주는 것뿐이죠. 내가 받았을 때 그 행복감을 환자에게 주는 거예요. 그 행복감을 느꼈기 때문에 그 어려움을 느꼈기 때문에, 내가 느낀 어려움을 상대가 느끼지 않게 해주고, 내가 느낀 행복감을 상대방이 느끼게 해주는 거죠. 편하게 해주는 게 간호예요. 환자가 행복해지면 내가 더 행복해져요.

간호와 더불어 이렇게 행복해질 수 있게 된 것은 지금까지 새로운 도전을 해온 덕분이죠. 제가 한국에서 간호과장으로 승진할 기회가 있었는데도 International SOS에 취업해서 베트남으로 떠났던 것도, 또

SOS에서 인정받게 되고 승진도 하고 보수도 많이 받게 되었는데도 47세에 미국으로 다시 온 것도 새로운 도전에 대한 매력 때문이라고 볼 수 있어요.

내가 열려 있어서 가능한 도전들이었죠. 베트남에 가기 전에 이미 미국에서 살아봤고 호주에서 유학을 해서 다 알잖아요. 그래서 developing country부터 바닥부터 살아봐야겠다고 생각했던 거예요. 호주에서 난민들을 많이 봤어요. 보스니아, 베트남 등에서 온 난민들을 많이 봐서 third country, developing country에 관한 호기심이 있었어요. 나중에 봉사활동을 하거나 뭘 하려면 책에서 배운 것만으로는 부족하고 내가 직접 겪어봐야겠다는 생각이 들었는데 SOS에서 베트남 자리가 나왔다고 하길래 '베트남부터 시작하자.'고 생각한 거죠.

다른 사람들은 '아, 이거 어떻게 해? 난 못해!'하는 것도 난 '해보자!' 그런 생각이 들어요. 그게 나는 exiting해요. 근데 '발톱이 몇 개 빠지겠군!' 그런 생각은 하죠. 어떤 일이 생기면 '내가 어떻게 되고 어떤 혜택을 볼 건가?' 그런 생각보다는 '이 일을 해내려면 얼마만큼 피가 터지고 발톱이 빠질게 될까?' 그런게 내 눈에 먼저 들어와요. 그래도 도전하면 생각지도 못했던 보석같은 경험들을 선물로 받게 되는 거죠.

하루하루가 다 멋지진 않아요. 지겨울 때도 있고, 나도 사람이라 '그만, 아, 그만!' 그런 생각이 들 때도 있어요. 그런데 그 24시간 중에 단 몇 분간의 짧은 순간이 나를 살게 해줘요. 그 멋진 느낌, 감동, 희열 그런 것들이. 내 친구들이 살아가는 라이프와 비교해 보면 '내가 얼마나 멋지게 잘 살고 있는가?'라는 게 더 느껴져요. 한국에 있는 친구들과 똑같이 50대 후반이 되어가고 있는데 어떤 의미에서 친구들보다 나는 고생도 엄청 많이 했어요. 그랬음에도 불구하고 나는 지금 이렇게 기쁘고 즐거워요.

한국의 친구들 중에는 강남에 몇 십억짜리 아파트를 갖고 있고 애들 유학 다 시켰고, 남편은 교수나 의사로 다 번지르르하게 살고 있지만, 친구들은 지금 내가 갖고 있는 경험들이 없으니, '인생의 겉만 살고 있다.'는 게 느껴지거든요. 친구들은 삶의 겉을 살고 있어요. 겉! 나는 라이프의 '속'을 살고 있어요. 나의 겉을 보면 homeless 수준이에요. 어제 미장원 가서 머리를 하고 왔거든요, 미용사가 저보고 "언니 들어올 때 보면 homeless야! 옷만 바꾸면 되는데 어떻게 할 수 없어요?" 그래서 "나 샌디에이고에 아는 사람 한 명도 없고 12시간 동안 내가 어떻게 일하고 왔는데 지금 옷 바꿔 입고 올 수 있겠냐? 머리는 요새 보니까 흰머리가 너무 많아서 아무래도 염색해야 될 것 같아서 왔다." 그러면서도 내가 신문에 나오는 걸 다른 사람들도 가끔 볼 때가 있어요. 그걸 보고 "존경스럽다."고 해요. 나는 머리 하면서 앞으로 졸고 옆으로 쓰러지니 미용사가 머리 잡아당기면서 파마를 해주거든요. 나를 그렇게 해주면서도 그 미용사가 "참, 언니는 볼 때마다 내가 다시 열심히 일 할 수 있는 힘을 준다."고 하면서 자랑스럽대요.

친구들이 최근에 아르헨티나의 이과수 폭포를 갔다왔다고 사진을 올리는 걸 보고 옛날 생각이 났어요. 난 이과수 폭포에 2000년도에 갔다 왔거든요. 얘들은 package tour로 어디어디 갔다 왔다고 하는데, 나는 단순히 여행이 목적이어서 간 거는 별로 없어요. 해외에서 공부하거나 일하는 거로 다녔지요. 그게 이렇게 자랑스러울 수가 없어요. 일이나 공부로 다녔고, 해외를 가면 쇼핑보다는 library하고 박물관에 갔어요. '내가 얼마나 잘 살았나! 발톱이 빠지도록 살았지만, 잘 살았다!'는 생각이 들어요.

누군가 베트남을 관광으로 다닐 때, 나는 거기서 의료를 했고 후송을 했고, 진료를 했고, missionary를 했죠. 가게에서 설탕을 300g씩 다

봉지봉지 1,000봉지를 싸가지고 버스를 타고 배를 타고 라오스를 갔다 온 적도 있어요. 그런 '내 삶이 멋졌다!'는 게 지금 느껴지는 거예요.

다른 사람들은 도시나 건물의 겉을 보고 멋있다고 하지만, 나는 구경꾼이 아니라 그 속에서 살았어요. 그게 차이가 있더라구요. 그리고 SOS에서 외국 도시로 후송 갔을 때, 난 그냥 재래시장을 갔어요. 싱가폴에 자주 갔었는데, 그때도 재래시장에 갔어요. 싱가폴 같은 데도 다민족이 많잖아요. culture가 있는 박물관도 찾아갔죠. 그래서 어느 소수민족이 이런 위대한 싱가폴을 만들었는지 화교가 과연 처음에 시작한 것이 돈만 벌었는지 culture를 뿌렸는지 그런 걸 생각할 수 있는 '생각과 관점'이 생기는 거예요. 덕분에 나는 '사고가 살아있어요!'

2. 살아있는 간호와 죽은 간호

진짜 친절한 간호사

환자 곁에 많이 붙어 있는 사람이 간호사예요. 환자 곁에 많이 붙어 있으면 있을수록 멋진 간호사가 돼요. 환자 곁에서 멀리 떨어져 있으면 있을수록 지식은 올라갈지 몰라도 환자가 갖고 있는 수많은 differential factor는 놓치기 쉽죠. 지식이 환자 몸과 결합되어 통합된 행위가 간호잖아요. 그러니 단순한 지식만으로는 cover를 못 해내요. 환자 곁에 많이 붙어 있을수록 진짜 간호사가 돼요.

미국에선 입원환자의 중증도가 상당히 높은데, 환자가 의식이 떨어질 때 진짜 간호사의 critical decision 능력이 막 발휘되어야 하죠. 검사 결과를 보기 이전에 환자가 벌써 condition이 down되어 말 못하고 늘어지기 시작하거든요. 그때 환자에게 "어디가 아프세요? 말해보세요!" 그럴 수는 없잖아요. 그때부터는 내 눈으로, 내 촉감으로, 내 청진기로 그리고 내 직관을 동원해서 내가 환자를 콘트롤해야 해요. 그때 내가 진짜 간호사인지 돌팔이인지, fake인지 다 드러나는거예요. 돌팔이나 fake한 간호사에게 걸렸다가는 의식이 다 떨어지고 cardiac arrest된 다음에 CPR이나 하는 거죠. 중환자실로 보내더라도 CPR하기 전에 살려서 데리고 나가던지 적합한 antibiotics 쓸 수 있도록 해서 sepsis에 안 빠지게 해줘야 돼요. 그게 진짜 간호사지요.

저는 친절하지 않은 간호사로 유명해요. 그렇다고 불친절한 건 아니지만, 친절하지 않은, 딱딱거리는 간호사로 유명해요. 그래서 환자들이 나보고 'North Korea nurse'라고 부르기도 해요. 처음에는 그러는 나를 희한하게 보더라구요. 동료들도 '재가 어쩌려고 저러나?' 걱정하는 눈치였죠. 언제 어디서나 환자에게 "Honey! Sweet heart! Pretty! Lovely!"

막 이래도 모자랄 판국에 저는 환자를 딱딱하게 대하니까요. 그런데도 환자들이 다 날 좋아하고 따라요. 제가 왜 그러는지 환자 자신들이 다 느끼는 거예요.

노랑머리 간호사와 다른 점은 노랑머리들은 환자에게 "Honey, sweety!" 이러면서 뭐든 다 해줄 것처럼 말해요. 간호사실에서 인계받고 데이 간호사하고 함께 환자 방에 들어갔을 때 "내가 퇴근하기 전에 다 해줄게! 내가 그 의사 회진 시간 몇 시인지 알아봐줄게." 옆에서 들으며 '네가 인계해주고 그 사이에 네가 회진 시간 알아봐주고 갈 수 있을까?' 내가 속으로 생각해요. '너 이거 뻥치는 거지?' 내가 알거든요. 그럼 환자나 보호자들은 "Oh! You're the best my nurse!"라고 말하지만 저는 속으로 '웃기고 있네!' 하는 생각이 들죠. 그래서 그 자리에서 내가 "안젤라 간호사가 알아본다고 해서 내가 참 해피한데, 안젤라가 알아봐서 너한테 뭐라고 하는지 기다려보자. 해준다고 하니 조금만 더 기다려봐." 이렇게 말하면서 또 "내가 알고 있는 닥터 스케줄은 out-patient 봐야 되고 OP 스케줄도 있다. UCSD 병원이 3개인데 3개 병원마다 환자가 다 있다. 네가 퇴원하기 전에 그 의사가 여기 올 수 있는지 아무도 모른다."고 내가 미리 초를 쳐놓죠.

입으로만 친절한 척 하는 간호사들은 나를 무서워해요. 난 '거짓말 하지 말라! lip service 하지 말라!' 이거예요. 나의 이런 점을 다른 간호사들도 알아요. 내 앞에서는 입에 발린 소리 못해요. 했다가는 요렇게 다 기죽여버리거든요. 내가 그렇게 말하면 환자나 보호자가 "어, 그럴 수 있겠다." 그래요. 거기까진 좋아요. 환자한테는 "내가 다 해줄게!" 말해놓고서 나한테 인계해주고 아무 것도 해주지 않고 그냥 퇴근했어요. 30분 정도 지나면 나라도 매듭을 지어야 하잖아요. 그럴 때 말만 그럴싸하게 하는 간호사를 커버해주지 않아요. "안젤라 간호사 왔다 갔어요?" 물어봐요. "아직 안 왔는데." 그러면 "아, 연락을 못 받았어요? 안젤라가 연락을 했는지, 안했는지 나도 모르겠어요. 근데 내가 알고 있는 상식은 이래요." 하면서 일반적인 의사의 스케줄을 말해주고 "대신에 내일 아침 내가 7시 반에 퇴근하기 전에 데이번 간호사한테 의사가 한번은 오니까 특별히 그 시간에 당신을 만날 수 있도록 얘기를 해 놓겠습니다. 퇴원하기 전에 이런이런 거를 이렇게 해주었으면 좋겠다는 걸 말해두겠습니다." 그리고 그걸 별표를 해서 아침 번에게 꼭 얘기를 해요. "이 부분을 attending 닥터가 왔을 때 얘기를 해달라."고 매듭을 지어주죠.

그런 간호사가 나하고 환자한테 물 먹이는 거 그냥 안두거든요. 안 고쳐놓으면 그런 것들이 자꾸 나쁜 싹을 키워요. 나한테 그런 식으로 한 번 찍힌 간호사가 며칠 있다가 같은 assignment에서 나하고 부딪힐 때가 있거든요. 환자인계 서로 주고받아야 할 때가 있어요. '너 저번에 한 번 공갈친 거 알기 때문에 요번에 버릇을 고쳐놓는다.'고 별러서 그 부분만 집요하게 파고들어요. 컴퓨터 리포트(인계)를 받은 다음에 환자랑 보호자를 involve 시켜서 또 한 번 bedside report할 때 안젤라가 했던거 그대로 얘기해버려요. 그러면 얼굴이 시뻘개지면서 "어, 알아보고 갈게." 그 때는 틀림없이 알아봐주고 가요. 나중에 그런 간호사들이 그런대요. "원, 원~!" 그런대요. 나한테 한 번씩 걸리고 난 다음엔 다시는 안 그러죠. 그러니까 나는 절대로 친절한 간호사는 아니고 말은 딱딱하게 하지만 눈은 반짝반짝 거려요. 나는 환자에게 필요한 것은 몇 번이고 언제나 다 설명해주고, 말과 행동이 일치하니까 나만 찾아요.

환자가 날 믿어주고 나는 나를 믿어주는 거 이상으로 환자들에게 즉각즉각 다 해줘요. 인계받고 처음 환자 라운딩할 때 환자가 통증이 있다든지, 배가 고프다든지, 토한다든지, 설사가 있다든지 하는 일차적인 니드가 있으면 그 자리에서 다 해결해줘요. 그 환자 말고 아직 4명을 더 봐야 되지만 그 자리에서 먼저 다 해줘요. 많이 걸린다 해도 5분이면 다 끝나거든요. 예를 들어, 어떤 환자가 통증이 심하다고 하면, 그 자리에서 당장 ID 치고 들어가서 다음 medication이 몇시인지부터 봐요. 내가 7시에 라운딩을 갔는데, 7시 50분이 다음 medication을 줄 시간이면 미리 얘기해줘요. "다음 due time이 7시 50분인데, 50분 더 기다려줄 수 있니?", "못~해!" 그러면 "네가 지금 원하는 건 모르핀인데 모르핀은 네가 7시 50분까지 기다려야 되고, breakthrough pain medication으로 percocet이 있는데 지금은 이거를 줄 수 있다." 그 앞에서 대안을 직접 그 환자에게 얘기해요. 그러면 "으~응!" 거리다가 "OK!" 그래요. 또 어떤 환자가 "나 지금 물 좀 줄 수 있어?" 그러면 즉시 정수기에 가서 물과 얼음을 섞어서 한 통 채워서 갖다 줘요.

환자들이 필요한 걸 그 자리에서 나한테 얘기할 때 "나 지금 환자 라운딩 중인데 딴 환자 4명 보고 와서 그 다음에 너한테 해줄게."라고 절대로 하지 않아요. 내 앞에서 일차 니드가 표출되면 그 자리에서 무조건 즉각적으로 들어줘요. "I'm your nurse, my name is Won. I'm gonna with you until tomorrow morning 7:30!" 이런 인사말도 다 필요 없어요. 그런 일차적인 니드를 해결해주고 나면 환자가 "이름이 뭐라고?" 다시 물어봐요. 나를 알고 싶은 거예요. 거기서 relationship이 꽉 잡혀져서 일하기가 얼마나 수월한데요. 그렇게 환자 일차 니드를 그 자리에서 verbal이든, nonverbal이든, 설명이든, 처치든 뭐든지 다 해주면 그 다음엔 그 환자와 보호자하고는 relationship이 다 해결이 된 거라 다음 날 아침 7시 반까지 일하기가 너무 편안해요.

Colostomy bag이 '빵!'하고 터진 환자 이야기

내가 아시안이기 때문에 미국 간호사들이 처음 나에게 갖는 impression은 그냥 '아시안'이예요. 여기 은근히 racism이 있거든요. 우습게 알아요. 나를 모르는 애들은 나를 우습게 알아요. 나를 일단 알게 되면 아주 달라져요. 본인들이 따라올 수 없는 어떤 실질적인 게 있고, 내가 환자를 볼 때 유머가 있다고 말하기도 해요. 그리고 고난도의 말썽쟁이 환자들을 내가 처리를 아주 잘 한대요. 그래서 "이게 너야!" 딱 그래요. 자기네들끼리 스테이션에서 "그래서 쟤가 원이야. 왜 사람들이 '원, 원!' 그러느냐면 그래서 쟤가 원이야!" 그러더라구요. 그래서 나를 아는 간호사들은 나를 굉장히 serious하게 대접해주고 나를 전혀 모르는 애들은 "아시아에서 굴러온 영어도 발음이 엉망인 쟤!" 그러고 말아요. 그래서 나는 내 나이 58살까지 개발도상국에서 선진국까지 전 세계 간호를 조금씩이라도 다 접하고, 그것도 primary에서 acute hospital까지 다 섭렵했기 때문에 오는 자신감과 만족감이 있어요.

지금은 아주 편해요. 환자 방에 들어갈 때도 '뭐든지 나한테 요청하십시오! 어떤 문제든 내가 다 해결해 드리지요.' 그런 생각이 들고. 뭐가 막혔다고 하면 그걸 할 수가 있고, 걸리적거리는 게 없이요. 편안해요. 내가 그렇게 마음편한 상태로 들어가서 간호를 해요. 그러니 환자들도 내가 편하대요. 편하고 항상 여유가 있어 보인대요.

어젯밤에도 이런 일이 있었어요. 다른 간호사의 환자였는데, colostomy bag이 완전히 gas로가 꽉 차서 터질 지경이라 bag을 바꿔줘야 되는 상황이었어요. colostomy bag을 갖고 있는 환자들의 불평은 분비물로 습기가 계속 차니까 아무리 접착을 잘 해도 새서 그게 항상 문제거든요. 피부도 상하고 새니까 냄새도 나니 짜증이 나죠. 치료를 받아야 하는 입장이나 치료를 해야 하는 입장이나 다 하기 싫어하고 맡기 싫어하는 assignment죠.

드디어 환자의 colostomy bag이 '빵!'하고 터져서 온천지에 난리가 났어요. 게으름뱅이 너스에 게으름뱅이 환자가 둘이 궁합이 잘 맞게 만나서 싸움이 벌어졌어요. 환자는 게을러서 해달라고 소리만 지르고 간호사도 게을러서 안 해주고 미루기만 하니 싸움이 벌어졌잖아요. 너무 시끄러우니까 차지가 날 부르더니 "원, 저것 좀 해결해줄래?" 그러더라구요.

가운 입고 고글 쓰고 들어갔죠. 사지절단에 마약도 하던 homeless 환자였는데, 성질도 더러워서 이렇게 하면 이렇게 했다고 잔소리고, 저렇게 하면 저렇게 했다고 난리를 쳤어요. 담당간호사가 워낙 게으른데다가 환자가 그러니 난리가 더 커진 거죠. 어떤 간호사나 그런 assignment가 들어오면 하늘이 노랗게 보이기 마련이죠. 나는 그런 놈이 들어오면 '너 오늘 나한테 딱 걸렸다.'고 하고 '저놈의 버릇을 드디어 고치기 시작해야 하는구나.' 그렇게 생각하고 덤비거든요.

차지 부탁을 받고 일단 병실에 들어가서 colostomy를 보니까 밤중에 우리가 구할 수 없는 재료들이 많더라구요. paste도 구할 수가 없고, 상황이 좋지 않았어요. 이미 절반 이상 뜯어져 있어요. 이 환자는 '너 밤새도록 이걸로 나한테 시간 좀 보내고 고생 좀 해봐라.' 이런 식으로 배짱 튕기고 욕하면서 찍찍거리는 거예요. 그리고 담당간호사는 해결을 하긴 해야겠는데 해결방법이 없으니까 처음보다 기는 죽었는데 '해결보다는 아침까지 시간을 끌고 가겠다.'는 계획이고, 담당간호사와 환자 두 사람의 심보를 다 알았어요. '둘 다한테 변화될 기회를 주어야겠다.'고 생각했어요.

일단 colostomy bag을 마저 다 뜯어내고 먼저 병실 청소를 시작했어요. 그랬더니 "너 뭐하냐?" 그래서 "이게 네가 누워있는 방이냐? 난 너 치료하러 들어왔는데 이 상태면 네 방에 들어오고 싶은 생각이 없어서 내 body가 들어오기 위해서 내가 좀 치워야겠다." 그러고 주위환경을 싹~ 치웠더니 좀 깨끗해졌어요. 테이블 위에도 몇 개씩 있는 숟가락에 언제 먹던 치즈 이런 것들이 널부러져 있어요. "이거 언제 받은거야?" 물어서 오래 된 것들은 다 가져다 쓰레기통에 집어넣고 최근에 갖고 온 것만 옆에다 깨끗하게 정돈해서 정리를 먼저 싹 했더니 환자가 좀 calm down 되더라구요. "화장실에 잠깐 가 있어요." 그런 다음에 시트까지 다 바꾸어 침상정리를 다 깨끗하게 한 다음에 "여기 와서 누워요!" 라고 했죠.

눕혀놓고 그 환자에게 맞는 재료를 밤에 구할 수가 없어 임기응변으로 Kerix roll gauze라고 burn환자들 치료하는 거즈를 normal saline에 풍덩 담가서 짠 다음에 지그재그식으로 해서 stoma 위에 덮었어요. 그리고 그 밑에는 테가돔 큰 거를 stoma 주위에 다 붙여놓았어요. stoma에서 대변이 나오면 주변 피부가 아프니까 테가돔으로 피부를 크게크게 다 덮어준 거예요. 분비물이 계속 나와도 따가운 게 없어졌죠. Kerix를 normal saline에 담가서 물이 촉촉하게 배어 있게 해서 덮고 거기에 기저귀 밑에 깔아주는 방수포를 테가돔 위에 씌우고 목욕용 타올을 맨 마지막에 둘러쌌어요. Kerix 거즈에 대변이 고이게 한 거죠. 스킨은 테가돔으로 다 덮어서 chemical이 느껴지지 않게 따갑지 않게 한 거고.

그렇게 해주고 나오니까 간호사들이 "그래서 재가 원이야!" 그 말 하고 있더라구요. "You're the best! You're my rock!" 막 그러더라구요. 난리가 났어요. 하여튼, 엄지척이죠. 우상이라는 거죠. 그 환자 담당 간호사도 고마워하고, 환자도 고마워하고, 차지는 병동을 편안하게 끌고 갈 수 있게 되었으니 고마워하죠.

어느 정도 지나서 푹 젖어버리는지 시간을 쟀어요. 2시간 20분 지나니 대변이 차더라구요. 그래서 "이제 먹는 거 stop하고 낼 아침에 식사하세요. 일단 IV는 계속 들어가니까 더 안 먹어도 괜찮아요." 그래서 시간을 가능한 delay하려고 했죠. "2시간 20분 걸리니까 내가 2시간마다 와서 바꾸어줄게요." "정말?", "그래! 당신은 그냥 편히 주무세요. 내가 해드릴게요." 그래서 4번 갈아주니까 아침이 다 되었어요.

아침에 전화해서 연결하여 day time에 wound nurse가 와서 새로운 새방법으로 colostomy를 만들었죠. 나한테 "Thank you very much! You're so smart!"라며 놀라워했어요. "여러 간호사를 많이 경험해봤는데 너처럼 이렇게 스마트하게 한 간호사 처음 봤다." 이러면서 "내일 또 해줄래?" 그러더라구요. 이런 임기응변은 내 아이디어만이 아니라 알바라도 병원 죄수병동에서 다른 간호사가 했던 방법을 응용한 거예요. 죄수병동에는 총상환자가 많아서 colostomy bag을 갖고 있는 환자가 많아요. 알바라도에서 다 배운 거예요. 알바라도에는 나이트 때 의사들도 없고 간호사가 12시간 끌고 나가야 하는데다가 재료가 충분하지 않아요. 좋은 게 별로 없어요. 어떤 간호사가 그렇게 하는 걸 제가 봤어요. 그대로 한 거예요. 그래서 간호는 일하면서 배워요. 의사가 없는 데서 배운 간호를 기막히게 써먹는 거죠.

결국 어젯밤에는 내 환자 5명에 그 환자까지 6명을 본 셈이죠. 그 환자를 2시간마다 봐주기 위해서 발로 뛰었죠. 엄청 뛰었죠. 내 환자는 아닌데도 환자가 내가 해주길 원하니까 봐준 거죠. 난 그런 일을 서슴지 않고 해요. 그래서 내가 인기가 좋아요. 우리 차지하고 너스들이 내가 출근하면 막 박수쳐요. "원이다~!" 그러며 환영해요.

그 환자나 간호사 둘 다에게 변화를 줄 수 있는 찬스라고 생각했어요. '간호사가 됐으면 당신은 이 정도는 해야 한다.'라는 그 창피함도 주고 '다음엔 나도 이렇게 해야겠다.'는 자신감도 주고. '저 아시안이 영어는 못하지만 이렇게 일을 잘하는구나.'를 보여주는 기회도 된 거죠.

이렇게 도움을 받은 간호사들은 내가 바쁠 때 내가 말하기도 전에 알아서 도와줘요. 예를 들어, 수술환자 들어오고 신환 들어오고 게다가 다른 환자의 컴플레인까지 들어와서 정신이 없을 때가 있어요. 내 도움을 받았던 애들이 "원, 808호엔 내가 갈게." 하고 가서 다 도와줘요. 내가 말하지 않아도 딱 봐서 "원, 저쪽으로 가. 이거 내가 할게." 그러면서 다 해줘요. 동료 간에 서로 도와주고 의지하는 것이 바로 본인들의 credit을 쌓는 거예요. credit이 있어야 살아요. 내가 먼저 해야죠. 뭐든지 내가 먼저 해요. 도시락도 먼저 싸가고요.

동료가 "원, 넌 어떻게 일을 그렇게 스무스하게 잘 처리하니? 심지어 똥 치우는것도." 제 대답은 "너희는 똥 안 튀게 하려고 살살 하는데 난 똥주머니 안으로 확실히 들어가. 그래서 똥 튈 공간이 없어. 내 손이 똥주머니 안에 있거든." 친구들이 "와~~!" 하며 엄지척 해요.

'못한다! 안 된다!'고 자포자기한 환자 이야기

"못한다!"고 부정만 하는 환자는 마음부터 움직여야 해요. 간호는 뭘 하나라도 하려면 한두 가지만으로는 부족해요. 총체적인 게 다 총동원 되어야 환자와 내가 뚫리면서 힐링이 돼요. 그런게 여기서 일하면서 느끼는거예요. 지난주에 환자가 계속 denial하면서 뭐든지 안하겠다고 refuse하고 막 negative한 감정에서 꼼짝도 안 하려는 환자를 제가 노력해서 움직이게 했어요.

NG tube를 두 개 꽂고 suction도 하는데 폐나 장이 모두 기능이 제대로 안 돌아와요. 그래서 환자가 스스로 움직이는게 더 절실한 상태였죠. "당신 어지러우니까 우리가 옆에서 assist하면서 침대에서 화장실까지 가고 화장실에서 침대까지 오고, 이렇게 두 바퀴 돌면, 팔다리가 움직이면 눈에 보이지 않는 장도 움직이게 된다. 그리고 가스가 나온다." 그랬더니 헐크같이 화를 내면서 포지션 체인지를 하려고 해도 막 "아악~악~!" 소리 지르면서 손도 못 대게 했어요.

제가 차근차근 설명을 하면서 환자가 얼마나 힘들어서 그러는지 공감도 해주고 "You're not alone. I'm your primary nurse."라고 말하며 용기를 북돋아주고 안심을 시켜주었더니 "해보자!"고 했어요. 처음부터 걸으라고 한 게 아니라 우선 누워만 있던 환자를 침대에 앉아서 발을 dangling해보게 했죠. 누워만 있으면서 꼼짝도 안 하려고 하던 사람이 곧바로 일어나기 힘들잖아요. dangling하고 잠시 앉아 보더니 어지럽다고 금방 누워요. 그래도 거기서부터 시작해서 "내가 2시간 후에 다시 올게." 약속하고 다시 가서 그 다음엔 다리를 바닥에 딛고 서게 했어요. "하나도 못한다고 하더니, 와~! 지금, 넌 섰잖아! 봐! 됐잖아."라고 격려해주니 "그래, 해보자!"고 용기를 내더라구요. 제가 "너 dangling했다가 이제 설 수도 있게 되었잖아. 걷고 나면 주사 줄게. 편하게 잠을 자라." 이렇게 한 거예요.

그렇게 시작해서 환자가 혼자서도 움직이게 되어 그 다음날에 바로 PT 들어가게 되었죠. 그 첫 과정을 간호사인 제가 했다는 사실! 게으른 간호사였다면 "Patient refuses. That's all."이라며 손 놓고 아무것도 안 할 거예요. 진정성이 있는 간호사는 두 시간 후에 또 가고 네 시간 후에 또 가고, 환자가 조금이라도 움직이면 잘 했다고 격려해주면서 계속 해보도록 하죠. 환자가 움직이기 시작하더니 "오, 소리는 안 났는데 뭔가 픽~ 하고 나왔어!" 그래요. 가스가 나온 거죠. 또 배가 편안하게 핫팩도 해주었어요. "아시아에서는 이것도 사용하면 효과가 있어. 엄마손이 약손이라면서 손으로 문질러 주기도 해." 침대에 앉았을 때 등을 살살 두

드려줘요. 그러면 끄응 하고 내려가요. 중국사람들이 기치료 하듯이 해주기도 하고, 이렇게 소통을 하고 얘기가 되면 마음이 움직이고, 마음이 움직이면 몸을 움직이게 되니 장도 움직여 뚫리면서 픽~ 하고 방구가 나오고 힐링이 되는 거죠.

small bowel obstruction 환자에게도 그렇게 해주곤 해요. 주로 수술 한지 3~4일 됐는데도 아프다고 꼼짝 안하는 환자를 일으켜 세우고 움직이게 하는데 쓰는 방법이죠. 잘 먹혀요. 방구가 나오면 clear liquid 먹게 되죠. 그 다음날 출근해서 "오늘 네 간호사야!" 그러면 "네가 나 일으켜세웠지~." 하면서 굉장히 반가워하고 좋아해요. 내가 웃으며 "그때 네가 나 욕했지?" 그러면 환자는 "I'm sorry! I'm so sorry!"라면서 고마워하는게 보여요. 바로 그거예요! 뭔가가 하나 성취되고, 뭔가가 하나 이루어지는 순간이죠. 그럴 때는 간호도 인생과 비슷하다는 생각이 들어요. sacrifice하고 hard time 거치지 않고는 해결되는 게 없어요. 그냥 말로만 해서 되는 건 없어요.

간호사가 "나는 더 이상 못하겠다!"고 포기하면 그건 죽은 간호죠. 죽은 간호를 하는 간호사는 "Patient refused. That's all."이라고 환자 핑계를 대며 포기하죠. 살아있는 간호사는 "He refused. But I tried to make patient move. Finally he sat on the coner of bed, and then he stood up. He starts PT tomorrow morning." 이게 살아있는 간호사고 살아있는 간호예요. 죽어있는 걸 살아있는 걸로 만드는 게 간호예요. "이거 안 된다. 저거 hopeless야. 빨리 다른 병동으로 transfer 보내야돼. 안돼! 안돼! 난 못해!" 그러다가 내가 근무 들어가면 "어떻게 하니? 원, 너 오늘밤에 죽었다."고 겁부터 주는 케이스가 있어요. 그러면 난 그때부터 '오늘은 제대로 간호를 하겠구나. 오늘은 진짜 간호사가 되어야 하는구나!' 그런 생각을 해요. 왜냐하면 '죽어있는 거, 숨 덜 쉬는 거, 88%를 95%, 96% O2 saturation으로 만드는 게 간호고, 그렇게 되게 해주는 게 간호사'라고 생각하거든요.

얼마 전에 schizo가 있으면서 COPD인 환자가 있었어요. 여기는 입원환자가 대개 12개에서 20개 정도의 진단명을 갖고 있어요. chief complaint은 shortness of breath, decreased mentality, deteriorated altered mental status. 그리고 past medical history는 schizo, muscle destroy, COPD, asthma, MI, hypertension, drug abuse 등등. 이런 기록을 보면 방에 들어가기 전에 환자의 behavior가 어떻게 나올지를 짐작할 수 있어요. 환자가 일단 deformity도 있고 COPD도 있고 schizo도 있고 vocal cord injury가 있어 목소리도 잘 못 낸다는 거 다 알고 내가 병실에 들어가죠.

근데 shortness of breath하고 O2 saturation이 86~88%이고 2L 산소주면 간신히 90%가 된다는 걸 알면 COPD가 있기 때문에 갑자기 inhale, exhale이 안 된다는 건 알지만 환자의 호흡근육을 내가 강하게 만들어 줄 수도 없어요. 근데 acute case는 내가 해야 할 일이 respiratory failure가 오는 걸 막아야 하는 거기 때문에 거기서 다른 환자들한테 하듯이 입으로 막 떠들지 않아요. 말귀는 알아들으니 우선 "Peter, look at me!"하면서 inspirometer를 들고 그 환자가 누운 쪽으로 내 등도 돌려서 같은 방향으로 자세를 취하죠. 정상적인 환자는 얼굴을 마주보면서 보여주면 되지만, mentality가 떨어져 있는 환자들은 그 환자가 누워있는 방향으로 내가 똑같이 누워있는 식으로 서서 inspirometer를 inhale하고 exhale하는 걸 천천히 급하지 않게 하는 걸 보여줘요

환자가 말은 못하지만 천천히 들여마시고 내쉬고 하면서 들여마실 때 레벨이 올라가는 걸 보여주는 게 내가 하는 demonstration의 키포인트이기 때문에 누워있는 환자 쪽으로 가서 그렇게 해주면 따라해요.

inspirometer의 폐활량이 처음에 300도 안 올라갔던게 1,100까지 올라가요. 살겠다는 거죠. 그 환자는 schizo도 있고 여러 가지가 있지만 자기 숨 쉬는 거에서 호흡곤란 안 느끼고 살 의지가 있다는 거예요.

그렇게 밤새 들락거리며 간호했더니 그 환자가 O_2 끊고 어제 밤에 PO_2 94%까지 만들었어요. mentality 완전히 탁 떨어져서 들어왔던 환자가 드디어 모레쯤 퇴원하게 된 거예요.

말보다 내가 환자한테 직접 demonstration을 해야 돼요. 그걸 하기 전에 고무장갑에 내가 입을 딱 막아서 풍선처럼 팽팽하게 힘을 꽉~ 넣어요. 그런데 바람이 새면 아무리 바람을 넣어도 팽팽하게 차지 않죠. 그걸 보여주면서 "네가 이렇게 힘 있게 했을 때 폐가 collapse가 되지 않게 해보라."고 해요. 이렇게 보여주면서 설명해주면 빨리 알아들어요. 고무장갑으로 먼저 보여주고 "여기는 병원이라 기계가 있다. 그 IS 기계를 보여주면서 다시 설명하죠." 환자한테 가장 친근한 물건을 사용해서 가장 이해하기 쉬운 걸로 demonstration을 먼저 하고 그 다음에 해부생리를 설명해주는게 내 방법이죠. 내가 IT를 하나도 모르는데 컴퓨터나 기계에 대해 어렵게 교육한다든가, 아무것도 모르는 나에게 반짝반짝 shining한 걸 보여주면서 어려운 내용을 설명한다면 난 겁부터 먹겠지요. 그런 원리죠.

그러니 환자들이 저를 아주 좋아해요. 간호사들은 "How all patients love you!" 그래요. 환자들은 모두 나를 찾아요.

3. 간호는 touching art

내가 즐겨보는 한국 TV프로그램 중에서 「불후의 명곡」을 특히 더 좋아해요. 출연하는 가수들이 정말 '준비를 많이 했구나!'하는 걸 느끼고 거기에 가수의 열정까지 합해져서 art, 예술이 되는 거예요. 보면서 '저 가수들처럼 열심히 하고 싶다.'고 생각하죠. '작사자와 작곡가의 노래가 가수를 통해 노래로 표현되듯이 내가 배운 것들이 한 명 한 명의 환자에게 멋지고 우아한 간호를 제공하는 간호사가 되고 싶다. 인생에서 느끼고 연륜으로 쌓인 것을 동료나 환자들과 나누고 싶다.'고 생각해요. 그래서 환자들이 나한테 뭘 물어보면 내 영어표현은 매끄럽지 않다 해도 그 내용만큼은 '누구보다도 멋지게 하고 싶다.'는 생각에서 천천히 또박또박 설명해요. 그러면 환자들은 "You're the best. Best of the best!"라며 엄지를 치켜세워주죠. '불후의 명곡'에 출연하는 가수들이 준비하는 태도가 바로 이런 게 아닐까요?

환자가 우선

UCSD 병원에 와서 처음 일하게 된 oncology는 제가 가장 일하기 싫은 부서 중 하나였어요. 결국에는 내가 지금 병동으로 옮겨 왔잖아요. cancer 환자 자체가 싫었던 게 아니라 옆에 붙어있는 십여 명의 보호자를 control하는 게 부담스러웠어요. 내가 직접 에너지를 쏟아야 할 환자보다 보호자들이 너무 오도방정을 많이 떨어서 하기 싫었어요. 물론 보호자 케어도 필요하긴 하지만 priority 일번은 환자인데, 모든 일들이 보호자 위주로 되어가고 있는 거기서 '환자한테 할 수 있는 게 나한테 한계가 있구나.'하는 걸 느꼈어요.

Chemo병동에서 있었던 그 모든 과정이 다 생지옥이었어요. 특히 영어 발음이 안 좋으니까, 상대가 날 믿지 않으면서 날 테스트하는 듯한 태도와 질문들! 그 테스트 당하는 기분이 어떤 건지 모르실 거예요. 그 테스트를 통과하면 그 다음부터는 보호자들도 나만 찾긴 했어요. 그래도 기쁘지 않았어요. 그 테스트를 거치는 동안 내가 받은 모욕이 있었기 때문에, 특히 처음 cancer 치료를 시작할 때 보호자 교육을 먼저 해주어야 되는데 그때 그렇게 여러 명이 오는 거예요. 게다가 설명을 듣고 보호자들은 집에 가고 환자는 병원에 남아 chemo를 받는데, 도중에 전화가 엄청나게 많이 와요. 환자를 걱정해서라기보다 보호자들 자신의 궁금증과 두려움이나 걱정거리를 해소하려고 그러는 것 같았어요. 그건 나에게 두 번째 세 번째 우선순위였는데 내가 first라고 생각하는 환자보다 second, third 순서인 보호자들 때문에 떨고 집중해야 한다는 게 '이건 아니구나!' 하는 생각이 많이 들었어요.

그때 난 만족도가 너무 낮았어요. 그리고 나는 환자케어에 집중하고 싶었지 두 번째, 세 번째 우선순위인 일이 내 업무의 일순위가 되는 거에 대해서 '이건 내가 할 일이 아니다.'하는 생각이 들었죠. 어떻게든지 나가려고 탈출구만 찾았어요. 그래서 마침내 작년 2016년 12월 18일에 성공해서 지금 병동으로 온 거예요. 거기서 5년 일했죠. 많이 힘들었어요. 우울했고, 더군다나 풀타임으로 투잡이니 더 힘들었죠.

신체적인 욕구에서 영적인 돌봄까지

간호사가 접하는 현장에서 환자가 무조건 first인데 holistic care를 하려면 전체적으로 원활하게 해야 해요. 저는 특히 매슬로우의 기본욕구단계이론을 가장 기본으로 해요. 그 이론 안에 내가 생각해야 하는 것, 케어해주어야 하는 게 다 들어있더라구요.

슈바이처 같은 의사인 버처도 나를 보고 탄복을 하곤 했죠. 버처가 저에게 "지금 환자가 필요로 하는 아주 기본적인 것부터 그 환자가 퇴원하고 난 다음에 마약을 끊고 살 수 있는 그 상황의 일까지 wound dressing하면서 넌 어떻게 다 파악할 수 있느냐?"고, 의사들이 내가 하는 일을 다 보나 봐요. 내가 "매슬로우의 기본욕구이론을 적용한다."고 하면서 웃었죠. 일차적으로 physical need를 먼저 해결해요. 왜냐하면 신체적인 거는 중환자이든, 재활상태이든 신체적인 게 먼저예요. '먹고 자고 싸고'가 먼저 해결되어야지, 그 다음에 뭐든 생각할 여유가 생기거든요.

그리고 영적 간호에도 관심을 기울이죠. 먹고 사는 건 어느 정도 사회보장도 되고, homeless도 매달 받는 돈이 있어서 먹고 사는 건 해결되더라구요. 지금 세상 사람들이 가장 hungry한 게 spiritual이예요. 암병동에서 chemo를 하면서 영적 간호의 중요성을 많이 느꼈어요. 환자뿐 아니라 그 가족들까지.

나는 환자나 보호자인 가족 포커스로 일하는데 내 주위에 코워커들과 의사들이 더 탄복을 하니 웃기죠? 난 환자와 가족 위주로 일하는데, 동료간호사나 의사들이 더 많이 영향을 받아요.

내가 간호사라는 긍지의 깊이

오늘 한국에서 보건교사로 근무하다가 미국에 온 사람을 만났는데, 처음부터 자기가 간호사란 말을 안했어요. 한국에서 미대 교수하시던 분과 함께 만났어요. 나중에 "간호사였다."고 말하더라구요. 미국에 와서는 개인 사정으로 간호사면허 시험을 안 봤대요. 한국에 있을 때 병원에 취업되었는데, 보건교사 임용시험에 합격하여 임상은 하나도 안했대요.

"내가 미국에 와서 간호사하면서 가장 기쁘고 가장 만족하고 가장 프라우드한 부분은, 내가 간호사이기 때문에 미국이란 사회에서 프로페셔널리스트라는 긍지가 있다."는 말을 하면서 '57세까지 간호사하면서 내 스스로 내 입으로 긍지, 자부심 이런 말을 이 사람한테 하는구나!'라는 생각이 들었어요.

그 사람은 미국에 와서 보니까 간호사란 직업이 삶이 보장되는 현실적인 안정감을 갖는다는 생각에서 나에게 여러 가지 질문하는 것 같았어요. 나는 "그거보다 간호사는 환자와 간호사 양쪽에서 상호 간에 터칭이 안 되면 좋은 힐링이 안나온다는 걸 느꼈다."고 했어요. 비즈니스맨들은 플러스가 나오게 하려고 마케팅을 그렇게 열심히 하는 거잖아요. 그런데 "내가 아는 간호는 사이언스를 기반으로 내 하트가 동시에 들어가서 상대에게 내 하트와 사이언스가 동시에 접목되어야 하는 학문"이라고 말했죠. 그 말하고 나니 '내가 미국에서 간호사를 한다는 거에 대해서 맞는 말을 한다.'는 생각이 들었죠.

요즘 내가 교육받고 demonstration하면서 또 다시 느끼는 건데요. 'touching whole life 하는 게 간호사고, 내 삶이고, 환자의 삶'이라는 거예요. 비즈니스는 클라이언트의 삶 전체를 터칭하지 않아요. 광고를 보면 어떤 비즈니스가 마치 고객의 하트도 움직이는 것처럼 광고하는 게 많은데, 아니예요. 간호현장은 환자가 내 품 안에, 내 눈 앞에 있어요. 간호대학에서 교수가 가르칠 때는 실제로 환자가 내 눈앞에 내 팔 안에 있지 않아요. 그런데 현장은 정신이 떨어진 환자가 바로 내 눈앞에 바로 있고, 수술을 받은 환자든, 자해를 한 환자든, 내 눈앞에서 bleeding이 되는 거 호흡이 떨어지는 거 오한이 오는 거가 내 눈으로 다 보여지잖아요. 내 눈 안에, 내 팔 안에, 내 감각 안에 모든 게 다 들어와 있는 게 바로 간호죠.

이런 부분들을 오늘 낮에 만난 사람에게 설명했어요. 간호사를 하면 삶의 안락함이 보장되긴 하죠. 미국에서 간호사는 중산층 이상으로 살 수 있고, 모든 보험이 최고로 커버되고 은퇴 후에도 평생 먹고 사는 게 보장된다는 측면 위주로 생각하고 나한테 얘기하길래, 내가 빨리 수정하려고 애쓴 거예요. 일반적인 사람들이 가지고 있는 간호에 대한 피상적인 개념과 미국에서 간호사로 근무하며 살아가는 실제 삶은 다르거든요. 여행 다녀와서 먹어봤던 맛집이나 멋진 풍경사진과 소감을 인터넷에 올리는 거와 현장에서 일하면서 살아가는 거와는 다르다는 것과 같은 얘기죠. 현지의 삶은 관광객이 보는 것과 다르다는 거죠. 인터넷 뒤지면 다 나오는 피상적인 이야기와는 차원이 다른 거죠.

참간호사로 새로 태어나는 기쁨

흔히 '간호사는 환자나 가족을 도와준다, 돌봐준다'고 하는데, 나는 간호사 하면서 '내가 도움을 받고 있다'는 생각과 '내가 커지고 있다'는 느낌을 더 많이 받아요. 아픈 사람한테서, 그 가족들 앞에서 재조명되는 나를 발견하는 경우가 많아요.

내가 환자를 간호하는 순간은 단순히 그 환자한테뿐 아니라 다음에 같은 케이스가 생겼을 때 나에게 확신을 주는 경험이 되는 거예요. 그러면서 서로 발전하는거죠. 내 간호로 환자는 생명을 구하죠, 나는 환자를 통해서 또 하나의 경험, 교수가 아니라 환자가 가르쳐준 경험을 얻는거죠. 간호사로 재조명되는 순간이죠.

입원 환자 중에 COPD나 asthma가 동반된 환자들이 엄청 많거든요. 이 사람들은 호흡곤란을 처음 겪은 게 아니고, 날씨나 기분에 따라 dyspnea attack이 오는 걸 이미 경험해서 알고 있는 사람들이기 때문에 그 attack이 슬금슬금 오기 시작하면 불안감에 본인이 더 가속화시켜 critical한 상황으로 만들어요. 그 상황에서 산소 주고 기관지확장제 주고 하는 건 똑 같아요. 일반적인 스탠딩오더가 나와 있는 건 똑같거든요. 그런데 어떤 간호사가 어떻게 환자를 lead하느냐에 따라 차이가 나요. 차이를 만드는 건 간호사예요. 가장 중요한 팩터는 어떤 간호사냐는 거죠. 어떤 간호사냐에 따라 환자의 상태가 바뀌어요. 그런 걸 내가 알게 된 거예요. 기관지확장제와 산소 주고, ABGA 뽑아서 PO_2, PCO_2 체크해야하고, bleeding therapy 해야 하고. 이건 다 나와 있는 오더예요. 그리고 그게 심해져서 RRT 너스를 부르면 5~10분이면 도착하는 것도 같죠.

환자는 자기의 anxiety level을 calm down 하는 게 아니라 accelerate시켜서 더 올리는 상황이거든요. 이런 상황에서 간호사가 스탠딩 오더에만 목매어 그거만 하고 우물쭈물하면서 아무것도 못하고 소리만 지르는게 아니라, 스탠딩 오더 플러스 알파를 해내면 달라지죠. 불안감에 호흡이 점점 심해지는 환자에게 nonverbal communication하면서 내가 환자에 맞추어 천천히 숨을 들이마시고 내쉬는 걸 보여주면서 나를 따라 호흡하게 하면, 그 순간에 환자가 나를 따라오는거지요. 그러면 호흡이 조정되고, 물론 약이 들어가긴 하지만, 환자가 나를 따라 하면서 정신줄 놓지 않게 되는거죠. 바로 그 순간에 내가 다시 태어나는 거예요. 그냥 단순히 5년차, 8년차를 넘어서 내가 새로 태어나는 순간이예요. 간호사로 새로 태어나는 기분이죠. 기쁨이 있어요. 간호사로 새로 태어나는 그 기분은 바로 기쁨! 내 마음에 '했구나! 저 환자가 나를 따라오는구나!' 그 순간 내 숨을, 내 하트를 움직여서 환자는 생명을 save한 거고 난 새로 태어난 거예요.

다른 간호사들이 저를 보고 "와~ 너 진짜 잘한다!"고 해요. 근무하는 12시간 동안 alert하지 않으면 내가 재조명되는 순간은 없어요. beyond! above and beyond! 매너리즘에 안 빠지고 살려면 항상 'be alert'해야 해요.

3부

간호사의 일상이 행복한 이유

5장

든든한 팀워크

1. 팀워크로 생명을 살린다

멘토가 된 왕따

알바라도 병원에 취업이 되어 미국에 와서 처음 근무할 때, 제가 할 줄 모르는 스킬을 간호사들이 가르쳐주지 않고 저에게 텃세를 부렸어요. 제가 이전에 portal cath needle change를 해본 적이 없었던 거예요. "카테터 처음 하는거니까 누가 demonstration 좀 해달라."고 부탁해도 다들 피하고 안 가르쳐주는 거예요. 제가 근무할 병동에 CNO가 소개하면서 저에 대한 소개를 너무 빵빵하게 했나 봐요. 개인병원이라 그런지 그 병원에서 나하고 간호부장만 석사가 있었어요. 갔더니 간호사들이 "원이 누군지 한 번 와봐라." 이렇게 벼르고 있더라구요. 그러면서 안 가르쳐주는 거예요. 처음 일을 시작한 알바라도 병원은 더구나 교육 병원이 아니고 개인종합병원이잖아요.

그래서 굉장히 위험한 짓을 했어요. 사용한 portal cath에서 꺼낸 니들을 비닐봉지에 싸가지고 utility room에 가서 그 구조를 세심하게 살펴봤어요. 그리고 '환자 몸 안에 이 니들이 들어갔을 때 그 port가 어떤 식으로 fix되나.'를 생각해본 거예요. triangle로 몸 안에서 fix되는 걸 알게 되었고, triangle 안에 타원이 그려져 있어요. 그 안으로 artery가 들어가 있는 거예요. 니들이 artery 안에 꽂혀 있는 거죠. 그 사이즈를 다 잰 뒤 집에 와서 사이즈에 맞게 엄지와 검지로 어느 정도 잡아야 triangle을 픽스시키고 그쪽 니들을 90°로 꽂아야 하는지 반복해서 연습한거예요. 학생 시절 기본간호학 시간에 근육주사 연습을 할 때 '주사부위 잡는 법, 주사기 잡는 법'을 배울 때처럼 연습한 거죠.

환자가 고맙게도 나한테 기꺼이 마루타가 되어주었어요. 내가 환자에게 거짓말하지 않고 솔직하게 "내가 당신에게 portal cath needle change 할 건데 내가 처음 하는 거예요." 그랬더니 환자가 벙찌죠. "근데 나는 chopstic person이예요. 한국사람이라 포크가 아닌 젓가락으로 먹는게 몸에 배어 있고, 그것도 나무가 아닌 금속젓가락을 사용한다. 얇은 쇠젓가락으로 50년 이상 밥먹은 사람이라 뭐든 잘해요. 그러나 오늘 처음이니, 당신이 나를 믿는다면 나에게 기회를 한번만 주시겠어요?"라고 부탁했어요. 아주 신중하고 솔직하게 얘기하는 게 제 스타일이거든요. 환자에게 진심이 서로 통했나봐요. 환자가 "그래? 나 간호사 당신 믿는다. 해 봐요!"라고 허락했어요. "포지션은 지금 follow에서 flat으로 해야 돼요. 바늘 들어갈 때 당신이 inhale, exhale하다가 내가 hold 하라고 하면 hold해요. 내가 이전날 chest tube 뽑을 때처럼." 그때 그 환자 체스트 튜브를 관리하고 있었거든요. 그랬더니 그대로 하더라구요. 딱 바늘을 꽂았더니 피가 올라왔어요. 얼마나 감사한지 저도 모르게 "땡큐!" 했어요. 그게 서로 신뢰가 형성된 상황이니까 가능한 거였죠.

그 환자에게 portal cath 한 번 성공한 다음부터는 그냥 내가 다 했어요. 지금은 다른 병동에서도 도와달라고 나를 부를 정도로 잘 한다고 소문도 났어요. 나에게는 아무도 안 가르쳐주었지만, 그 다음부터는 중환자실 같은 데서도 우리 병동에 전화와요. "원 있냐?"고, 그럼 다른 병동이나 중환자실 같은데 가서 해주기만 하는게 아니라 노하우를 가르쳐 주기도 해요. "야, 나 자꾸 부르지 말고 너희들 중에 누가 배워!" 하면서 미리 간호사에게 anatomy 다 설명하고 "내가 환자에게 할테니 누가 들어와서 보라."고 말해요. 물론 환자와 보호자에게 미리 말하고, 환자 앞에서 하면서 다 보여줘요. 유태인 교육에서 물고기를 주는 게 아니라 낚시하는 법을 가르쳐준다고 하죠? 간호사에게 그냥 "내가 해줄게." 그러지 않고 꼭 가르쳐주면서 demonstration 해요.

미국 병원에 태움문화가 없는 이유

사람에 따라 다른데, 제가 함께 일해 본 간호사 중에서는 특히 필리핀 간호사들이 사람을 반쯤 죽여놓는 사람이 더러 있었어요. 그래도 함부로 죽이질 못해요. 여기서는 노조가 워낙 잘 되어 있어서 이상한 행동이 보이면 그대로 다 보고해버려요. 여기도 태움이 있긴 있어요. '나를 태운다, 그게 규정에 어긋난다.'라고 생각하면 노조에 다 보고해버리면 돼요. HR(human resource department)에 보고하기도 하고, 태우는 행동을 하면 어디에서 걸려도 걸려요. 주로 verbal abuse에 많이 걸리죠. 그냥 그 당시 있었던 얘기 그대로 적어서 보내면 돼요. 그러면 조사를 나와요. 조사해서 사실이면 fire! 그냥 fire감이예요. 저번에 양쪽 다 조사받는 거 본 적이 있어요. UCSD는 노조가 워낙 무섭게 되어 있어서 태움이 덜 해요. 알바라도 병원에서도 함부로 못하죠. 그런 언행을 보면 옆에서 슬슬 장난식으로 "유니온에 고발한다!" 우리가 맨날 그래요. 우리가 웃으면서 그래요. 무서운 얘기죠. 그러면 무서워서 못해요. 노조가 확실하게 되어 있어서 함부로 못해요. 매니저도 우리가 고발해요. 매니저도 abuse한다 싶으면 우리가 고발해요.

우리 병동의 의사소통 가이드라인 보여드릴까요?

존중하는 의사소통 가이드라인[1]

1. 우리는 자신이 말하는 목소리의 톤을 살펴보고, 비난하는 말이나 질문을 하지 않으며, 단어를 주의 깊게 선택한다.
2. 우리는 상대방을 판단하는 말이나 행동으로 불쾌감을 줄 수 있는 표현을 피한다.
3. 우리는 건설적인 비판을 기꺼이 요청하거나 주고받는다.
4. 우리는 서로 도움을 주고받는다.
5. 우리는 타인의 요청을 받을 때 내가 이해한 것이 맞는지 확인한다.
6. 우리는 서로 필요로 하는 것을 잘 경청하고 소통한다.
7. 우리는 서로 지켜주어야 할 사적인 비밀은 세심하게 배려한다.
8. 우리는 타인에게 인내심을 보여주면서 상대방이 필요로 하는 것을 명확하게 한다.
9. 우리는 환자/동료와 문제해결을 위한 대화를 할 때 최대한 존중하는 태도를 취한다.
10. 우리는 필요할 때는 사과도 하고, 누군가 잘해낸 것에 대해 "기쁘다."나 "고맙다."란 말을 적절히 사용하여 축하나 감사의 표현을 한다.

간호는 마음이 관계된 일이라 그런지 무게가 그날그날 매일 달라요. 어떤 날은 더 힘들고 어떤 날은 덜 힘들고. 한국에서 보다 그 차이가 더 강하게 느껴지죠. 한국에선 어떤 사람과 근무를 하더라도 서로 긴장하게 되지 않았는데, 여기에 와선 근무날짜도 서로 맞춰서 일하려고 서로 물어보게 돼요. 내가 함께 일하고 싶은 동료 간호사가 두세 명 있어요. 그 두세 명과 가능한 맞춰서 일하려고 신경써요. 왜냐하면 그 동료들과 함께 근무하면 일이 즐거워요. 어제도 그렇고, 일하러 딱 들어갔는데, 내가 원하는 간호사가 그 안에 있으면, 그날은 만고 걱정할 일이 없지요.

---

1) 〈University of California San Diego Medical Center 'Respectful communication Guidelines 8th Floor'〉를 필자가 번역함.

어제는 아침에 비가 와서 이전에 근무하던 케모 병동에서 일하는 친구가 집까지 태워줬어요. 내가 일하는지 체크하는 친구들이 있어요. 컴퓨터 열어보면 일하는 간호사 이름이 나오거든요. 내가 근무 중인 것을 확인하면, '아침에 로비에서 기다려.' 이런 메시지 와요. 아침에 나를 태우고 우리 집 현관까지 태워다 줘요. 날 바래다주면 15분, 20분 정도는 늦어지죠. 근데 기꺼이 해줘요. 난 그 동료들에게 한국음식 조달자죠. 김치 다 해 주죠, 갈비 다 해 주죠, 우리 집에서 파티도 가끔 해주고. 또 같이 놀러도 가요. 어제는 우리가 노는 날이라 우리 집에서 칼국수 해 먹고, 함께 잠시 자다가 11시 반쯤 우리끼리 잘 가는 카페에 갔어요. 거기 가서 토스트 먹고, 얘기하다가 오는 길에 구름을 찍었어요. 비 갠 다음이라 구름이 정말 아름다웠어요. 나 태워준 간호사는 한 명인데, 가까이 사는 친구에게 "피곤하니까 집 앞에 나와 있어."라고 전화해서 태우고 왔어요. 나는 57살인데 두 친구는 34살, 29살, 날 잘 따라요. 나하고 일하는게 재미있고, 학교에서 배우지 못한 걸 나한테서 많이 배웠는데, 일하는데 도움이 되어 편하대요. 시카고 출신, 보스톤 출신들이예요. 친구들이 보내준 편지를 로커에 모아놓은 게 있어요. 가끔 보면 나도 웃음이 나와요. '나한테 배우는구나!' 싶죠. 그런 걸 보면 내가 코워커와 어떻게 사는지 보여주는 거예요.

나는 매일 밤 가서 근무하면 긴장하고 힘들지만, 행복해지는 시간이기도 해요. 환자들뿐만 아니라 코워커들 덕분이죠. 코워커들하고 지식과 경험을 exchange하는 기쁨이 환자들 take care하는 기쁨만큼 또 크지요. 같이 일하는 사람들은 22세부터 70세 정도까지고, 환자도 내가 성인병동에서 일하니까 보통 19세부터 90세 넘는 환자들까지 다양하죠. 그 다양한 그룹들이 서로 맞추며 조화를 이루어 나가는 과정이 얼마나 멋져요! 이 다양한 사람들이 삐그덕삐그덕 하면서 조화를 이뤄나가고 있어요. 멋져요!

내 코워커와 share하면서 조화를 이루니까 20년 같은 10년을 그래도 잘 살아내고 있는 거예요. 왜 '20년 같은 10년'이라고 얘기하냐면, 그만큼 일이 헤비해요. 굉장히 빡빡하고 헤비하고 스트레스 많고, 미국에 와서 10년간 일했지만, 20년 정도 한 간호사생활이나 마찬가지예요. 동료들도 내가 계속 일하게 해주는 원동력이예요. 만약 돈 버는 것만이 일하는 목적이었으면 사고를 쳤든지, 싸움이 벌어졌던지, 평가가 3.0이하였던지 뭔가 문제가 생겼겠죠. 간호사하는 게 돈이 목적이었으면 사는데 돈이 목적인 것과 같은 문제가 생겼을 거예요. 지금 난 20~30대 간호사가 아니잖아요. 중간에 공부하느라 쉬기는 했지만, 지금 57세까지 다양한 간호를 해오는데 원동력은 이런 동료들이죠.

도로시와 헬렌의 차이

도로시가 5월 21일부터 우리 병동에 조인하거든요. 내가 소개한 도로시가 오게 됐다고 "원 파워 세다!"고 하면서 다들 놀라고 있어요. 우리 매니저가 나를 백프로 믿은 거예요. 그 잘난 많은 애들이 인터뷰도 못했는데, 도로시는 인터뷰 다 끝내고 5월 21일부터 우리 병동에 오거든요. 케모병동에서 transfer 오는 건데 그것도 몇백 대 일이예요. 내가 250대 1의 경쟁을 뚫고 왔다고 했잖아요. 도로시는 한 150대 1의 경쟁을 뚫고 오는 거 같아요. 지금 있는 병동이 인기가 좋아서 그런 게 아니라 여기서 다른 병동으로 옮기려고 해도, job posting이 나가면 internal, external 다 합쳐서 300개에서 800개 정도가 들어온대요. 다른 병동에 가고 싶어도 병원 내 직원들끼리 경쟁하는 게 아니라 밖에서 오는 신입 지원자와도 경쟁해야 돼요. 정식 채용절차를 다 밟아야 돼요. job apply

가 'internal only'면 밖에서는 못 넣지만 internal only가 안 붙어 있으면 밖에서 지원한 사람과 병원 안에서 지원한 사람 다 합쳐서 거기서 뽑아요. 그래서 내가 우리 매니저한테 "모니카, 도로시에게 5star! 5star!" 그랬더니 막 웃더라구요. 그러면서 "알겠다!" 그러더니 정말 뽑아주었어요.

제가 도로시를 그렇게 적극적으로 추천한 이유는 일할 때 코워커와 relationship이 굉장히 중요하기 때문이예요. 그래서 동료가 추천하는 사람이 유리한 거죠. 현명한 매니저들은 웬만하면 코워커가 추천하는 사람을 써요. 코워커가 코워커를 잘 아니까. 도로시는 제가 UCSD에 와서 처음 케모병동에 배치되어 들어가니까 나보다 1년 먼저 온 선배더라구요. 도로시도 케모하기 싫어서 medi-surgi로 오는거죠. UCSD에는 얘가 나보다 1년 먼저 들어와서 일을 했지만 지금 입장이 바뀌어 우리 병동으로 내가 걔를 끌고 오는 거예요. 나는 작년 11월 19일에 이 병동에 왔으니까 난 벌써 4, 5개월 됐죠. 그러니까 5개월만에 걔를 끌고 들어오는 거예요. 합격통지를 받고 도로시가 나를 끌어안고 어찌할 줄 몰라하더라구요. "고맙다!"고. 저는 "내가 맨 처음에 그 병동에 갔을 때, 네가 나를 어떻게 도와주었느냐!"고 했죠. 그러고 보니까 상황이 거꾸로 된 거예요. 도로시는 다른 친구들과 함께 우리 집에도 초대하고 밥도 같이 먹는 친구예요. 30대 초반으로 나보다 나이는 어리고, 나를 그냥 졸졸졸 쫓아다녀요.

도로시는 내 영어를 많이 커버해주었어요. 내가 의사와 전화 통화 중에 막히는 영어가 있을 때, "도로시!" 하고 부르면 벌써 상황파악 딱 해서 자기가 전화받아서 의사한테 다 설명해줘요. 너무 고맙죠. 그 급박한 상황에서 완전히 날 살려주는 거죠. 내가 잘못 알아들어서 실수하면 어쩌겠어요? "도로시!" 그러면 벌써 알아요. 막 달려와서 도와줘요. 그

거예요. '아, 이거구나! 얘는 여기서 내 파트너구나! 내 간호사 라이프의 또 하나의 파트너구나!'하는 생각이 든거죠.

물론 나도 도로시를 도와주었죠. 도로시가 어려워하는 몇몇 기술이 있었어요. portal cath dressing이나 chemo powder까지 뿌려야 하는 복잡한 드레싱, NG tube 꽂는 거와 같이 노련함이 필요한 기술에 서툴러서 스트레스를 받았어요. 그럼 그거 내가 다 해줬어요. 도로시가 "원!" 하고 부르면 "알았어! 입 다물어!" 그러고 도로시 환자 portal cath dressing을 해주기 위해서 내거 빨리 해치우고 애들한테 표시 안 나게 살~짝 들어가서 다 해줘요. 그런 식으로 케모병동에서 5년을 서로 버텼어요. 내가 그 케모병동에서 나온 뒤에 도로시가 depression에 빠졌대요. 그래서 너무너무 오고 싶었다고 해요. 하하하.

케모병동에서 같이 일한 헬렌도 우리 병동에 지원했어요. 매니저에게 "헬렌도 추천해달라고 부탁했는데, 나는 도로시를 강력하게 추천한다."고 했어요. 저도 냉정하죠? "헬렌도 너한테 부탁했는데 왜 헬렌은 강하게 추천하지 않느냐?"고 매니저가 물었어요. "간호를 아직 잘 모르고 행동이 조금 느린 거는 시간이 지나면 다 잘 할 수 있게 된다. 그러나 attitude는 본인이 자발적으로 하지 않으면 안 된다. 도로시는 다른 간호사가 힘들고 바쁘면 뛰어와서 도와준다. 헬렌은 모든 걸 다 excellent하게 하는데 자기거 다 하면 의자에 딱 앉아 있는다. 의자에 앉아서 말로만 한다."고 했어요. "도로시는 자기 일 끝나면 몸을 움직여서 다른 사람이 필요한 걸 도와주면서 팀워크를 하는데, 우리한테 필요한 건 팀워크이다. 내가 도로시를 추천하는 이유는 이 병동이 individually outstanding한 거보다는 조금씩 가지고 있는 strength하고 weakness를 서로가 보완해줄 수 있는 팀워크가 더 필요하다. 그런 면에서 헬렌은 팀워크가 잘 안 된다. 자기 일만 확실하게 끝내고, 자기 일 끝내면 헬렌은 입으로만 떠든다."고 했어요. 이런 내 설명을 듣고 도로시를 안 뽑을 수가 없었겠죠.

두 명이 다 추천서를 써달라고 하니, 나도 판단을 정확하게 해야 될 것 같아서 저도 '둘 다 우수한데 무엇이 중요한가?'를 생각해 보게 된거죠. '팀워크가 더 중요하다.'는 결론이 난 거예요. reference에도 그렇게 썼어요. 왜냐하면 우리 유닛을 보면 '내 5 assignment 환자만 잘 보면 된다.'고 생각하는 애들이 55%예요. 팀워크를 잘 하는 애들이 한 30% 있고 못 따라 오는 애가 한 15% 있어요. 팀워크를 잘 하는 애는 못 따라 오는 15%를, 그 길 잃은 양을 찾아서 자기가 끌고 나가요. 우리한테는 한 마리 양조차도 끌고 가는 게 필요하지, 혼자 잘 난 거는 5년차 되고, 6년차, 7년차 되면 다 잘 해요. 도로시가 의대 공부하다가 간호학 공부한 애예요. 그러니까 아직 간호사 업무에 대해 모르는 게 조금 있어요. 나야 한국, 호주 경험으로 다양하게 일해 봤잖아요. 영어가 딸려서 그렇지.

UCSD 병원엔 팀에게 주는 'Nursing team award'란 상도 있어요. 이 상은 팀워크를 평가해서 주는 상이죠. 내가 아는 한국간호사가 일하고 있는 Apheresis, 혈액투석 팀이 최근에 이 단체상을 받았죠. 팀 상이 제가 받았던 개인적인 상보다 더 가치가 있어요. 팀워크잖아요! 일하면서 보면 팀워크를 이룬다는 것이 정말 힘들어요. 모두 개성이 강하니까요.

사랑스러운 프리셉티, 콜린 이야기

UCSD에 취업하여 처음 병동에 배치될 때, 신졸업 간호사는 4개월 적응교육을 받아요. 나 같은 경력자는 이 병원에 처음 취업이 되었다 해도 데이 1주, 나이트 1주 총 2주의 교육을 받아요. 1주에 3일 근무제이니 날짜로 치면 총 6일 교육받고 primary nurse로 내 환자 5명을 맡아 일하는 거지요. 케모병동에서 지금 일하는 내 · 외과 병동으로 옮겨왔을 때는 아무런 교육도 없이 첫날부터 그냥 환자 맡아 일했어요. 그런데 무서운 것이 취업할 때 계약서를 쓰는데 그 계약서에 해고 조항도 포함되어 있어요. 6개월 이내에 언제든 즉각 해고당할 수 있어요. 환자는 물론이고 동료 의사나 간호사들이 나에 대해 complain한 것이나 protocol이나 policy에 맞지 않게 행동한 것 등을 매니저가 모두 모아 두었다가 적응을 못하고 문제가 있다고 생각되면 그냥 해고죠. 해고하는데 1초도 안 걸려요. 무섭죠? 매니저는 물론이고 모두가 서로 감시자고 경찰 같아요.

그런데 난 따뜻한 이야기를 해보려고 해요. UCSD에 와서 처음 일했던 케모병동에서 preceptor 해주었던 콜린 이야기예요. 콜린이 시카고로 가게 되었다고 어제 저를 초대했어요. 허그하는 모습이 예쁘고 사랑스럽죠? 여기 미국에 와서 배운 것 중 하나는 마음의 표현을 잘 한다는 거예요. verbal이든, nonverbal이든 참 조그맣고 작은거에서 따뜻한 마음이 느껴져요. 이런 거 많이 느끼고 많이 배워요. 참 좋은 습관이예요.

"잘 가르쳐줬다!"고 하면서 콜린이 날 쳐다보고 나를 감싸안는 걸 보고 다른 애들이 다 부러워했어요. "콜린한테 원은 프리셉터 이상이었구나! 학교에서 막 졸업한 간호사를 저렇게 멋진 간호사로 만들어냈구나. 원이 콜린의 최초 프리셉터였는데 저렇게 아직도 원을 잊지 못한다."고들 말했죠. 제가 원하는 건 제2, 제3의 원이 나오는 거예요. 그러니까 새끼 치는 거예요. 서로가 아무것도 모르는 상태에서 만나서 조금씩 발가벗겨지면서 조금씩 알아가면서 커가는 그 과정이 멋있는 거예요. 그 과정이 간호사가 되는 길이예요.

동료들은 알아요. '신규간호사나 트레블러(3개월 계약직)들이 저하고 근무하기를 바란다.'는 말을 종종 듣거든요. 저랑 같이 일하면 시간 가는 줄 모른다고 해요. 재미있대요. 간호사가 실수해서 힘들어하면, 저는 "잘못된 걸 complaint하는 시간보다 refix 빨리 하는 게 효과적이고 생산적이다. 왜냐하면 그 complaint case말고도 4명의 환자와 12시간 보내야 되니까."라고 격려해주거든요.

그리고 나의 풍부한 경험을 바탕으로 세심하게 설명해주죠. 예를 들어, pressure ulcer 환자 whole body assessment, skin assessment를 기준에 따라서 다 해야 하는데, 그때 판단이 잘 안 되는 알쏭달쏭한 환자들이 있거든요. 그럼 나를 불러요. 환자의 상태를 구체적으로 언급하며 "이러이러한 scientific evidence를 볼 때 이건 stage 2가 아니라 stage 3이다."라고 친절하게 설명해줘요. 나중에 보면 정말 stage 3으

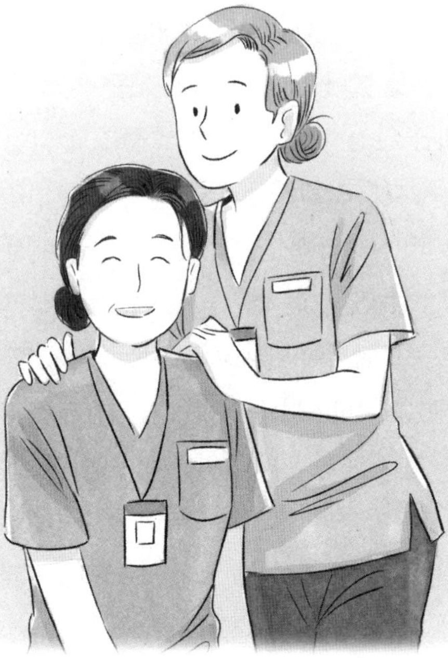

로 나오니까 나를 많이 믿죠. 나는 애들한테 얘기할 때 "이거 내 경험이야!" 이렇게 말하지 않아요. "이건 textbook하고 어떤 어떤 guideline이나 principle에 보면 2단계이기 때문에 터널이 이 정도 되어도 escar가 이 정도 된다. 이게 바로 2단계와 3단계의 차이점이다." 그런 식으로 구체적인 근거를 들어가며 후배간호사를 가르쳐요. 그러니까 애들이 "와~!" 하며 놀라워해요.

나는 내 매니저한테 또 배웠죠. 매니저가 나를 6개월 10개월, 1년 간격으로 평가할 때, "처음에 너를 이렇게 보고 우리가 뽑았는데, 6개월 후에 너의 장점으로 이런 strength는 키우고, 이 weakness 부분은 네가 더 노력해서 cover해야 한다. 이 부분은 네가 좀 더 해줘야 하지 않겠냐? communication의 이 부분은 매너가 좀 떨어진다." 10개월 되었을 때는 "10개월 되었는데 네가 이 정도 해냈고, 잘 했다. 다음에 네가 더 할 것은 medical-surgical specialist 시험을 보는 게 좋겠다." 이렇게 말해줘요. 그래서 시험 보려고 300달러 주고 책이랑 CD를 다 샀는데 아직 시험은 못 봤어요. 요새 다른 친구가 그 공부를 자꾸 하재요. 그래서 내가 "지금 완전히 릴랙스하면서 즐기고 있는데, 웬 시험? 지금은 나 공부하기 싫다!"고 했지만 아마 해야 될 거 같아요. 친구가 하도 보채고 매니저도 권하니까요. 대학병원인 UCSD에서는 이런 자극도 주지만, 개인병원인 알바라도는 그런 거 저런 거 나보고 보라는 소리도 안 해요. 거기는 교육이 목적이 아니고 돈 버는 게 목적인 데거든요.

다른 친구들이 취업하거나 병동을 옮길 때 내가 도와주지만 저 자신은 도움받으면서 취직하고 싶지가 않았어요. 어떤 바이어스가 들어가는 것도 싫었고 인터뷰할 때 미리 질문 알고 들어가는 것도 싫었어요. 매니저가 나를 있는 그대로 봐야 자기 눈으로도 내가 영어발음이 안 좋다는 것을 보는 게 오히려 낫다고 생각했어요. 내 이력서는 무조건 다 통과거든요. 실력이 이 정도고 경력과 학력이 이 정돈데 거기에 비해 영어는 부족한 거죠. 나를 있는 그대로 알고 시작하기 때문에 바이어스가 별로 없어요. 매니저들이 내가 무엇이 부족한지 있는 그대로 보고 그 부분을 가르치게 되죠. 그게 중요해요. 훨씬 부담감도 없고. 누가 나를 소개해주면 그 사람 때문에 서로 난처할 때가 있어요. 기대하는 만큼 일을 해내지 못했을 때 매니저랑 추천해준 상대방을 동시에 안 좋게 하는 거예요. 그래서 저는 '아, 내가 영어가 딸리니까 친구들 덕을 좀 봐서 좀 쉽게 빨리 취직을 할까?' 이렇게 생각은 전혀 안 해요. 나는 오히려 나를 있는 그대로 봐주고 아예 부족한 거는 충분히 가르쳐라! 나를 충분히 가르치라는 거예요. 가르쳐준대로 내가 improve하고 열심히 배워가면서 그들이 가르친대로 내가 따라가는 거를 보면, 리더도 그렇고 매니저도 그 기쁨이 있을 거 아니예요? 그건 굉장히 서로한테 중요한 보물이예요. 날 가르치는 사람, 배우는 사람이 모두 기쁨을 느낄 수 있는 찬스거든요. 내가 프리셉터를 해봐서 알아요.

친구 마그다 이야기

마그다는 필리핀에서 온 간호사예요. 폐암으로 수술 들어갔는데 열었다 그냥 닫았대요. 마그다는 미국에 혼자 있거든요. 어제 퇴원을 하는데, 난 차가 없으니까, 차가 있는 친구랑 같이 가서 뒷정리를 도와주었어요. 바닷가를 한 번 보고 갔으면 좋겠다고 그러더래요. 혼자 하기가 힘드니까 저한테 연락해달라고 했나 봐요. 연락이 와서 어제 제가 call in sick 하고 셋이서 바닷가에 갔어요. 마그다에게 외투를 입혀서 돌고래가 보이는데 앉아서 얘기하고, 밥 먹고 집까지 바래다주고 왔어요.

마그다가 간호사라 그런가 참 담담하고 그냥 편안해 보였어요. 울고

짜고 할 것도 없었고. 현실 받아들이고 정리할 거 얘기했어요. "어떻게 했으면 좋겠냐?"고 했더니 "DNR하고 싶다."고 해서 "DNR하자."고 했고, 'power of attorney'라고 있어요. 의식이 없어졌을 때 법률적인 결정을 대신 해주는 사람을 미리 지정하는 거예요. 그걸 나에게 "네가 해주었으면 좋겠다."고 하는데, 또 내가 정말 하기 싫은 말, "내가 영어가 딸린다."고 했어요. 내가 해주면 좋긴 하지만 나중에 할 일이 많거든요. 운전해준 그 미국친구가 해주기로 했어요. "필리핀에 연락하겠냐?"고 했더니, 부모님은 이미 다 돌아가셨대요. 필리핀 집안일을 다 해결해오던 친구라 "연락해봐야 실질적으로 도와줄 사람도 없다."고 해요. "그래도 형제 하나라도 와서 해주면 좋지 않겠냐?"고 했더니 "생각해 보겠다."고만 해요. 그래서 여기 연금 정리하는 거, 이런 거 저런 거 다 얘기했어요. 그냥 셋이 다 담담하고 할 말도 별로 없었어요.

길어야 3개월이라는데, 1~2개월에 끝날 수도 있어요. 마그다는 더 이상 아무런 치료도 받지 않으려고 해요. 호스피스에 가야 되는데 거기까지 얘기하진 못했어요. 혼자 있으니까 생각은 하겠죠. 마그다가 어떻게 얘기하느냐에 따라서 우리가 그대로 해주려고 해요. 어제도 "우리가 간호사라 얘기하기가 편하다. 편하게 얘기하자."고 했어요. 얘기하기도 편하고, 받아들이는 것도 편하고, 할 거 안 할 거 결정하는 순간도 편하고, 다 편하더라구요. 자연스럽게 마그다도 우리도, 셋다 간호사니까, 간호사라 편하다 했어요.

마그다가 지금 41살이니 아직 젊고 담배도 안 피워요. 다른 리스크 팩터도 없고, 그러니 참 할 말이 없어요. 정기건강검진하다 알았대요. 간호사는 일 년에 한 번씩 건강검진을 받아요. 작년에 폐에 node가 발견되어 biopsy도 했대요. 일 년 만에 또 검사한 건데 작년에 biopsy한 자리에 숨어있는 암이 있었나 봐요. 할 말이 없어요. 말 해봐야 다 지나

간 건데 뭔 얘기를 해요? 3월에 알고 외래 다니다가 수술하자 해서 했는데 열었다가 그냥 닫았다고 해요. 수술 끝나고 며칠내로 빨리 퇴원하라고 해서 물어볼 필요도 없이 '끝났구나!' 생각했죠.

알바라도 병원 친구인데 같이 일한 적은 없어요. 교육받을 때 같이 옆자리에 앉고, 시험 볼 때 같이 공부하기도 하면서 친해진 친구예요. 무엇이든 어려운 일이 있으면 나한테 물어보더라구요. 내가 편하대요. 마그다는 surgical병동에 근무했어요. 미국에 나보다 먼저 와서, 한 15년 일했죠. 그래서 나보다 이 상황을 더 잘 알아요. 이혼하고 애도 없어요. 미국에 와서 미국 남자랑 결혼했다가 이혼했나 봐요.

처음에 퇴원 소식 들었을 땐 그냥 쇼크였죠. 확실히 지금 우리 나이가 자녀 결혼한다는 소식이나 어느 친구가 죽는다는 소식을 듣는 때가 되었나 봐요. 물김치 해달라고 해서, 물김치 좀 담가 주었어요. 알바라도 병원이 제가 미국 와서 처음 일한 데잖아요. 나도 어설프고 굉장히 조심스럽게 시작한 간호사 생활이라 거기서 만난 친구들이 더 친근해요. UCSD는 알고서 들어왔으니 서로 알면서 커뮤니케이션하는데, 알바라도는 처음 간호사 생활을 시작할 때이고, 완전히 떨면서 부딪힌 때라, 거기서 안 친구들이 더 애틋해요.

우리는 서로 hospital wife!

병동 동료들끼리 "너 내 hospital wife야!" 가끔 이런 얘기해요. 특히 어려운 stroke, sepsis 환자를 볼 때 서로 도우며 일하는데 얼마나 기분이 좋은지 몰라요. 옛 병동의 프리셉티 콜린도 나를 끌어 안아주었듯이, 오늘 아침엔 존과 데이빗, 데니스도 어깨를 탁 끌어 안아주었어요. 얼마나 멋져요? 한국에서는 서로 치고받고 서로 못 잡아먹어서 난리라는 말을

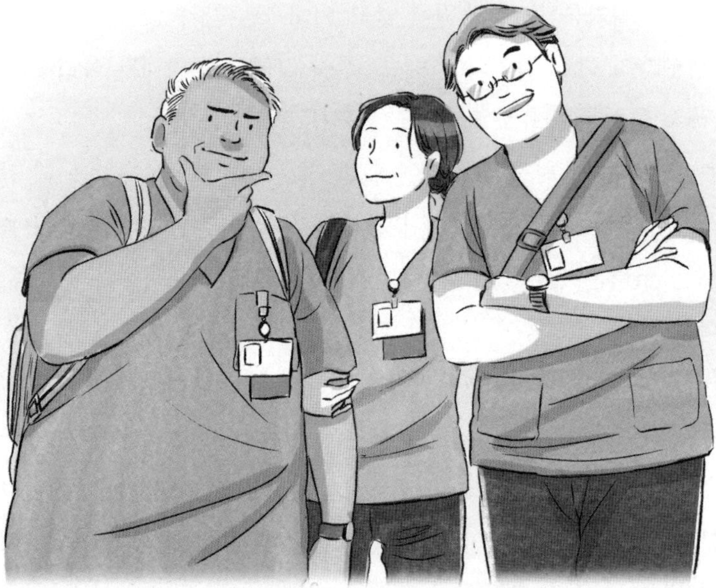

들을 땐 안타까워요. 여기서 우린 서로 도와주려고 하죠. 제가 혼자 사니까 우리 집에 수도관이 망가졌다고 하면 뛰어와서 도와주기도 해요. 개인적으로 사인해야 할 어떤 서류의 영어를 정확하게 이해 못해서 물어보면 자세하게 설명해줘서 도움을 받죠. 내가 무릎 꿇고 기도하면서 '혼자서 사는 게 아니라 주변에서 다 도와줘서 이렇게 살고 있어요. 감사합니다!' 해요. 그래서 엑스트라 돈 벌면 갈비 재워 갖고 가서 다 대접하는 거예요. 나 혼자서 이렇게 건강하게 잘 사는 게 아니예요. 식구가 아무도 없는 여기서 생활하면서 스트레스 받고 힘들 때가 있는데, 혼자서 어떻게 이렇게 잘 살겠어요?

감사의 마음이 넘치는 이야기는 아주 많아요. 지난밤의 이야기를 해볼까요? 전쟁터 같은 night였는데, 우리가 12시간 함께 일하면서 서로가 서로에게 가장 많이 한 말은 "I will do this!", "I will do that!" 서로

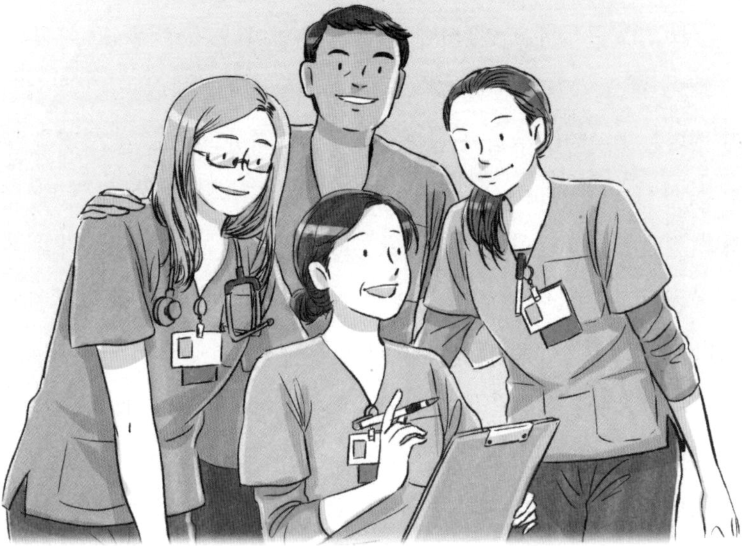

서로 내 환자 네 환자 가리지 않고 모두가 자기 일처럼 서로 내가 하겠다고 하면서 그 많은 일을 다 해냈어요. 지난밤이 우리에겐 정말 멋진 밤이었어요.

CPR하고 힘들어서 우리 4명이 다 퍼져 있는데, 한 간호사가 "아침 먹고 가자!"고 말하자 다 같이 이구동성으로 "그러자!"고 했어요. 함께 아침 먹고 퇴근했어요. 얼마나 멋져요! 이런 경험은 비트코인 혼자 거래하는 그런 공간에선 죽어도 못 느끼는 멋진 일이죠. 땀 흘려 뛰고 일 하는 사람에게만 나오는 엔돌핀이죠. 멋져요! 동료들이 자랑스러워요. 멋지게 해 냈어요. 정말 힘들게 꼬인 밤이었는데, 내가 이런 팀의 한 부분이라는게 아주 뿌듯해요.

2년 만에 서울 다녀와서 2월 1일 오전 11시 30분에 집에 도착했어요. 짐 풀고 잠깐 쉰 다음 오후 4시에 병원 출근해서 5일째 연속 일하고 있는데 다 이렇게 힘든 날들이죠. 오늘 또 근무하고 내일 아침 교육, 또 모레는 UCSD 근무예요. 글피에는 집에 손님이 오기로 했고, 이어서 시험도 봐야 해요. 그래도 행복한 기분이니 놀랍죠? 이런 멋진 동료들과 함께 뛴다는 사실이, 우리가 함께 힘을 합쳐 지난밤에도 한 생명을 구했다는 사실이 기쁜 거죠. 이 똑똑하고 힘센 간호사들이 몸매는 다 엉망이지만 정말 멋져요. 힘이 장사예요. 400파운드(약 181kg) 환자를 기계 없이 우리가 들어올려서 CPR 했어요. 마징가제트나 슈퍼맨 같았어요.

CPR하다가 팬티가 터진 동료 보고 모두 깔깔 웃으며 "우리가 섹시한 팬티 사줄테니 걱정말고 하던 compression 계속 하라!"고 했죠. 그러자 환자 심장의 리듬이 막 돌아와서 우리가 환호성을 질렀어요. 화장실 바닥에서 했어요. 타이밍을 맞춰주는 이 멋진 간호사들이 있어서 이 환자 대박이었죠. 오늘 '나 위주의 내 인생 타이밍 맞추는 거 보다 상대, 특히 환자 타이밍을 맞춰 살려낼 수 있는 이 간호사라는 직업이 얼마나 멋진가!'를 다시 한 번 느꼈어요.

그래서 행복!

간호사여서 행복!

멋진 팀이 되는 동료가 있어 행복!

동료를 위한 마음의 선물

도로시가 나하고 근무하게 된 첫 날, '도로시 환영 저녁 도시락'을 만들었어요. 찰밥하고 돼지불고기, 무생채, 샐러드가 오늘 메뉴예요. 이런 조그마한 배려가 전부를 끈끈하게 해요. 우리 병동 9명의 간호사가 함께 먹을 저녁 도시락을 준비했어요. 한국에서 엄마 유방암 수술이 잘 끝났다는 소식을 들은 날이라 저도 긴장이 풀렸는지 다리가 후들거려서

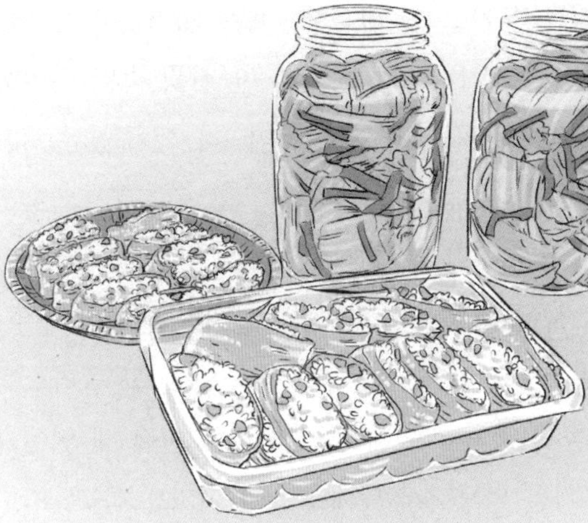

친구 보고 pick up 오라 부탁해 도움을 받았어요.

또 여기 메모리얼데이 홀리데이[2]인 날에도 병동식구들 밥을 해갔어요. 생강차에 대추 넣고 끓여온 게 인기 있었구요. 이런 거 별거 아닌 거 같은데 참 좋아해요. 양배추 찌고 고추장 소고기 넣고 볶았는데 밥에 비비니까 어떤 애가 "딸기쨈에 밥 비비는 거냐?"해요. 또 딸기, 블루베리, 크랜베리 3가지 베리를 요구르트에 섞어서 스무디를 만들었어요. 또 오이지는 내가 백종원 레시피를 따라서 담갔어요. 이렇게 베리 스무디와 코리안 피클! 그리고 생선과 고구마, 호박도 튀겼어요. 전날 놀고 마침 홀리데이라 pay를 1.5배 받는 날이라 돈 좀 썼어요. 연어도 굽고. 오늘밤 정말 미치게 바빴어요. 모두 힘들어 하는데 중간에 스무디에 얼음을 넣어서 한 컵씩 돌리고 나니까 모두 "와~~!" 했죠. 그리고 난리치

2) 5월 마지막 주 월요일

던 환자를 중환자실로 옮기고 난 다음에, 제가 돼지불고기, 연어구이, 흑미밥에 대추생강차를 전자렌지에 돌려서 한 컵씩 나눠 먹었어요. 그냥 사람냄새 나는 소소한 것들이죠. 동료들이 "너 잠 줄였겠구나." 하면서 허그해 주더라구요.

내가 크리스마스와 추수감사절 때는 하루나 이틀 휴가를 내서 함께 일하는 의사와 간호사에게 고기 재워 선물해요. 다른 사람들은 꽃병도 사주고 향수도 사주고 그러는데, 저는 그런 건 안 하고 플라스틱 통 사다가 한 통씩 고기를 재워서 선물해요. 그게 전통처럼 돼 있어요. 모두 좋아해요. "그 불고기를 먹으면서 너네 Korea 얘기도 하고, Korean 얘기도 하면서, 너의 변하지 않는 마음도 느낀다."고 고마워해요.

김치, 고기, 잡채! 이 세 가지가 내 단골 메뉴예요. 내가 좋아한다기보다 친구들이 그걸 나한테 해달라고 부탁할 정도로 좋아하거든요. 내가 요리를 배운 적은 없어요. 미국 사람들이 달게 먹으니 좀 달달하기만 하면 다 통해요. 두 병원 동료들에게 다 선물하려면 고기와 참기름 등 다 합해서 한 1,500달러가 들어요. 크리스마스 주간 쯤 되면 오버타임 근무를 하루 하면 돼요. 그 오버타임해서 번 돈으로 갈비와 불고기를 재워주는 거죠. 병동에 데이번과 나이트번 합치면 20여 명이고, 또 다른 병동에서 고기를 재워 달라는 친구들도 해주고, 의사들 한 6명 해주고, 한 병원이 그래요. UC까지 합치면 더 들어요. 알바라도 한 40명 해주고, UC 한 40~50명 해주고, 한 90명 정도? 그래서 하루나 이틀 정도는 휴가를 받아야 된다니까요. 하루 종일 걸리거든요. 그리고 차가 없어서 각 병원의 친구 몇 명에게 부탁하면 기꺼이 도와줘요. 그게 정이예요. 힘은 들고 이거 안 하면 돈도 안 들고, 하루 더 몸 편하게 쉴 수 있지만, 그게 아니예요. 내가 일 년을 사고 없이 보낸 건 다 그 동료들 덕분이니 감사를 표현하는 거죠. 알바라도 죄수병동의 차지간호사가 그렇게 닭달해서 투약사고까지 나게 했어도 연말이면 또 선물해주거든요. 그런 거죠, 뭐.

일 년에 한 번은 전부 루틴으로 해주고, 사이사이 우리 집에서 파티를 많이 해요. 초대받은 애들이 음식을 하나씩 해오긴 하지만 우리 집에서 하니까 내 돈이 더 많이 나가죠. 애들이 그거 다 알아요. 서로 말은 안 해도 내가 돈 얼마 썼다는 거 다 알아요. 그게 고마워서 이것저것 도와주는 것들도 있고, 병동에서 일하는 중에 하루 날 잡아서 "오늘 시켜서 먹자!" 그런 날 있으면 나는 절대로 돈을 못 내게 해요. 한 번도 돈 낸적 없어요. 애들이 알아요. "원은 다 빼라."고 해요. "걔는 우리한테 도시락 해오는 것도 많고, 집에서 파티도 많이 하고, 연말 되면 불고기도 선물해준다." 병동에서 피자 같은 걸 take-out하는 날 나는 돈 안 내게 빼줘요. 좋아요! 그러니까 사람이 크고 작고 돈을 많이 내고 적게 내고를 떠나서 이렇게 기본이 서로 되고 서로 거리낌 없이 해준다는 게 참 좋은 거 같아요.

여기 의사들이 갈비나 불고기 먹으러 한국 레스토랑에 종종 가거든요. 여기에서는 유명한 한국 식당인데도 불구하고 닥터 버처나 닥터 윌킨슨 이런 사람들이 "원, 네가 마리네이드한 고기가 훨씬 맛있어!"라고 해요. 나의 멘토인 닥터 버처도 내가 해주는 고기와 김치를 그렇게 좋아했어요. 고혈압이 있어서 싱겁게 만들어다 줬었죠.

2. 영원한 멘토, 닥터 버처

인생의 선물 같은 만남

닥터 버처는 제가 간호사로 일하면서 만난 의료진 중에 최고였어요. 흑인 과학자 조지 워싱턴 커버의 스토리를 다룬 책 『특별한 땅콩 이야기』[3]의 주인공 같은 사람이에요. 버처는 보통 사람이 아니었어요. 그 사람을 만났다는 게 굉장히 행운이에요. 행운이라는 말도 약하고 더 나은 말이 뭐가 있으려나? 아무튼 대단한 사람이죠! 작년 2016년 11월에 돌아가셨는데, 우리가 버처의 흔적을 지우지 못해서 온 병동에 버처가 붙여놓은 것이나 남겨놓은 물건들을 그대로 다 갖고 있어요. 우리가 버처의 흔적을 지우지 않고 있는 걸 다른 의사들이 부러워해요.

처음 병동에서 만났을 때 버처가 나한테 "네가 미국에서 간호사 생활하면서 배워야 될 것, 특히 이 알바라도 병원같이 상주 의사가 없는 이런 병원에서는 너의 결정과 너의 판단이 환자의 생명을 살리고, 살려도 기능을 할 수 있게 살리는지를 결정한다는 것이다. 너의 critical decision making에 따라 내가 의사로서 집에서 환자를 안 본 상황에서 전화로 오더낼 때도 그 내용이 달라진다."고 하면서 나보고 "똑바로 해야 한다!"고 했어요. 멋쟁이, 멋쟁이예요! 나는 머리털 나고 정말 간호사 하면서 이런 의사와 환자에 관해서 discussion하고, 환자를 케어하고, 의사도 케어할 기회를 가진 것 자체가 행운이란 생각이 들어요. 버처는 나에게 미국에 아는 사람 없다고, "무슨 일 있으면 내가 네 아버지같이 해줄테니까 작은 거 뭐라도, 세금에 관한 것 같은 생활에 필요한 뭐라도 문제 있으면 꼭 얘기하라."고 말하곤 했죠.

---

3) 구유선(2008). (땅콩박사 조지 워싱턴 커버의) 아주 특별한 땅콩 이야기, 청우.

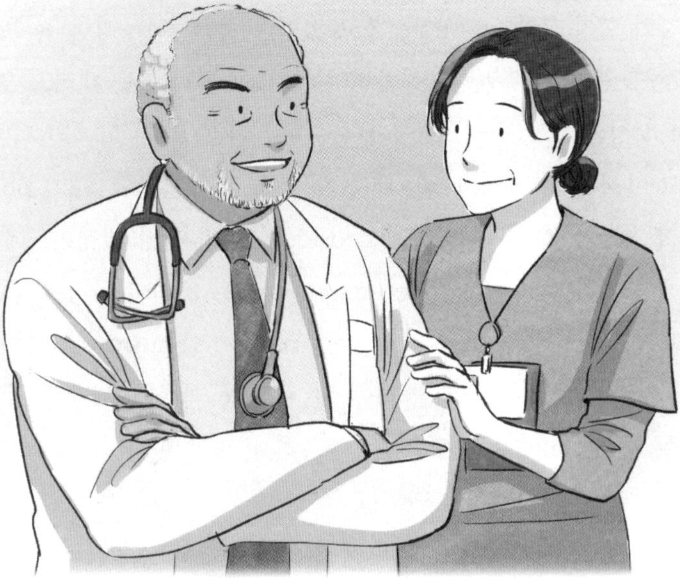

내가 영어가 서툴렀고, 알바라도 병원이 첫 번째 병원이었잖아요. 그리고 알바라도 병원에서 죄수병동으로 옮긴지 얼마 안 되었을 때였죠. 내가 완전히 naked 상태에서 환자 보는 걸 닥터 버처가 다 봤어요. 서툰 영어, decision 못 내리는 거, 환자들이 말하면 벌벌 떠는 나의 모습을 다 본거죠. 하여튼 떨고 긴장하고 anxiety level 높고, 12시간을 긴장 속에서 사는, 그 naked 상태인 나를 버처가 알아 본 거예요. naked, 내가 다 벗겨진 상태! 그렇게 치부가 다 노출된 내가, 나의 거지 같은 본 모습이 다 발가벗겨진 상태를 있는 그대로 알아 봐준 사람이 닥터 버처가 처음이었어요. 그러니 내가 어땠겠어요?

처음에 내가 한국식 사고방식으로, 다른 간호사에게 이렇게 저렇게 묻고, 소극적이었어요. 차지너스한테 "환자 컨디션과 상황이 이런데,

내가 이걸 의사한테 보고를 해야 되냐?"고 상의를 하고 있는데, 닥터 버처가 자기 환자 progress note 쓰고 있다가 등을 확 돌리더니, "원, 이리와!"하고 불러요. "왜? 나 지금 환자 문제에 결정을 못 내리고 있어서 차지하고 상의하고 있다."고 했더니. "지금 이리 오라!"고 하면서, 의자를 주고 앉히더니 "차지너스는 네 환자 옆에 있지 않잖아. 네가 primary nurse고, 네가 처음부터 끝까지 bedside에서 환자 다 봤잖아. 네가 결정을 해야 한다. 네가 registered nurse야. 너는 LVN이 아니고, CNA도 아니고, student nurse도 아니고, 너는 registered nurse다. 너는 RN이야!" 그러면서 "RN이 제일 잘 해야 되는 것 중 하나가 '결정을 잘 해야 한다'.는 거야. critical decision을 정확히 내려야 한다! 스스로 판단과 결정을 내려야 한다!"고 강조했어요.

시간이 흘러 내가 업무에 익숙해지니, 언제가부터 오히려 제가 버처한테 소리를 꽥꽥 지르고, "환자가 이런 상태니 환자를 위해서 이런이런 오더 내세요!"라고 말할 정도로 상황이 거꾸로 바뀌게 되었죠. 해가 바뀔 때마다 내가 달라지고 있었어요. 내가 버처에게 "당신이 약을 이거이거 쓰라고 했는데, 이 약을 썼더니 환자가 자꾸 머리가 아프다고 하고, 컴플레인이 자꾸 많아지는데, 이 두 가지 약중에 하나는 빼야 하지 않겠어요? 베타 블로커를 빼면 좋겠다."고 말했던 적이 있었어요. 그랬더니 막 "으하하하, 놀라워! 놀라워!"라고 하는거예요. 버처는 기분이 좋은 거예요. "이렇게 빨리 발전하는 간호사는 처음이야. 원 바뀌는거 봐라!" 하면서 10분도 넘게 얼마나 큰 소리로 웃어 제끼는지 내가 "소리 좀 줄여요. 제발 웃음소리 좀 줄여요!" 그랬어요. 근데 버처가 끊기지 않고 계속 큰 소리로 막 웃어서 차지너스가 뛰어오고 다른 직원들이 뛰어오고 난리가 났었어요. "왜 그러냐?"고, 버처는 계속 "Unbelievable, unbelievable!" 하며 웃었죠.

버처는 내가 나날이 발전하는 모습도 다 지켜봐 주었어요. 성장하는 모습을 다 보면서 버처가 나한테 그냥 반했어요. 너무 잘 한대요. 성형외과 의사도 "내가 아무리 debridement하고 stage IV인 환자들 드레싱 다 해놔도 원이 8개월, 9개월 동안 이렇게 끈질기게 치료해주지 않았으면 내 수술은 실패였다."고 했거든요. 그렇게 의사들 사이에 내가 소문이 좀 났었어요. "영어는 어설프고 매끄럽지 않아도 완전 칼같이 일 잘한다."고. 그리고 환자들도 pain medication tapering을 의사가 말하기 이전에 내가 tapering 다 시켜놔서 할 게 없대요. tapering 시작할 때 마약 환자들이 막 미치거든요. 패닉 상태에서 난리치죠. 미리 내가 조절시켜놨기 때문에 자기네는 오더 내려 po로 바꾸면 바로 퇴원이거든요. 그래서 "내가 원 같은 간호사가 여기 두세 명만 더 있으면 병동을 아무 일 없이 다 끌고 나갈 수 있다."고 말하곤 했죠.

버처에게서 "너는 RN이야!"라는 말 들었을 때 처음에는 당황스럽고 쪽팔렸죠! 버처가 나에게 "너는 RN이다."라고 했을 때, 'RN의 책임감이 엄청난 거구나!' 그걸 알았어요. 일하면서 그 책임감을 계속 깨달았죠. 미국에 처음 와서 RN이라니까 RN인줄 알았지, RN이 그렇게 센 건 줄 실감하지 못한거죠. 닥터 버처가 'RN의 중요성, 책임감' 이런 걸 자꾸 상기시켜주니까 'RN이 해야 하는 게 많고 중요하구나.'를 깨닫게 된거죠. 그래서 날이 갈수록 겁나고 무서워졌어요. NCLEXRN 시험 보고 패스하면 RN 면허를 따게 되는 것 이상을 깨닫게 된 거죠.

버처의 말들이 동기유발을 많이 시켰줬어요. 더 환자 중심으로 공부하게 해줬죠. 환자의 상황을 보면 교과서적인 sign & symptom과 똑같지 않아요. 여러 가지가 combine되어 있죠. 여기 입원한 환자들은 대개 한 환자당 20여 가지 병명을 갖고 있어요. 또 미국 환자들은 한국 환자들보다 allergy sensitivity가 상당히 높아요. 땅콩 알러지인 환자를 보면 땅콩도 그렇게 숨이 막히다고 하고 모르핀도 어떤 환자에게는 심각한 부작용이 나거든요. 같은 약이라도 함께 썼을 때, 특히 hypertension환자들의 약이 바뀌었을 때 예기치 못한 문제가 생기는 경우가 많아요. 에이즈 환자가 결핵에 걸려 HIV medication과 결핵약을 함께 썼을 때 고열이 엄~청 심하거든요. Side reaction이래요. 그러면서 간이 엄청 나빠지죠. 일반 결핵약 주는 환자들도 조심을 많이 해야 해요. '몸뚱아리 자체가 엄청나게 sensitive 하구나!' 싶고. '미국 환자들은 우리보다 장의 immune system이 많이 약하구나. 우리는 김치와 마늘을 주 음식으로 먹어서 장에 유산균과 같은 좋은 박테리아가 충분해서 우리는 어지간해서는 장염 같은 거 많이 걸리지 않나 보다.'하는 생각도 들어요.

버처 덕분에 한 마디로 critical decision making에 대해서도 눈을 뜨게 되었어요. 예를 들어, 환자가 sepsis에 빠질 것 같다고 하면, sepsis category인, high spike fever가 올라가고 BUN/creatine 수치가 올라가고, 혈압이 떨어지죠. 내가 의사한테 보고할 때, 환자 상태, Lab 결과들, 환자의 subjective & objective symptom을 같이 설명하면서 보고해요. 정확한 evidence를 근거로 하니까 답이 빨리 나오더라구요. 내 critical decision을 듣고 의사가 결정하고 RRT nurse 와서 확인하고 ICU로 transfer하는 거예요. 내가 의사에게 "이 환자가 sepsis 들어가는 거 같다."고 얘기하려면 명확한 evidence가 있어야죠. 의사가 환자를 보지 않은 상태에서 적시에 transfer order 내고 blood culture하고, 결과를 볼 수 있으니 ICU로 옮길 타임을 놓치지 않는 거죠. 이런 게 critical decision인 거예요.

노숙자에게도 희망을 준 사람

버처는 휴머니스트이기도 했어요. 선조가 노예로 들어온 사람이잖아요. 그거를 극복했을 뿐 아니라 심리학에서 말하는 '승화시킨 사람'이예요. 정말 멋져요! 내가 미국에서 첫 병원으로 샌디에이고에서 최하의 병원에 들어왔다고 생각했는데, 그건 기우였어요. 내가 이 최하의 병원에서 최고로 멋진 사람을 만났다는 게 내 인생의 행운이죠. 진흙 속에 진주가 있다더니 이 최하의 병원에서 죄수들을 치료하는 버처가 바로 진주였어요. 닥터 버처를 이 알바라도에서 만나고 난 다음에 흔히 사람들이 말하는 '좋은 땅, 좋은 데서 일 하는 게 낫다.'는 편견이 더 많이 없어졌어요. 환경에 상관없이 내 마음이 움직이는 곳에서 빛나는 게 나온다는 걸 또 알았어요. 내가 닥터 버처를 만나고 닥터 버처하고 일하고 닥터 버처의 얘기를 들으면서 깨달은 거죠.

닥터 버처와 더 특별했던 것은 홈리스 진료봉사도 함께 했거든요. 조 신부님(Father Joe's homeless center)이 운영하는 홈리스들에게 밥 주는 데가 있어요. 거기에 닥터 버처가 한 달에 한두 번씩 가서 진료봉사를 했어요. 나도 가서 도와주었죠.

닥터 버처의 행동이나 말투를 보면, 의사와 홈리스가 아니고 그냥 서로 형제 같아요. 환자에게도 웃으며 유머를 갖고 대하는 모습을 보며 내가 탄복을 했어요. '사람을 respect 한다는 게 이렇게 감동이 크고 다른 사람들에게 살 수 있는 희망을 주는구나!' 싶더라구요.

버처가 홈리스를 대할 때 모습을 보면 'equality!' 진짜 링컨이 얘기한 그 평등 있죠? 와~. 의료를 통해서 난 링컨을 생각했어요. '저런 게 평등이구나!' 홈리스 환자 몸에서 피가 질질 나고 몸에서 나는 냄새가 골치가 아프고 막 코를 막아야 될 만큼 심한 사람들이예요. 청진을 하려면 청진기를 대고 가까이 가야 들리잖아요. 홈리스들은 옷을 또 두껍게 입어서 그 안으로 청진기를 넣으려면 쑤시고 들어가야 되죠. 버처는 땀을 질질 흘리면서도 몸을 숙이고 청진기를 대고 "숨을 들이쉬라, 내쉬라."고 해요. 절대로 환자 몸에서 멀리 떨어지려고 하지 않아요.

홈리스들은 그렇게 혜택을 받으면서도 짜증을 막 내요. 의사가 보기도 전에 "진통제 먼저 줘!"라고 소리 지르는 식이예요. 그렇게 막무가내로 떼를 쓰는 환자들에게도 "내가 의사인데, 너를 진단하지 않고 진통제를 주면 마약을 파는 마약딜러와 내가 무슨 차이가 있냐? 나는 의사다."고 차근차근 설명해요. 마약딜러들은 돈만 내면 마약을 막 주잖아요. 약에 중독된 사람들은 금방 픽 쓰러지더라도 약 받아서 먹기 바쁘잖아요. 그러면서 "나는 지금 진료를 하고 있고 진단을 제대로 내려야 거기에 맞는 약을 쓸 수 있다." 땀을 질질 흘리면서 끝까지 설명을 하는 거예요. 그 냄새가 진동하고 미치고 팔짝 뛰겠는데. 그러면 그 설명을 듣고 홈리스들이 더 이상 소리 지르지 않고 "OK! I see!" 그러면서 양처럼 순해져요.

B–u–t–c–h–e–r! 버처의 오리지널 집안이, 조상이 고깃간의 고기 써는 사람이잖아요. 자기가 원하는 대로 마약을 주지 않는다고 어떤 홈리스는 "니가 그러니까 butcher(백정, 푸줏간 주인)지!" 그래요. 그거 완전히 모욕이거든요. 진료를 그렇게 공짜로 해주는데도 불구하고 "니가 그러니까 버처지?" 그래요. 닥터 버처가 웃으면서 "내 이름이 닥터 버처인 것은 내 조상이 내 아버지, 할아버지가 버처였고, 그 분들이 푸줏간에서 소고기를 팔았던 뭘 팔았더라도 나는 내 선조였기 때문에 내 선조를 존중한다. 난 괜찮아!" 모욕을 주는데도 불구하고 끝까지 다 설명을 하고 "약 빨리 달라!"고 "씨○ 씨○" 하는데도 "내가 다음 주, 그 다음 주에도 온다. 약을 지금 이만큼을 주고 갈건데 너하고 나하고의 약속은 네가 이 약을 잘 먹으면 최소한 내가 다음번에 왔을 때 네 상처

가 이 정도는 치료가 되어 있어야 한다. 그러면 내가 직접 보지 않아도 네가 약을 잘 먹은 거야. 내가 하라는 대로 일주일에 두 번 와서 이 치료받고 제대로 하면 상처가 나을 거야."라고 친절하게 끝까지 차근차근 설명해요.

의료보험이 없는 사람들을 다 자기 클리닉에 오게 해요. 나도 한국사람, 의료보험이 없고 급한 사람들을 그 클리닉에 많이 소개해서 보냈어요. 한국사람을 데리고 갈 때 제가 병원에 하루 오프받아 시간 내서 도와주었어요. 나는 하루 돈 못 벌고 가는 거죠. 미국 의사들은 자기 클리닉 있고 또 다른 병원에 소속되어서 일하고 있어요. 버처도 자기 클리닉 따로 있고, 알바라도 병원의 병원장[4)]도 하고, 죄수병동 관할 센터장도 하고 있었어요. 버처가 자기 클리닉에서 보험 없는 사람들에게 무료로 그냥 다 해주었던 거죠. 그러니 버처 장례식을 제법 큰 장로교회에서 했는데도 자리가 꽉~ 찼어요. 버처는 우리 병원 병원장에 죄수병동 센터장이었잖아요. 우리 죄수병동 간호사 좌석을 맨 앞좌석으로 다 마련해주어 나도 참석했죠. 교회 밖까지 사람이 꽉꽉 차서 대통령 죽은 거 이상이었어요. 엄청난 분이었어요.

지금도 그리운 사람

버처와 틈날 때마다 성경말씀이나 신앙생활 얘기도 나누곤 했어요. 여기 유명한 Southern California 침례교회 신학대학이 있어요. 100년 넘은 대학교에 있는 교회이고 엄청 잘 되어 있어요. 그 교회에 닥터 버처

---

4) Chief of medical staff로 medical organization의 대표를 말한다. 한 병원의 진료와 행정파트까지 함께 책임지고 대표하는 우리나라 병원의 병원장과는 달리 한 병원의 의사조직을 대표하는 사람을 칭한다. 편의상 병원장으로 칭하였다.

가 다니는데 그 교회 목사님들의 주일예배가 샌디에이고 TV에 나오거든요. 나는 TV로 보는데, 버처는 직접 가서 예배를 보았죠. 어떤 말씀이 너무너무 감동적인 게 있으면 월요일이나 화요일에 지난번 목사님의 설교에 대해 서로 얘기를 하게 되는 거예요. "그 부분은 내가 이해를 못하겠더라." 그러면 버처가 설명을 다 해줘요. 이렇게 틈틈이 나와 대화를 나누다 보면 아무래도 퇴근시간이 조금 늦어지죠. 버처가 있어서 이 샌디에이고에서 내 라이프가 상당히 알찼어요.

버처는 또 하와이 같은 곳에 컨퍼런스를 갔다 올 때면 꼭 파인애플을 사갖고 와서 공항에서 전화를 해요. "원, 지금 누구와 일하냐?" 내가 누구랑 일한다고 하면, "20분 후에 로비로 내려와!" 그래서 내려가면, "하와이 파인애플이다!"라고 하면서 그 무거운 걸 2개나 꼭 전해주었어요. 그리고 독립기념일 같은 날 우리는 안에서 일하고 있는데, 밖에선 기념 불꽃놀이를 하잖아요. 버처는 불꽃놀이 사진을 다 찍어서 우리한테 보내주거든요. 그걸 다 내가 사진으로 인화했어요. 저 사진을 볼 때마다 그게 7월 4일이었고 11월에 죽었으니까 '이게 마지막 사진이고, 내년부터는 아무도 나한테 불꽃놀이를 보내줄 사람이 없구나!' 그런 생각이 들었어요. 그렇게 자상했죠.

내가 혼자 사니까. 기분이 안 좋아 보이면 "뭔 일이 있느냐?"고 물어보고 작은 사소한 것이라도 관심을 가져주곤 했어요. 내가 이 샌디에이고에 혼자 가방 두 개 들고 들어와서 집도 사고 하니까, "대단하다!"고 그랬어요. 물어보고, 봐주고, 관심 가져주고, 여러 가지 칭찬해주고 인정해준 사람이었죠. 그런 게 아무나 할 수 있는 일이 절대 아니에요. 그런 게 나에게 힘이 되는 정도가 아니라 여기서 초기에 그 힘든 상황을 버텨낼 수 있는 하나의 힘이었어요. 유일한 버팀목? 내가 살 수 있는 희망이었어요. 몰라서 무안 당하고 의사들한테 혼나고 그러면 그거 다 적어놨다가, 혼이 나고도 못 알아듣는 경우가 있거든요. 그러면 버처한테 다 물어봐요. 그러면 막 웃으면서 다 가르쳐줘요. 한 번 혼나는 건 버틸 수 있는데 두 번 혼날 수는 없잖아요. 모르면 혼난 걸 또 혼날 수 있어요. 한 번 혼날 때 배우지 못하고 두 번 혼나는 건 머저리예요. 등신이고. 내가 머저리 바보를 면하고 유능한 간호사로 이렇게 인정받게 된 데 버처가 기여한 바가 크다고 생각해요.

닥터 버처가 은퇴하면 함께 할 계획들이 있었거든요. 아, 그거가 참 아쉬워요. 그 분이 내년에 은퇴하고 저랑 한국에 먼저 가기로 했어요. 내가 한국에 아는 미셔너리 의사들이 있거든요. 호주에도 있고. 한국의 성당이나 교회에서 선교를 많이 하잖아요. 한국의 특색있는 미셔너리 리더십이 있는데, 너무 진지해서인지 무겁고 슬픈 모습으로 선교를 해요. 미셔너리를 즐겁고 희망차고 기쁘게 하지 않아요. 닥터 버처한테서 배운 거는 기쁘게 하는 거예요. 웃고 가벼워요. 버처가 하는 사회공헌, 사회봉사, 미셔너리 하는 거를 한국에 가서 이야기해달라고 부탁했어요. 지금 여기서 우리가 하는 거 그냥 얘기만 해주면 되거든요. 버처의 경험을 좀 알려주고 싶었어요. 그리고 "우리집에 머물면서 우리집에서 한국을 경험해 보세요."라고 했죠. 버처가 "너 알기 전엔 한국을 몰랐다."고 말했었거든요. "나머지 시간엔 내가 방 하나 드릴테니 거기서 기도도 하고, 한국의 공기를 한 번 마셔봐요."라고 했죠. 그게 내년이었어요. 내년에 아주 은퇴한다고 했거든요. 그걸 못하고 갔어요. 아쉬운 정도가 아니라, 아, 나 정말 depression에 빠졌었어요. 장례식하던 교회에서 울음을 참을 수가 없었어요. 우리 간호부장은 나하고 닥터 버처가 얼마나 각별했는지 알거든요. 간호부장이 날 꽉 안아주더라구요. 내가 눈이 팅팅 부었죠.

버처가 마이애미 팜스프링에 내과학회에 갔다가 호텔에서 자다가 돌아가셨어요. 아침에 컨퍼런스 좌장이었는데, 안 나와서 동료의사들이 호텔에 연락했고 벨보이가 가보니 죽어있더라고 해요. 가기 전에도 힘들어 했었어요. 플로리다 가기 전 날 밤 11시에 라운딩을 왔어요. 서류 정리하고 progress note도 쓰더라구요. 오면 늘 내가 혈압을 재주었는데, 그 날도 재보니 혈압이 조금 높아서, "약 먹었냐?"고 했더니, "약은 먹는데, 오늘 좀 피곤하다."고 해서 "낼 꼭 떠나야 하냐?"고 물으니, "컨퍼런스 가면 환자 안 보니 쉬면 된다."고 하더라구요. 그러더니 죽었어요. 77세였어요. 고혈압, 당뇨, 고지혈증 이런 지병이 있었으니까요.

저는 쇼크였어요. 내 인생에 아버지, 오빠 돌아가시고, 가족이 아닌 사람이 돌아가셔서 그렇게 depression에 빠진 건 처음이었어요. 난 조금 특별났지만 나만 그런 건 아니었어요. 닥터 버처가 우리 병동에 와서

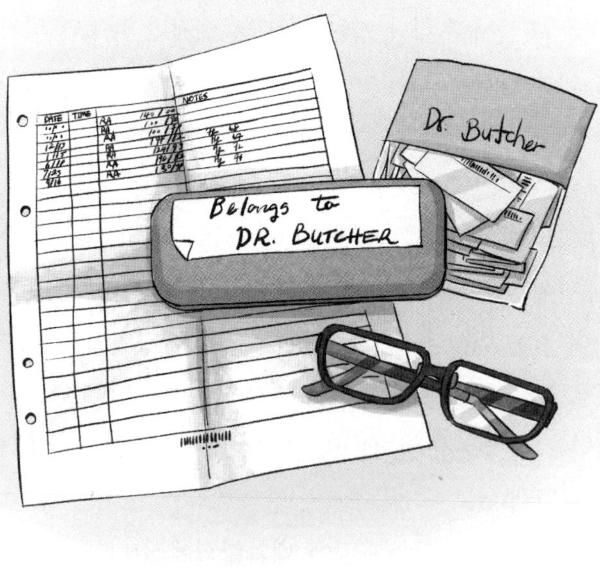

일할 때 자기 물건을 놓은 자리에 'Don't throw away!'라는 메모를 붙여놓은 게 있어요. 환자 1일 admission list 뽑아서 넣어놓은 거, 안경, 그리고 컴퓨터할 때 넣어놓던 것들, 그런거 우리가 하나도 버리지 않고 그대로 두고 있어요. 아무도 닥터 버처를 떠나보낼 수가 없어서 "버처 물건에 손대지 말고 놔두라."고. 병원에서 닥터 버처 메모리얼 서비스 하고 그럴 때 우리가 버처를 못 잊고 있다는걸 간호부장이 알아서 우리 병동 문 열고 들어가는 벽에다가 버처를 사진을 붙여놨어요. 그래서 다른 간호사들도 병동에 들어올 때 "Hi! Dr. B!" 그러면서 들어와요.

버처는 내 인생의 선물이예요. 내가 버처를 보내고 난 다음에 혼자 바닷가에 가서 앉아 'Dr. B! Thank you so much! You gave me wonderful life and a gift. I never forget you. I'll keep in my mind what you gave me.'라고 생각했어요.

미국에 오는 도전을 하지 않았으면 닥터 버처도 못 만났고, 닥터 버처를 못 만났으면 닥터 버처로부터 내가 십년 동안 받은 이 보석 같은 경험이 얼마나 많은데 내 라이프에 47세에 와서 57세가 될 때까지 이 경험은 없었을 거예요. 그냥 모르고 지나가는 거죠. High risk가 있는 경험과 도전을 겪어내고 난 다음에는 거기에 맞는 선물을 있어요. 엄청난 선물이예요. 이거는 사람으로 태어나서 이렇게 멋진 라이프를 share 할 수 있고, 이렇게 멋진 spirit을 가진 같은 의료에 종사하는 사람으로부터 엄청난 존중과 존경심을 여기서 배웠잖아요? 이거 굉장한 선물이예요. 간호사였기 때문에 가능한 선물이예요. 누구나 선물을 받으면 참 좋잖아요. 근데 나한테 딱 맞는 선물을 받았으니 내가 얼마나 기분이 좋겠어요. 나한테 딱 맞는 선물을 내가 원하는 선물을 살면서 받았는데, 얼마나 내가 기쁘겠어요. 몇만 원짜리 티켓이나 샤넬파이브 향수 같은 그런 보통 선물이 아니죠. 그런 건 나도 살 수 있어요. 티켓도 내가 살 수 있고 샤넬 파이브 향수 20개도 내가 살 수 있어요. 근데 닥터 버처가 준 이 선물은 닥터 버처가 아니면 내가 받을 수 없는 선물이예요. 그 선물을 내가 받았다구요.

3. 가족과 소울 메이트의 힘

루루와 라라가 행복하니 나도 행복하다

우리끼리 이름을 지었어요. 시애틀 언니가 꼬꼬, 엄마가 루루, 막내동생이 라라, 합해서 '루루라라', 저는 몽몽이예요. 시애틀 언니가 내년에 환갑인데 내가 1만 달러를 주었어요. 일 년을 당겨서 즐기라고 미리 선물을 준 거예요. 이렇게 벌어서 부모형제는 물론이고, 어려운 친구들에게도 주고, 교회에도 내고, 내가 번 돈으로 멋지게 살고 있어요.

언니는 형부랑 함께 시애틀에서 주유소를 운영해요. 제일 좋은 형부예요. 우리가 다 50이 넘었고, 오빠 살았을 때도 "오빠 사랑해요!" 이렇게 표현했어요. 엄마는 엊그제 '나비야'란 동요를 부르며 율동을 하는 동영상도 보내왔어요. 동생이 엄마랑 같이 있으니까 해외에 있는 우리 마음 편하게 해주려고 엄마 연출을 잘 해드려요. 동생이 "시골 걱정하지마."라고 말하는데 그런 게 다 고마워요.

밤새도록 힘들게 일한 게 굉장히 보람으로 느껴져요. 여기 근무하며 벌어진 일들에 대해 동생한테도 엄마한테도 다 얘기하거든요. 그래서 다 알아요. 동생에게 "어젯밤 임종환자 보면서 이러이러한 걸 배웠는데, 우리도 엄마 보낼 때 웃으면서 보내자. 네가 먼저 죽든지 내가 먼저 죽었을 때 나는 어떻게 하고, 엄마가 돌아가셨을 때 조문 온 사람들 발걸음도 가볍게 조의금도 다 사절하자." 우리는 이런 얘기도 다 해요. 그게 참 좋은 거 같아요. "일단 죽기 전에 재산 환원시키는 걸 해야 되기 때문에 계획대로 사회에 다 돌려놓자. 우리 죽으면 돌아가신 아버지와 오빠 옆에 다 같이 있자." 이렇게 살아있으면서 죽음에 대해서도 다 터놓고 얘기하니까 죽음에 대한 불안감이 별로 없어요. 내가 간호로, 간호사로 살고 있는 이 삶의 느낌을 이렇게 부모, 형제, 친구들한테 얘기하며 나눌 수 있으니 이게 진짜 행복이죠.

'베풀면서 열심히 살면 빛이 온다!'

오빠는 외아들로 남동생이 없어서 걱정했지만 오빠 친구들이 "네 여동생이 남동생 네다섯 있는 것보다 훨씬 낫다."고 했어요. 내 여동생이 진짜 장군감이예요. 장군감! 일을 척~척 잘 해나가요! 그 스케일이 엄청나요. 아버지, 오빠가 해온 일이 몇백억이나 되는 비즈니스거든요. 연수원 같은 모텔 3개에 식당, 커피숍도 있어요. 도립공원 내에 있는 집단위락시설단지 내에 있는 시설이죠.

처음에 세를 주었더니 러브호텔처럼 운영하려고 해서 다 빼앗아버렸거든요. 거기를 건전한 지역으로 만들려고 우리 가족이 고생을 많이 했죠. 세를 주면 돈이 돌았겠지만, 세를 안 주고 가족이 힘을 모아 운영하다 오빠 돌아가신 다음부터 유지보수만 하고 있어요. 지난 20여 년간 개발하고 운영하는데 들어간 빚 갚느라 제가 베트남과 중국, 미국에서 올봄까지 번 돈을 모두 한국에 보냈죠.

이제 빚도 다 갚았고, 은행에서 돈 빌린 게 하나도 없기 때문에 다 우리 가족의 재산이 되었으니 유지만 해나가도 돼요. 이제 더 이상 비즈니스는 안 하고 한 50% 정도 지역사회에 기부할 생각이에요. 우리가 부모로부터 교육을 잘 받은 거 같아요. 우리 부모님은 항상 "베풀면서 열심히 살면 빛이 온다!"고 말씀하셨거든요.

위기에 더 강해진 우리 가족

92세인 어머니가 겨드랑이 밑으로 통증이 3분 간격으로 계속된다고 하셔서 지역병원에 입원하셨는데 유방암이라고 하시네요. 고령이시라 걱정이 되어 신촌세브란스 유방암센터로 옮기셔서 수술받으셨어요. 수술하는데 필요한 모든 검사 완료하시고 결과가 전부 정상이라고 의료진도 놀라고 있대요. "92세라는 게 믿기지 않는다."고, 엄마가 차분해요. 엄마가 고맙다고 뽀뽀 사진을 보내왔어요. 수술 잘 하고 끝까지 우리들하고 잘 살겠대요. 파이팅도 보내고, 우리 식구 건강한 거 같아요.

지금 난 입안과 입술까지 다 부르터서 난민같이 됐어요. 시험이랑 어머니 입원으로 너무 신경을 많이 썼나 봐요. 몸은 멀리 있지만 뿌듯해요. 한국에 계신 엄마하고 동생한테 여기서 제가 할 수 있는거 다 해드릴 수 있어 다행이죠. 저는 며칠 동안 비타민 씨 두 배 용량에 홍삼…. 닥치는 대로 잘 먹어서 입 부르튼 게 이제 다 나았어요. 저 아프면 안 돼요. 며칠 쉬면서 '힘든 가운데 삶의 정석이 보인다.'는 것도 다시 알았고, 지금 아주 편하고 저를 다시 생각도 해보고, 아주 편안한 휴식시간을 누리고 있어요. 얼마나 축복인지…. '일도 주시고, 애탐도 주시고, 간절함도 주시고, 돈도 주시고, 내가 번 돈을 멋지게 쓸 수 있는 기회도 주시고….' 참 축복이에요.

이번에 휴가를 7일밖에 안 준다고 해서 가고 오고 날짜 빼니까 한국에 가도 3일밖에 못 있겠더라구요. 그래서 저는 한국에 안 가기로 했어요. 다른 사람들은 "왜 안 오냐?"고 그러는데 우리 식구가 결정한 거예요. 시애틀 언니도 "너는 워낙 시간당 벌어들이는 게 크니까 벌어서 돈 무조건 대라." 그래서 "알았다." 그랬어요. 동생한테 "2,000만 원 빨리 보낼테니까 돈으로 할 수 있는 거는 다 깨끗이 해라. 다른 사람들한테 폐 끼치지 말고 엄마하고 너하고 최대한 편안하게 지내라. 엄마도 중요하고, 너도 중요하니 너도 스트레스 레벨 낮추고, 놀라지 말고 어떤 극한 상황이 생기더라도 가장 편안한 상태에서 decision making하게 돈 충분히 써라."고 했어요.

엄마는 수술조직 검사결과 유방암 2기 초래요. 얼마나 다행인지요. 동생이랑 시애틀 언니랑 우리가 얘기했어요. "5월 5일부터 5월 25일까지 유방암 가족 패키지 여행 다녀온 거 같다."고. 올해는 더 이상 여행은 안 하기로 했어요.

이 에피소드를 겪으면서 우리 집 식구들은 더 강해졌어요. 확실히 어려움과 풍랑 속에서 뱃길을 알아요. 풍랑 속에서 어느 쪽으로 노를 저어야 하는지 방향을 알아요. 이번에 엄마일 겪으면서 또 다른 자신감과 또 다른 교훈을 얻고, 괴로운 상황에서 이렇게 즐겁게 해나갈 수 있는 걸 경험했잖아요. 멋져요! 우리 가족 정말 멋지다는 생각이 들어요.

분홍색 옷을 입고 우리 엄마 아까 하신 말씀이 "난 아이돌이 아니고 구십돌이다." 아주 멋져요! 우리엄마! 엄마가 운동하기로 저와 계약서 쓴대로 잘 시행하고 계세요. "모진병이 들어 너희들 힘들게 해서 미안하다…." 오늘 이렇게 말씀하시며 "아무 걱정마라! 난 사는 날까지 최선을 다 한다. 내 삶에…." 우리 엄마 멋쟁이죠. 운동도 열심히 하시고, 참 고맙고 사랑해요. 정말 끝없이 사랑하게 되는 분이예요.

지금은 밤 11시 45분. 오늘은 출근을 못했어요. 머리가 너무 아파서. 편두통이 시작된 거 같아 약국에 가서 약 사서 먹고 그러니 조금 나아요. 이제 긴장이 풀어지는 거 같아요. 지난 20일 동안 너무 힘들었나 봐요. 엄마 오늘 시골 내려가셨거든요. 그러니까 이제 슬슬 긴장이 풀리나 봐요. 그냥 쉬었어요.

'사는 거의 맛은 이거구나!' 또 한 번 느꼈어요. 엄마만이 아니라 암 걸린 모든 사람, 이 피할 수 없는 질병과 죽음을 눈앞에 놓고 있는 사람들에 대한 기도를 했어요. '이제 내 기도의 폭이 많이 넓어졌구나!' 그런 생각도 들더라구요. 이제는 나, 가족 이런 것만이 아니라 이 피할 수 없는 질병과 죽음을 지금 눈앞에 두고 있는 사람들, 거기 우리 엄마를 포함해서, 모든 고통받는 암환자를 위해서 기도했으니. 신앙적으로도 성숙해가고 있다는 생각도 들어요. 동생하고 시애틀 언니하고는 우리가 자매로 태어났다는 게 큰 기쁨이죠. 우리가 자매로 인연을 맺었다는 게 너무너무 고마웠어요. 확실히 어려운 걸 통해서 뭐 육순 · 칠순 · 팔순 잔치하고 사진 찍고 그런 거보다 이 어려움을 통해서 우리가 진짜 사랑을 더 진하게 느끼는 거 같아요.

비록 미국에 있지만 이 멀리서도 집안일을 형제들과 상의해가면서 풀어갈 수 있다는 것…. 몸이 너무 멀리 떨어져 있어서 어떤 때는 답답할 때도 있었는데 요새는 '이렇게 떨어져 있어도 우리가 할 수 있구나!' 심장환자를 위한 NIH cirtificate exam 통과하고 엄마한테 "자격증 땄다." 고 말씀드리니까 "네가 아무리 힘들어도 네가 해내는 거 안다. 우리 딸 수고했네!" 하세요. 그렇게 말해주는 92세 엄마도 고맙고, 동생은 "언니! 영어가 많이 힘들텐데, 언니! 힘들면 한국 올래?" 그래서 "야! 지금 한국 가면 현금도 없고 어떻게 하니?" "언니! 돈 때문에 노예처럼 거기 붙잡아 놓은 거 같아서 안 된 마음도 드는데, 언니는 솔직히 한국에 있을 때보다 미국 사람들하고 사는 게 더 멋지니까 거기 있어."라고 해요. 그렇게 말해주는 동생도 고맙죠. NIH 시험에 3번이나 fail했을 때 동생과 통화하면서 "그래! 하자! 어차피 여기에 발 들여놓았는데 내가 이 시험이 아무리 어렵고 떨어진다고 죽을 것도 아니고 떨어져도 또 공부해서 보면 되는 거지."하니까 "그래서 언니는 뭐든지 돼!" 그러더라구요.

내 삶에 공감해주는 소울 메이트

예전엔 힘든 일이 있을 때 무조건 꾹꾹 참으며 살아왔고 기쁜 일이 생기면 어디 말할 곳도 없었어요. 그러니 나를 이해해주고 공감해주는 닥터 리가 놀라웠어요.

내가 33살 때 근무하던 대학병원의 병원장이었던 닥터 리가 여기 미국 서부에 올 때 이런저런 기회로 몇 번 만난 적이 있어요. 남녀가 아닌 같은 분야에서 일하는 사람으로서 서로의 일을 인정하고 존경이 있는 인간관계였다고 생각해요. 닥터 리는 한국에서 의대를 졸업하고 바로 미국에 와서 전공의 교육받고 의사로 일했어요. 한국에 다시 가기 전에 25년 정도 미국에 살았거든요. 그래서 내가 미국에 와서 간호사하면서 겪는 애로사항을 다 이해해줘요. "내가 미국병원에서 레지던트할 때 겪은 거랑 같구만." 하면서 자기 떨렸던 얘기를 다해주는데 눈물이 나오더라구요. 다~ 이해하는 거예요. 나 보고 "예전보다 살쪘다."고 해서 내가 전화 하나도 너무 긴장을 해야 하는 상황이라 그렇다고 했더니 "나 이해한다. 나도 미국에서 당직할 때, 아주 단순한 내용인데도 간호사가 전화 걸어오면 전화소리가 왱왱거리는 거 같아서 당직실에서 간호사 스테이션까지 뛰어갔다." 간호사들이 "어, 미안하다. 여기까지 오지 않아도 되는데."했대요. 그게 나와 반대 입장에서 같은 걸 경험했던거죠. '아, 의사도 처음엔 그랬구나!' 나도 전화 받으면 빨리 뛰어가서 환자 상태를 눈으로 먼저 확인하거든요.

이번에 만날 땐 예전보다 개인적인 이야기도 하게 되었어요. 내가 우리 집 빚 갚느라 애쓴 얘기까지 했죠. "김 간호사가 그렇게 살았다는 걸 전혀 생각하지 못했다. 가끔 다른 의사들과 수간호사에 대해 얘기할 때가 있었는데, '김간호사가 얌전하고 말수도 적다. 그러면서 일은 똑 부러지게 잘 한다.'고 말했었다."고 해요. "그런 사람이 이렇게 험난한 인생을 살았는가! 그 힘든 인생을 살면서 이렇게까지 훌륭하게 살았는가?" 그러면서 "수고했다!"고 그래요. 참 좋았어요. 그 말 안 들었어도 요새는 내가 행복해요. 왜냐하면 엄마가 암 치료 받고 완전히 회복단계거든요. 단지 이 기쁘고 행복한 거를 누군가에게 말할 사람이 없었을 뿐이었는데, 또 내가 말을 안 하니까 누가 confirm을 해주는 사람이 없었는데, 닥터 리가 맞장구를 쳐준 거잖아요. 나를 속속들이 알지 못했다 해도 바깥 모양새라도 알고 이삼십년 전에 '김간호사가 어떻다.'는 걸 느꼈던 분이 20~30년이 지난 지금 옛날 이야기를 나눌 수 있고 "이해가 된다. 얼마나 힘들었겠냐?" 그러는데, 가족이 아닌 타인이 나를 이해해준다는 게 너무 좋았어요. 내가 제일 부자가 된 거 같아요.

닥터 리는 "내가 여기 미국에서 의사로 일해 봐서 아는데, 여기 간호사는 단순한 간호사로 보지 않는다."고 해요. "한국의 웬만한 의사들보다 낫다."는 거예요. 그렇게 말하는 의사 별로 없죠. 그리고 저 보고 "그 나이에 여기서 아직도 간호사를 하면서, 영어도 힘들고 자동차 운전도 못하면서, 힘들텐데 어떻게 full time으로 two job을 갖고 있으며, 어떻게 그 많은 상들을 받았는가?"라고 놀라워해요. 둘이 얘기하는 동안에도 UCSD 간호사들이 계속 나에게 메시지를 넣었거든요. 알바라도 간호사들도 메시지를 보내왔고. 그걸 보시고 "어떻게 보통내기가 아닌 이 미국 간호사들하고 이렇게 relationship을 잘 맺을 수 있느냐?"고 물어요. 여기서 간호사들하고 cowork하고, teamwork하는 얘기를 해주었더니 무릎을 '탁!' 치더라구요. "나도 힘들었던 이 일을 김간호사는 다 하고 있네!" 하며 감탄해요. 그래서 제가 "브레인보다 하트를 더 많이 먼저 움직였다."고 했어요. "어~! 그래서 다 해낼 수 있었어! 그래서 김선생이 다 해낼 수 있었어!" 그래요.

닥터 리는 내가 International SOS에서 활동한 것도 많이 알고 있어요. 그래서 SOS에 비중을 더 많이 두고 나를 생각해왔대요. 그런데 미국에서 간호사로 어떻게 살고 있는지 이런 거 저런 거 다 듣더니, 어제 무릎을 탁 치면서 "그래서 우리 김 간호사가 다 해낼 수 있었어! 나도 외모에 별 신경 쓰지 않는 편이지만, 김간호사가 다른 어떤 것에도 신경쓰지 않고 오로지 간호에만 concentrate 하면서 에너지를 다 쏟았으니까 성공했어! 진짜 수고 많이 했으니까 이제는 좀 쉬면서 하라."고 해요. "선생님이 말씀하시기 전에 이미 2월에 빚 다 갚고 5월, 6월 지옥같이 바쁜 달 보내고, 지금 저축된 건 별로 없지만 벌써 하나는 파트타임으로 돌렸다. 내가 욕심을 오버해서 돈을 좀 더 챙기려고 무리할 생각은 없다. 항상 '욕심이 오버되면 망한다.'는 걸 잘 알고 있기 때문이다. 선생님이 오셨을 때 이렇게 휴가 신청할 수 있는 이유 중의 하나가 벌써 일을 줄였기 때문이다."고 하니 막 웃어요.

많은 것들을 상당히 빨리 이해하고 공감해주니, 내가 막 신났어요. "돈은 내가 많이 버니 내가 밥도 사고 커피도 살 수 있다."고 하니 막 웃더라구요. 어제 닥터 리와 감사기도 하면서 "하느님 땡큐!" 했어요. 닥터 리도 "이 좋은 날들에 이 상황에서 우리 김 간호사에게 이런 얘기를 다하고, 월요일에 떠나는데, 너무 좋다."고 해요. 저도 "선생님, 저도 좋습니다!"라고 했죠.

내가 열심히 살고 씩씩한 모습이 참 보기 좋다고 해요. 이제 인생을 매듭지을 나이에 같이 매듭지을 수 있다는 게 얼마나 좋아요? 앞날도 매듭지을 수 있고, 젊은 날의 경험이 있어서 용기도 있고, 한다면 하는 것 같고, 좋더라구요!

'청혼받았어요!'

저 청혼받았어요, 하하하하! 콧노래 정도가 아니라 춤추고 싶어요! 〈Out of Africa〉에 나오는 주인공처럼.

저는 단지 존경하는 분이었는데, 닥터 리는 이번에 샌디에이고로 절 만나러 올 때부터 작정하고 왔었다는 거예요. 상 처한 후에 가족들이 여자 소개해주려고 하는데 "당신 생각이 나더라. 내가 죽는 날까지 내가 갖고 있는 이 재능과 경험한 것들을 잘 정리해서 아직도 죽기 전에 할 수 있는 일이 많은데, 내가 당신하고 같이 하고 싶다. 우리가 너무 멋진 인연이고 당신하고 나하고 많은 일을 할 수 있겠다는 확신을 제주도 가는 비행기 안에서 느꼈다."고 해요.

그동안 만나지 못했던 이십여 년 동안 나에 대한 자료를 사진 찍어 카톡으로 보냈어요. "선생님이 날 보지 못한 동안 내가 산 흔적입니다." 라면서 보냈더니 "너무 멋지게 훌륭하게 살았네." 하면서 "우리 함께 살아봅시다." 하는 거예요. 그래서 나도 "그럽시다."고 답했죠.

내 단점을 찾아내자면 한도 끝도 없다는 생각이 들어요. "난 일상생활을 보면 정상적인 생활을 못했습니다. 내 직업에 있어서만큼은 확실하지만 나머지는 자신이 없습니다."고 하니까 "지금 이 나이에 무슨 자신을 따지나? 지금처럼 살면 되고, 나이가 들었는데도 마음이 순수하다. 말은 팍팍하게 해도 세상을 참 순수하게 사는 것으로 보이고 마음이 따뜻하다."고 해요. 그래서 우리 결혼하기로 했어요.

오늘 아침에 나도 일반인처럼 동네 한 바퀴 돌았어요. 길가에 핀 꽃, 정겨운 새소리…. 보통 여자들처럼 살지 않은 30년이었던거 같아요. 모든게 새롭게 느껴져요.

"우리 이렇게 살자. 당신이나 나나 공부하고 일하고 연구하고 컨퍼런스 참석하고, 자격증 따고 돈 벌어서 빚 갚느라 풀타임 투잡하느라 우리가 못한 게 많다. 연애도 못했지? 우리가 젊어서 못한 거 데이트하고 다 해보자." 난 그런 거 기대도 못했는데 "우리가 젊어서 못했던 거 지금 해봅시다!"라고 맞장구 쳤죠.

나에 대해 구구하게 설명하기 싫어서 중국에서 만들었던 홍보자료를 보내드렸더니 "너무 멋지고 훌륭하다!" 서로가 뭘 물어보지 않고 나중에 하나씩 다 알아가는 거예요. 이 과정이 멋져요. 물어보지도 않고 계산하지도 않고. 나이가 있고 삶의 경험이 있어서 "soul 하나로, spirit 하나로, 사랑 하나로, 사랑하는 거 그 하나로 살고 싶다."고 해요.

닥터 리가 환자를 어떻게 진료하는지 내가 좀 알고 있는데, 아주 차분하게 말씀하시는 편이었죠. 그 모습과 크게 차이 안 나요. '그 많은 레지던트나 동료들한테 존경을 받는 이유가 이런 거였구나. 여자를 배려해줄 줄도 알고.'하는 생각이 들었죠. 상당히 좋아요. "나 내년에 완전 리타이어하기 전에 요리 배우러 다닐 거야! 요리도 하고 지금까지 하지 못하고 살았던 것들– 데이트하고, 요리하고, 그런 거 다해서 건강을 위해서 샌드위치 하나를 만들어도 제대로 해서 먹고 싶다. 해줄 수 있는 거 다 해줄테니까 계속 하던 거 다 하고 살아요."라고 하더라구요. 난 이제 알바라도는 놓고 UC에만 근무할 생각이에요. "여행 다니자! 얼굴이 상당히 피곤해 보인다. 지금 그 모습보다 건강하게 쉬면서 여행도 다니고 자연도 보고, 노래도 부르고, 내가 운전하며 옆에서 운전도 가르쳐 줄게."라면서 이런거까지 세세하게 다 계획을 세웠더라구요.

우린 서로 외적인 조건들에 대해선 아무것도 묻지 않았어요. 역시 사랑은 따지고 계산하는 게 아니에요. 서로 뒤에서 조사할 것도 없어요. 그런 거 없는 게 사랑인 것 같아요. natural하게 잘 되는 것 같아요. 이제 다 얘기돼서 저 사람도 편하고 너무 좋대요.

나는 그동안 살아오면서 데이트를 데이트답게 해본 적도 없었고 젊을 때는 사랑 알기를 우습게 알았어요. 사랑이 멋진 것이라는 걸 살면서 느끼게 되었어요. 그걸 닥터 리와 해보려고 해요. 청혼받은 이후 추석연휴 동안 휴가 와서 닥터 리와 열흘 정도 지내게 되었는데 아주 멋지더라구요. 마음 씀씀이와 나를 배려해주는 게 좋았어요. 대화하면서 녹두전을 만드는 것도 좋았죠. 태우고 인터넷에서 보여준대로 나오진 않았지만, 신났어요. 즐겁고. 녹두전 두 개를 만들어 먹었는데 그 과정이 서너

시간이나 걸렸는데도 흐뭇했어요. '부부로 이렇게 살겠구나!' 하는 연습을 한 셈이죠. 처음에 미국에 와서 간호사로 시작할 때의 설렘을 다시 느끼고 있어요. 애플밸리에 가서 닥터 리가 예전에 사두었다는 땅을 보여주면서 어떻게 봉사에 투자할지도 설명해주었어요. 그렇게 여생을 준비하는 모습도 좋아 보이고 고마웠어요. 그 사람이 가진 삶의 철학도 알게 되었어요. 나에게도 많이 고마웠다고 해요. 자기가 나를 찾아온 게 "얼마나 옳은 결정이었는지 하느님께 감사한다."는 말을 듣는 게 참 좋았어요. 한국에 가기 전에 땀을 뻘뻘 흘리면서 구석구석 다 집안 청소도 했어요. 그것도 고마웠어요.

저한테 "너무 열심히 살아줘서 고맙다. 그 열심히 산 몇십년을 내가 갖게 되어 너무너무 고맙고 미안하기도 하다. 난 행운이야!" 그런 말을 듣는 게 참 좋았어요.

나이 들어 느지막하게 만났지만 이렇게 멋진 사람을 남편으로 두게 되었다는 게 좋아요. '아, 이 사람이었구나!' 싶었죠. 배우자를 위한 기도를 한 동안 했거든요. 어디 있을지 모르는 배우자를 위해서, '건강하고 올바른 사고를 갖고 열심히 살 수 있게 해달라.'고 기도했는데, 그 기도가 이렇게 이루어졌다는 것에 많이 놀랐어요. 현실이 되었으니까요.

4. 미래의 동료, 인공지능 간호로봇

간호에 밀려오는 4차 산업혁명의 물결

지금은 밤 10시 45분! 조금 전에 들어왔어요. 오늘 간호협회(California Nurses Association) 교육 끝나고 함께 교육받은 친구들과 바닷가에 놀러갔다가 한 친구네 집에 가서 저녁 먹고 지금 막 들어왔어요. 즐거운 하루를 보냈죠!

오늘 본래 교육 주제는 '간호사 안전'에 대한 건데 급하게 타이틀을 바꿨더라구요. 저도 깜짝 놀랐어요. 그런 적이 없었거든요. 요새 인공지능 얘기 많이 하잖아요. '로봇! 4차 산업혁명!' 난 그런 것들이 간호하고 상관이 없는 줄 알았어요. 중요하고 급해서 지금 테마를 바꿨대요. '우리도 빨리 간호사에게 이거를 인지시켜야겠다.'는 생각이 들었대요. 앞으로 '로봇, 인공지능, 4차 산업혁명하고 간호의 미래'에 대해서 적어도 서너번은 교육할 거래요.

'이게 미국이구나!' 또 한 번 놀랐어요. 우리 간호사가 못 따라가면 리더들은 이런 걸 빨리 캐치해서 알려줘야 하잖아요. 아까 강의를 한참 듣다가 '미국에서 4차 산업혁명, 인공지능, 로봇, 미래의 nursing과 nurse에 관해서 이렇게 긴급하게 프로그램을 짜서 교육을 시키는구나! 먼 일 같고 상관이 없어 보이는데도 지금 전국의 모든 주에 걸쳐서 이런 식으로 교육을 시키는구나!'하는 생각이 들어 고맙고 놀라웠어요. 확실히 리더는 앞을 내다볼 줄 알고 앞서야 되는 거 같아요.

'아무리 인공지능이 발달하고 로봇이 아무리 많은 job을 가져가도 간호는 그렇게 크게 영향받지 않을 것이라는 예전의 생각이 바뀌어야 한다.'는 생각이 들었어요. 와~! 심각해요! 강사가 "우리 job을 우리 손으로 지키려고 아무리 애쓴다 해도 미래 산업에서는 어쩔 수 없이 영향을 다 받는다. 영향을 받더라도 우리가, 간호가, 간호사가 아니면 안 되는 간호, 그 부분을 우리는 생각해야 된다. 그리고 앞으로 우리가 로봇간호사하고 communication을 해야 되고 co-work을 해야 된다. 또한 preceptor나 mentorship 같은 것도 로봇이 담당하는 부분이 생기기 때문에 신입 간호사가 왔을 때 우리가 딜레마에 빠질 수가 있다."고 했어요.

그러면서 "Nursing did it, nurses did it!" 우리가 이런 걸 해왔고, 간호사가 이런 걸 해왔다. 다음에 그 문장에서 '간호'란 단어를 빼는 거예요. "Did it?" 그리고 난 다음에 앞으로 "Nurses will do."와 "Nursing will do."를 생각을 해야 한다.

'준비해야 되는 부분, 교육을 해야 하는 부분.'에 대해 아주 차근차근 준비하고 있어요. "우리가 1960년대 실패하면서도 달나라에 가겠다고 몇 번이나 로켓 발사를 해서 성공했는데, 지금 이건 그거의 몇십 배는 빨라진다."고 해요. 그렇기 때문에 "준비해야 된다.", "빨라진다"는 데에 관심을 가져야 한대요. "준비를 안 해 나가면, 안 한 것만큼 오차가 많이 생기고 실수가 엄청 생기는데, 의료에서 실수는 있을 수 없다."는 거예요.

미국에서 의료수가가 워낙 세고, 지출된 의료비 대비 실제로 받는 의료서비스의 비율을 그래프로 보여주는데 미국이 최악이에요. 그러니까 의료시스템에서는 최고로 나쁜 거예요. 엄청난 의료비 투자에 비해서 그 혜택을 받는 건 꼴찌예요. 한국은 중상으로 올라가 있었어요. 의사를 볼 수 있는 percentage, specialist를 볼 수 있는 percentage, 좋은 약 사는 percentage. 다 나왔는데, 한국이 중상 수준이에요. 미국은 아주 하위예요. 꼴등! 최고로 의료비 많이 내고 의료혜택 받는 건 최하예요. "지금 왜 트럼프가 저렇게 반이민정책을 쓰는가?"에 대해서도 다 보여주는데, 실제로 일반 국민들이 의료보험으로 돈을 많이 내는데도 왜 의료혜택을 보기 어려운가? 그 요인을 쫙 뽑으니까 '불법체류자, 돈 안 내는 사람들' 이런 사람들이 쓰는 비율이 돈 낸 사람들이 쓰는 것 보다 더 많은 거예요. "그러니까 트럼프가 저런 정책을 쓴다는 결론이 나온다."고 하면서 "그래서 오바마케어 포기한다. 오바마식으로 해가지고는 미국의 의료계 체질 개선이 안 된다."는 거죠. 계속 골등이고 해결되지 않는 이슈로 계속 남을 거래요. 그러면서 "MRI 값을 down시키고 의사를 볼 수 있는 waiting time을 줄이는 등 실제로 혜택을 볼 수 있게 하려면 개혁이 필요하다."고, 오늘 강의 들으면서 '저렇게 한다면 인간의 권리, 평등 이런 건 무시하고 있구나!'는 걱정도 되긴 했어요. 트럼프는 '경제논리로 돈 내는 사람이 돈을 적게 내면서도 혜택은 제대로 받게 하자. 공짜로 받는 사람을 줄이자. 불법으로 체류하는 사람들한테 너무 많은 비용이 나간다.'는 거예요.

그리고 "간호사가 free donation을 너무 많이 하고 있다." 일한만큼 받아야 될 보상을 제대로 못 받고 있다는 걸 'free donation'으로 표현하더라구요. "얼마나 많은 간호사들이 free donation을 하고 있냐?"고. 그렇다고 돈을 못 받는다는 것만 의미하는 건 아니에요. "근무 중 break time과 환자와 간호사의 5:1의 ratio를 제대로 유지하려면, break time을 메꿔줄 resource nurse가 한 명씩 있어야 되는데 없는 병원이 많다. CNA도 대부분 병원이 거의 다 없애지 않았냐? 그리고 간호사가 부족해서 resource nurse가 모든 간호사 break time을 다 커버하면서도 admission 환자까지 받게 하고 있지 않냐?" 이런게 다 free donation이라는 거예요. 말을 편하게 free donation이라고 하지만 한 마디로 '간호사 착취'라는 거죠. "왜 더 여유있게 간호사를 뽑지 않고 ratio에 맞게 간호사를 배치하지 않고, CNA를 왜 다 없앴느냐? 우리한테 얼마만큼의

free donation을 더 받을 거냐?"고 현재 병원간호 현실을 비판도 하더라구요.

그런데 이런 경영의 문제를 해결하기 위해, 즉 "의료비용 효율성과 보조인력의 자리를 메꾸는데 인공지능 로봇간호사가 활용될 수 있다. management에서 훨씬 유리하다. 병원을 운영하는 입장에서는 인공지능을 점점 더 많이 들여 놓으려고 할 것이다."고 해요. 지금은 경력간호사가 신입간호사 preceptor하면 시간당 2달러씩 올라가는데 그런 비용도 안 들어가죠. 그리고 연간 40시간이 paid education이라 계산해 보면 교육비로 간호사 개인당 4천 달러 이상 쓰는 건데 그 돈도 하나도 안 나가죠. 연금이나 각종 복지비용도 안 들어가니 엄청나게 흑자를 볼 거예요. 내가 일하다 다치면 worker's compensation으로 일도 못 시키면서 치료비까지 다 내줘야 하는데, 인공지능은 고장수리만 하면 금방 일하니 엄청난 이득이 될 거예요.

인공지능 간호로봇이 동료?

좋게 말해서 "AI하고 협력한다. AI하고 소통을 해야 된다. AI가 우리 사람의 직업을 대체하는 게 아니라 협력하는 거다. 이런 얘기들을 많이 하는데 그거는 허울 좋은 협력일 수 있다. 우리가 네비게이션의 안내를 맹신하고 지시하는 대로 운전하듯이 AI에 지배당할 수도 있다."는 말도 들었어요. 지금은 의사의 오더만 받으면 되는데 인공지능 로봇 간호사와 함께 일하게 된다면, 의사 오더에 AI 오더까지 받아서 일하게 되어 간호사는 그야말로 손발만 움직일 가능성도 큰 거죠. 나는 오늘 강의를 들으며 끔찍한 느낌이 들더라구요. 인공지능 로봇이 실제로 멤버로 들어와 나하고 같이 일할 거 생각하니까 '아, 내가 뭘 준비해야 하나?'는 생각도 들었고, '인공지능이 들어오면 난 여기 일 stop 해야겠다.'는 두려움도 생기더라구요. 강의 끝나고 함께 저녁 먹으며 친구들과 "우린 살았다!" 그랬어요. 우리는 은퇴할 날이 멀지 않은 나이 많은 간호사니까요.

사람과 사람이 상대할 때는 문제나 갈등이 있을 때 대화를 통해 해결이 가능하잖아요. 그런데 로봇이 내 동료 범주 안에 들어온다면, 기계적인 communication이야 가능하겠지만 감성까지 포함되는 대화에는 한계가 있겠죠. 인공지능은 하트가 없으니까요. 게다가 어떤 일이 벌어졌을 때 책임문제도 복잡해지겠죠. 또 지금까지는 '닥터-환자-나'의 문제였으면 '닥터-환자-나-인공지능' 4개의 서클이 돌아가야 되는 거잖아요? 그 부분을 꼭 생각해야 돼요. 어떤 부분을 내가 인공지능과 협조하고 협력을 해서 일할 것이며, 어떤 부분이 인공지능과 하지 말아야 하는지 그 판단을 사람이 내려야 되겠지요. 컴퓨터는 한계가 있어서 인간적인 미묘한 상황에서 critical decision을 내리기 어려울테니까요.

"인공지능 로봇으로 인해 mistake가 벌어졌을 때 결국은 사람이 대처해야 되는데, 그 법적 대응도 고려해야 된다."고 해요. 왜냐하면 간호의 대상은 로봇이 아니라 사람이기 때문이죠. 로봇과 팀으로 일하려면 의사소통 방법도 새롭게 배워나가야겠죠. 또 charting도 달라져야 할테고. 인공지능이 한 부분하고 사람이 한 부분에 있어서 수가 매기는 것도 구별되겠죠. "젊은 간호사나 간호대학생, 앞으로 간호계로 들어올 고등학생에겐 이게 간호교육의 한 테마"가 될 거래요. 그 부분에 관해서 교수나 연구자들은 지금 확실하게 준비해줘야 된대요. 그렇지 않으면 병원에서 환자를 보는데 굉장히 혼란이 올 거라고 해요.

일단은 교육이 많이 빠져나갈 것 같아요. 환자나 보호자 교육! 여기 교육을 엄청나게 세게 하잖아요. 교육은 대개 일반적인 상황에 대해 하는 거잖아요. pre-op, post-op, 당뇨교육, coagulant나 heparin 같은 투약 관련 교육 등 반복적인 교육업무는 로봇이 담당하게 될 가능성이 높겠죠. 내가 일하고 있는 medical/surgical nursing에서도 20% 이상이 교육인데요. 로봇이 다 가져갈 것 같아요. pre-op care에서 하는 교육은 다 로봇이 가져가고 post-op도 routine은 거의 다 가져갈 것 같고 special한 부분, 특히 중증도가 높은 복잡한 수술 후 간호는 그래도 간호사가 할 것 같긴 해요. 일반적인 거, appendicitis, panperitonitis, ileus 같이 간단하고 단순한 수술환자는 complication이 없는 한, 로봇이 다 설명하고 교육할 수 있을 거 같아요.

complicated하지 않고 standard인 것들은 거의 인공지능이 다 가져갈 것 같아요. information, 안내도 로봇이 하겠죠. 재활간호도 로봇이 할 수 있지 않을까요?

심지어 "mentorship이나 preceptorship도 많이 맡기게 될 것"이라고 해요. 신입 간호사를 로봇이 교육한다면 지금과 같은 seniorship의 개념도 없어지겠죠. "인공지능한테는 junior, senior가 필요 없다."는 거예요.

이렇게 인공지능이 맡게 되는 업무가 많아지다 보면 간호 인력시장에도 큰 변화가 오겠죠. 물론 간호직이란 직업이 없어지는 건 아니겠지만 뽑는 숫자가 확 줄어들거예요. "생산 공장에서 지금 one acre(약 4,050m^2) 넓이의 생산라인을 돌리는데 사람 두 명이면 된다는 것처럼 station에 간호사가 줄어들게 될 것이다."고 해요.

아, 머리 아팠어요! 머리가 아프면서도 새로운 패러다임이라, 이런 변화의 아웃라인을 실감나게 이해할 수 있게 해주는 오늘 교육이 참 좋았어요. 지금까지 전혀 생각하고 있지 않은, 나하고도 상당히 먼 것이라는 이 4차 산업혁명에 '대비해야겠다.'는 생각이 들었으니까요.

간호로봇이 할 수 없는 것

오늘 강의 들으면서 '인공지능 로봇이 아무리 많은 빅데이터를 가지고 판단을 잘 한다 해도 환자의 하트, 마음까지 읽어낼 수 있는 인공지능이 되겠느냐?'는 게 나의 question이었어요. '이거는 아니다!'는 게 내 생각이에요. 근데 간호사 자체가 아는게 없고 뭔가 부족하고, 말과 행동 그리고 지식과 스킬이 서로 매칭이 안 되면 인공지능이 우리 위로 올라가게 될 거예요. 내가 인공지능의 지배를 받아야 되는 상황이 된다는 거죠. 나는 아까 "인공지능을 코워커로 받아들여야 된다."고 할 때 나는 '그럴 수도 있겠다.'는 생각이 들기는 하지만, '아직까지는 사람을 간호하는데 인공지능이 앞서서는 안 된다.'고 생각해요.

직접 간호하는 상황에서 보면 한 사람 한 사람이 다 다르고, 한 환자도 순간마다 너무 달라지거든요. 컴퓨터는 입력이 되어있는 standard 상황에 대해서만 데이터를 다루겠죠. 특히 아직 수련 중인 레지던트나 신규간호사가 캐치해내기 어려워하는 복잡 미묘한 부분까지 컴퓨터가 캐치하지는 못할 거예요. 인공지능이 아무리 딥러닝이 된다고 해도 평균적인 것들에 관한 것만 뽑아낼텐데, 환자는 평균적이라는 게 별로 없거든요.

의식이 명료하지 않은 환자의 경우엔 특히 환자가 제대로 표현을 못해도 간호사가 다 체크해서 환자에게 필요한 걸 찾아내어 해결해 줄 수 있잖아요. 인공지능은 환자가 그 상태가 됐을 때 입력된 database로 배워가면서 빼내야 하는데 사람보다 시간이 얼마나 빠를 수 있을까요? 환자가 원하는 것을 제대로 찾아내기는 할까요? 경험있고 지식있고 똑똑하고 그런 간호사가 assess하는 것만큼 인공지능이 빠를 수가 있겠냐는 생각이 들어요. 속에서 장기가 파열이 되었을 때, 인공지능은 파열된 걸 알아낼 수 있을지도 몰라요. 알아내고 난 다음에 뭐 할 거예요? 사람

간호사는 빨리 오더내릴 수 있는 닥터한테 연결해서 IV access 만들고 ductus langus hypo-volume으로 빠지는 거 막으면서 surgery 준비를 빨리 할 수 있잖아요. 그런 critical한 상황에서 '판단과 수행을 동시에 수행하는 것'은 사람만이 할 수 있어요. critical이나 emergency 상황에서는 data base를 끄집어내고 진단명을 내리고 이런 거는 두 번째, 세 번째 일이에요. 그리고 인공지능은 환자의 살을 뚫고 들어가는 건 못해요. 몸 밖에 할 것만 할 수 있죠. 진단은 인공지능이 잘 할지 몰라도 대처를 신속하게 하는 거는 결국 사람이죠. 케어는 간호사예요! 간호는 사람이 하는 거예요!

인공지능 로봇 간호사 강의를 들은 다음날 근무할 때 있었던 이야기 하나 해볼까요? 43세의 spine abscess인 남자 환자인데, 통증이 너무 심했어요. lumba3-4 사이에 abscess가 생겨서 거기에 I&D 박아서 튜브를 2개 걸고 있고 움직이기가 무지 힘든 케이스였어요. 몸무게도 많이 나가고. spine에 abscess가 있으니 움직이기가 얼마나 힘들어요. I&D하고 JP(Jackson-Pratt) drain 박고 통증도 control이 힘든 케이스였죠. sepsis sign이 나타나 MRI CT order가 났어요. 낮에는 sign & symptom이 없었거든요. 열도 안 났고, sign & symptom은 24시간 중 아무 때나 나기 마련이죠. high spark fever가 나는 그 때를 잡아서 바로 찍기로 했거든요.

MRI 방에 갔어요. MRI 방 직원들과 같이 4명이 왼쪽 2명, 오른쪽 2명이 보드를 밑에 대고 CT 테이블로 옮기고 보드 위의 시트를 잡아빼려고 하는데, 환자가 30° 정도 엉덩이를 들어주기만 하면 되는데 그것도 안 움직이겠다는 거예요. 게다가 270파운드(약 120kg)로 체중도 엄청 나가는 환자예요. 병실에서 미리 마약성 진통제까지 주고 휠체어로 움직일 수 없어 환자 침대를 그대로 끌고 갔거든요. 차지간호사와 둘이서 간 거예요. 그런데도 "못 움직인다. 난 아파서 못 움직인다."고 하며 계속 꼼짝도 하지 않아요.

"만약 인공지능간호사가 지금 이 상황에 우리처럼 설명하면 어떻게 할래요?" 했더니, 환자 왈, "내 머리에 인공칩을 넣어라! 인공지능이 내가 지금 얼마나 아픈지 이해를 못해주고 명령만 한다면 그건 order지 care가 아니잖아! 내가 원하는 건 care지, order가 아니야!"라고 하면서 여전히 버티는 거예요.

이렇게 장난만 치면서 안 움직이길래 환자에게 제가 "CN은 멕시코 간호사고, 나는 North Korea에서 왔다!"고 했더니 우릴 쳐다봐요. 우리 표정을 보더니 "그래? 내가 움직일께."하면서 움직여주어 무사히 테이블로 옮겼죠. 미국 간호사 같으면 "Would you~?", "Could you~?" "My darling, sweet heart!" 막 이러겠지만 우린 전혀 그런 거 없거든요. 멕시칸도 빳빳한 간호사가 많거든요.

거기엔 MRI technician도 있는데 말 잘못 하면 그 직원들이 날 고발할 수도 있어요. 그래서 말을 조심해야 하는데도 불구하고 일단 옮겨야 되니까 그 방법을 썼죠. 그게 다 인공지능간호사가 아니라 사람 간호사니까 가능한 일이예요. 인공지능 간호사면 그런 미묘한 상황판단은 못해요! Care는 계산할 수 없고 상상할 수 없는 그런 게 있어요. 환자 곁에 붙어 가까이 care하다 보면 약 말고 이렇게 유머 써 가면서 주거니 받거니 하는 이런 게 있어요. 간호는 대상이 인간인데 그 한 명 한 명의 특색이 있어서 그 세밀한 감성적인 부분까지 인공지능이 touching하기 어렵지 않을까요?

인공지능 교육을 전날 안 받았으면 이렇게 써먹을 생각했겠어요? 환자의 대꾸도 보통은 아니었죠? "내 머리에 칩을 깔아라!" 인공지능간호사한테는 자기도 인공지능식으로 대꾸하겠다는 거예요. 사실적이잖아요!

간호에서 더 강화시켜야 할 부분들

수많은 지식과 정보를 응용하고 종합하는 건 인공지능 로봇이 더 잘하겠지요. 특히 진단명이 20개나 되는 복잡한 문제를 가진 환자를 케어하는데 필요한 critical decision은 AI가 더 잘 내릴 수도 있을 거예요. 간호진단, 간호문제 캐치하는 건 로봇이 더 잘할지도 모르죠. 그런데 환자의 어떤 감성적인 면까지는 AI가 못하겠죠. "정신과, 심리학 이런 부분들은 인공지능이 따라올 수 없는 부분이니 이 분야에 대해 간호사나 학생에게 조금 더 수준 높은 교육을 시켜야 된다."고 강조하더라구요. 비교적 정상 케이스 환자들, autism, dementia, Alzheimer 이런 거는 normal인 상태에서는 인공지능이 일을 할 수가 있대요. 그런데 above or below 상황에서는 쉽지 않대요. 이 부분이 바로 간호사가 "더 확대해야 되는 부분"이라고 하면서 '미래 간호와 교육에서 집중해야 할 부분에 대한 카테고리'를 보여주는데, '와~ 벌써 공부 많이 했구나~! 벌써 저 정도로 준비하고 있구나!' 싶었죠. '교육과 실습, communication과 practice와 skill, technique'에서 앞으로 어떤 부분들이 어떻게 되는가를 벌써 다 연구하고 있더라구요. 법률적인 부분들까지! '야~! 진짜 선진국이구나!' 싶더라구요. 미국은 '자기네가 세계를 리드해야 한다.'는 생각이 항상 깔려 있어요. 항상 교육할 때 보면, '우리가 먼저 개발하고 우리가 먼저 시행하는 이 일들이 전 세계 간호에 영향을 많이 미친다.'는 사명감이 엄청나요.

제가 일하고 있는 medical-surgical part에서 지금 내가 하고 있는 업무 가운데 70%는 AI가 할 수 있을 거예요. 식사, 목욕, 환자 옮기거나 들어 올리는 것과 같은 기본간호는 AI가 다 할 수 있지 않을까요? 요즘 요리하는 로봇도 나왔다고 하잖아요. urine output check 같은 것도 할 수 있겠죠. 그러나 IV 같은 건 AI가 못할 거 같아요. needle이 살을 뚫고 들어가는 상황이라. NG tube 꽂는 것도 AI가 못할 것 같아요. 환자 몸에 침이나 튜브가 뚫고 들어가야 하는 거는 AI가 못할 것 같고요. 환자의 살을 침범하지 않는 밖에서 하는 것들은 AI가 할 수 있겠다는 생각이 들어요.

검사나 수술 전 설명과 같은 것은 환자에게 "AI하고 communication을 하겠냐? 너스하고 communication을 하겠냐?"고 물어봐서 환자에게 선택권을 주다가 점차 업무 분담이 정리되겠지요. 나처럼 영어가 완벽하지 않은 간호사는 오히려 살아남을 수가 있어요. communication 대부분을 AI가 다 할테니까요. 지금 간호사 일 중에서 입으로 말하는 일이 엄청 많잖아요.

로봇은 동료 간의 팀워크도 하기 어려울 거란 생각도 들어요. 내가 예전에 같이 근무했던 암병동 간호사 두 명이 지원했는데 개인적으로 outstanding하기보다 teamwork을 잘 하는 도로시를 더 적극적으로 추천한 일이 있다고 했잖아요. 헬렌은 최고의 스펙으로 outstanding하지만 어떤 정보가 있으면 혼자 다 가져요. share하지 않아요. AI는 우리가 가끔씩 보는 냉철한 인간 같을 거예요. 헬렌은 AI와 일을 잘할 거예요. AI는 attitude나 extra-work도 안 하고 감성이 없기 때문에 empathy, sympaty가 없겠죠. 그러니 동료 간호사가 갑작스런 업무 폭주로 쩔쩔매고 있어도 AI는 '뭘 해줘야겠다, 도와주어야겠다.'는 생각은 못 할 것 같아요. 딱 자기가 해야 할 것만 할 거예요. 자발적인 도움을 주는 일은 없을 거예요. 내가 해야만 한다는 것, 내가 해줘야 될 것만 하는 거는 간호가 아니거든요.

또 다른 예를 들어 볼까요? 제가 2년 전에 프리셉터를 해준 콜린이 다른 병원으로 가면서 "잘 가르쳐줘서 고맙다. 지금도 잊지 못한다."고 하면서 우리 병동에 와서 나를 포옹하고 갔다고 말한 적이 있죠? 환자 assignment 5명을 갖고 함께 일하는 동안에 환자 하나하나가 다 똑같지는 않잖아요? 환자 간호의 표준이 있지만, 환자마다 직접 케어 방법은 다 달라요. 똑똑하고 경험이 많은 간호사는 그 상황 하나하나에 대한 케어를 할 때, 그 환자 케이스에 창의적으로 맞춰줄 수가 있어요. 그러니까 콜린이 깜짝깜짝 놀랬다는 건 "원! 아까 저 604호 환자에게 들어갔을 때는 이거 갖고 이렇게 했었잖아. 그런데 611호에 갔을 때는 이거를 왜 이렇게 했니?" 그러더라구요. "604호와 611호의 차이점은 환자의 capacity가 다르다. 질병은 같아도." 환자의 능력이 다르죠. 받아들이는 능력이나, 지식능력이나, 백그라운드나, 그러니까 "질병이 아무리 같고 같은 걸 해줄 때라도 환자마다 조금씩 다른 방법으로 간호해야 된다." 고 말해 주었었죠.

구글의 알파고는 바둑이기 때문에 이세돌은 지쳐도 인공지능은 지치지 않는다고 말할 수 있잖아요. 오늘 강의 들으며 생각한 것은 이건 간호기 때문에 간호사가 더 셀 수가 있어요. 바둑이 아니라 간호기 때문에 사람이 더 세야 된다는 생각이 더 확실하게 들어요. 환자한테 우리가 해줄 수 있는 영역은 환자가 필요로 하는 것을 캐치하고 해결해주는데 그것도 만족시켜줄 수 있어야 되지 않을까요? 로봇은 하트가 없고 나는 하트가 있어요. 그리고 환자도 하트가 있는 인간이기 때문이죠. 기계는 해줄 거만 해주고 끝이죠. 환자가 마음에 숨겨둔 불만에 관심이 있을리 없죠. '인공지능이 가져가야 되는 부분은 별수 없이 다 가져가게끔 해줘야겠죠. 산업이 이렇게 변하니까. 인공지능이 들어와서 할 수 있는 일은 분명히 하게 될 거예요. 하지만 가장 중요한 부분과 인공지능이 터치 못하는 그 부분을 우리가 지금부터라도 더 관심을 갖고 개발해야죠. 그런 영역을 찾아내어 더 크게 만들면 되겠다는 생각이예요.

인공지능 간호사가 들어온다면, 저 지금 만큼 못 벌어요. 양쪽 병원 합쳐서 올 1월 1일부터 4월 말까지 번 돈이 한국 돈으로 계산하면 1억 정도 되죠. 병원 운영 재정차원에선 인공지능이 유리해요. 경영자 입장이면 당연히 인공지능이죠. 그래서 미래 4차산업의 공부를 분야별로 연구하고 준비해야겠죠. 인사관리에서 대부분의 시스템이 fire항목은 세밀하고 Promoting system은 weak해요. Pay roll을 올리려면 certificate를 extra로 취득할 경우만 해당이 되고 있어요. 아, 그런데 공부도 안 하고 느려터지고 게으름 부리고 거짓말하고 그런 인간 같으면 인공지능이 나을지도 모르죠.

4차 산업혁명에 대한 교육을 받으면서 놀랐듯이, '미국 간호계는 간호사 교육이나 논의 이슈의 테마를 글로벌하게 잘 잡는다.'고 생각해요. 그리고 지금까지 잘 나가던 어떤 시스템도 연구를 통해서 그 결과가 이게 아니다라고 나오면 과감하게 다 바꿔요. 그걸 여기서 많이 경험했어요. 프로토콜이 계속 수정보완되고 있어요. pulmonary embolism 환자 간호를 예로 들어볼까요? 환자 몸 상태의 변화 정도가 자꾸 커지는 상황이 되면 헤파린 프로토콜의 ATT레벨 등급이 확 바뀌어 새로운 프로토콜이 들어와서 헤파린 용량이 다시 올라가던가 줄어들게 해요. 하나의 프로토콜을 계속 밀고 나가지 않아요.

쉽게 말하면 한국의 청소년이 잘 먹어서 신체 사이즈가 커졌는데 학교에 가면 옛날 책상과 의자 놓고 쓰잖아요. 그런 거예요. 환자 컨디션하고 환자의 문제가 점점 더 커지고 조금 더 complicate해지는데, 헤파린 프로토콜이라는 옛날 의자와 책상을 그대로 쓰지 않는다고요. 책상과 의자를 바꾸는 거죠. 그냥 바꾸는 게 아니라 적극적으로 연구를 해서 그 결과에 따라 바꿔요. 그래서 '이게 미국이구나!'를 느꼈어요. 제가 근무할 당시의 베트남에서라면 생각도 못하는 거고, 한국에서라면 연구도 하고 자료도 보지만 현장에서는 액션이 부족해요. 한국에선 그냥 교수님들이 리서치해서 계속 발표만 하고 있는 게 아닌가 싶었거든요. 미국은 뜯어 고쳐요. 그래서 advance인가 봐요.

그러한 변화과정을 지난 십년간 눈으로 보고 경험해왔기 때문에 나도 미래를 볼 수 있는 식견이 생기고 있어요. 그게 내가 advanced system country에서 경험, 특히 현장에서 몸을 담고 뛰고 있기 때문에 깨달은 거예요. 4차 산업혁명의 발전에 따른 변화도 이렇게 대비해나가야겠죠.

6장

간호사 중심의 업무 환경

1. RN의 토탈 케어를 돕는 지원체계

RN이 중심

UCSD 병원에서 우리 병동에 환자는 29명이고, 간호사는 80명 정도예요. 거기에 3개월짜리 계약인 traveller간호사도 나이트 타임에 5명, 데이에 8명인가 있어요. 데이는 더 바쁘니까. traveller 간호사도 하는 일은 똑같아요. 계약직이라 UCSD benefit을 못 받는 것만 차이가 날 뿐인 거죠.

제가 미국에 와서 일하기 시작한 2007년 즈음에는 RN을 보조해주는 CNA나 LVN같은 사람들이 병동에 다 같이 근무했었는데 지금은 다 없어졌어요. 병원규칙으로 '모든 환자의 토탈 케어를 RN이 하라.'고 해서, 병원에 따라서 LVN을 쓰는데도 있고, 병원에 따라서 달라요. 알바라도 병원은 오너가 바뀌면서 LVN을 다 없앴어요. CNA도 조금만 남겨놓고. UCSD도 비슷해요. 지금 여기는 추세가 그래요. Acute setting에선 환자 대소변 치우는 것까지 RN이 다 하라는 식이예요. RN이 토탈 케어하라는 거죠. LVN은 SNF(senior nursing facility), 너싱홈 있죠? 그 너싱홈으로 다 빠지죠. Acute care 병원에선 RN이 토탈케어 다 하고 있어요. 캘리포니아 주에서는 한 명의 간호사가 돌보는 환자 수가 5명 이하로 법제화되어 있어요.

미국엔 보호자가 상주하지 않으니 환자 안전을 위해 한국과는 다른 오더가 있어요. 예를 들어, 치매환자 중에서도 high risk에 confuse가 심하면 'one–to–one sitter' 오더가 나요. 환자 옆에 한 명의 sitter가 그 환자를 돌봐야 돼요.

sitter는 CNA가 해요. 오더에 따라서 one–to–one, one–to–two, one–to–three가 있어요. 자살위험은 무조건 one–to–one이고 confusion환자는 그 severity에 따라서 보조원 한 명이 환자 한 명만 볼 수도 있고, 환자 세 명을 볼 수도 있어요. 세 명인 경우 모두 한 병실에 넣어요. sitter가 해야 할 업무의 1번이 safty죠. confusion되어서 소리 지르고 out of bed하려고 하면 항상 그 환자 옆에 붙어 있어야 돼요. 혼자 저지하기가 어려우면 그 환자의 primary nurse에게 전화하여 간호사가 빨리 가서 환자 상태를 파악하여 약을 주던가 restraint을 해야 하죠. 의사에게 보고해서 halidol 같은 약을 prn으로 처방을 받아서 빨리 주어야 해요. Ativan을 주던지. 무조건 안전이예요. Sitter는 환자의 physical care 같은 걸 하지 않아요. 죄수병동처럼 환자가 죄수면 환자의 몸에 손도 대면 안 되죠. 어떤 환자냐에 따라서 physical contact에 대한 한계가 있어요. Sitter는 안전만 담당하죠. 환자가 침대에서 떨어지나 이런 거만 봐야 되는 거예요. 보고 있다가 문제가 발생할 위험이 있으면 언제든지 primary nurse에게 빨리 알려야 돼요. 그러니 바로 옆에 앉아서 지켜봐야 해요.

그런데 병원에서 CNA를 안 쓰면 primary 간호사가 sitter 역할까지 다해야 하는 거죠. 어떤 날엔 내 환자 5명 중에 2명이나 그런 위험이 있는 환자가 들어있을 때도 있어요. 그러면 그 날은 완전히 꼭지가 도는 날이에요. 그게 알바라도 병원이에요. UCSD에는 전혀 그런 일 없어요. 알바라도 병원은 CNA를 못 구해요. CNA들이 알바라도에는 안 올려고 해요. 임금도 적고 너무 지치니까. 알바라도는 모든 것이 다 high risk 예요. 그래서 경고를 먹었잖아요. 우리가 다 writing up 했어요. 노조에다. 노조에서 CNA(California Nurses Association)에 보고해서 거기서 다 사실 조사해서 경고장을 날렸어요. 지금 병원에 조사 나와 있어요. 조사하고 CNA가 하라는 대로 행정조치 안 하면 병원 라이센스를 뺏기고, 병원 문도 닫아야 돼요. 이런 조사는 간호협회도 하고 JC(The Joint Commission)라는 미국 병원행정을 조정하는 기관에서도 해요. 그리고 병원노조에서도 해요. 각 병원 간호사 노조는 캘리포니아 전체 간호사 노조에 다 가입이 되어 있어요.

blood culture 같은 건 laboratory phlebotomist가 와서 다 해요. 환자가 central line을 갖고 있으면 nurse가 검사 보낼 피를 뽑지만, peripheral을 갖고 있으면 phlebotomist가 다 해요.

무엇보다 물품이 풍부하고 환자나 간호사에게 도움이 된다 싶으면 언제든지 새로운 기구나 기계를 빨리 빨리 도입해줘요. 최근에는 'Purewick'이라고 foley 대신에 환자 회음부에 붙여주기만 하면 되는 기구를 새로 쓰기 시작했는데 아주 편해요. 척추수술해서 못 움직이는 환자나 incontinence가 있어서 기저귀를 사용해야 하는 환자에게도 기저귀 대신에 쓰고 있어요. Between labia에 대 주고 suction을 사용하는데, suction bottle만 갈아주면 되니 편하죠.

최근엔 또 영어로 소통이 안 되는 환자를 위해 3자 화상통화가 가능한 'Matti'라는 통역시스템도 도입을 했지요. 스위치만 누르면 세계 각국의 언어통역사가 바로 나와요. 예를 들어, 한국어가 필요한 경우엔 한국사람이 연결되어 통역을 해주죠. 화면이 커서 좋아요. 중동에서 온 환자를 볼 때 사용해보았는데 아주 편해요.

병동에 약을 보관하는 것도 간호사가 관리하지 않아요. 병동에 비치된 약보관 냉장고를 약국에서 remote temperature monitoring하는데 약국에 담당자가 있어요. IV도 biopatch를 사용해서 7일 동안 IV access안 바꿔요. 수술 후 환자들에게 혈전을 예방하기 위해 사용하는 'Venodyne'이라는 기구도 사용하고 있지요.

환자가 입원할 때 아이패드를 하나씩 주어서 입원생활 안내도 자세하게 볼 수 있게 해주고 환자의 병원서비스 평가 서베이(Patient Bdside Tablet Survey)를 환자가 직접 할 수 있게 해주니 간호사의 반복적인 설명 업무를 줄여주죠. 이렇게 좋은 기구와 시스템이 함께 하는 의료환경이 이곳에서 일하는 benefit이죠.

간호사 가운도 자유예요. 나는 눈에 띄지 않는 회색이나 네이비블루 가운을 좋아해요. 다른 간호사, 젊은 애들은 멋진 게 많아요. 허리도 들어가고. 그러니 우리 병동에 근무하는 간호사도 각자 다른 색과 다른 디자인의 옷을 입고 근무하죠. 물론 이런 선택은 병원마다 달라요. 대학병원은 회색이나 네이비 블루가 많아요.

간호사가 일하기 좋은 마그넷 병원

Magnet Hospital에 근무하면 첫 번째, 간호사 안전과 교육을 비롯해서 각종 간호사의 권리보장이 철저해요. 두 번째, 병동에 specialist certificate 몇 명, 석사학위자 몇 명 이런게 다 정해져 있어요. 그러니 간호사 수준이 높아요. 세 번째, 환자들의 어떤 문제를 처리하는 데 있어서 인권, 환자권리 보장이 확실해요. 환자 take care할 때 rationale가 다 있고, policy나 protocol, 이런 것들이 헌법만큼 칼같이 다 되어 있어요.

그뿐만 아니라 환자의 관점에서 만족도를 높일 수 있는 다양한 노력이 많죠. 하나의 작은 예로, 병원식사도 고급 레스토랑 같아요. 음식도 좋지만 레스토랑에서 먹을 때처럼 매 끼니마다 환자가 '주요리, 부요리, 디저트'로 무얼 먹을지 각자 원하는 대로 주문해요.

간호사 편에서 볼 때 특히 좋은 점은 환자 간호사 ratio가 병동별 환자중증도에 따라 5:1, 4:1, 3:1로 정해지고, 그 비율이 정확하게 지켜지고 있다는 거예요. 조금만 규정에 어긋나도 그대로 다 노조나 위원회로 넘어가면 매니저가 징계 당해요.

대체적으로 월급도 많고, 시간당 페이가 10달러나 더 주죠. benefit이 상당히 좋아요. 연금, 의료보험, 교육, 각종 lieve들- education lieve, vacation, family lieve. 이런 특혜가 많아요. 복지혜택이 상당히 많아요. 간호사를 위한 행사 때, 주는 게 많아요. 밥도 주고, 물병도 주고, 담요도 주고, 대우를 잘 받는다는 기분이 들죠.

위원회 활동도 활발하죠. 마그넷 병원인 UCSD에는 각 병동의 위원회가 8개 정도 돼요. infection control, pain, safty, union(benefit), certificate update, entertainment, diabetic 등. 병동별로 감염위원회가 있고, 각 병동 대표가 병원 전체 감염위원회 활동에 참여하는 시스템이예요. 유니온 위원회도 있어서 간호사를 도와줘요. 병동별로 가장 많은 케이스 중심의 위원회가 따로 있어서 새로운 기구나 도구 도입 시에 사용법을 미리 공부해서 우리한테 다 알려줘요. 또 MS ward인 우리 병동에선 MS specialist certificate를 따려고 하는 사람들에게 공부하는 것도 도와줘요. 감염관리위원회는 일반적인 격리와 관련된 것도 있지만, 병동별로 환자의 central line이나 catheter와 같이 감염위험 높은 procedure 관리하는 위원회도 따로 또 있어요. 감염환자가 퇴원이 지연되면 무엇이 원인이 되었는지 다 조사해서 보고서를 써서 내요.

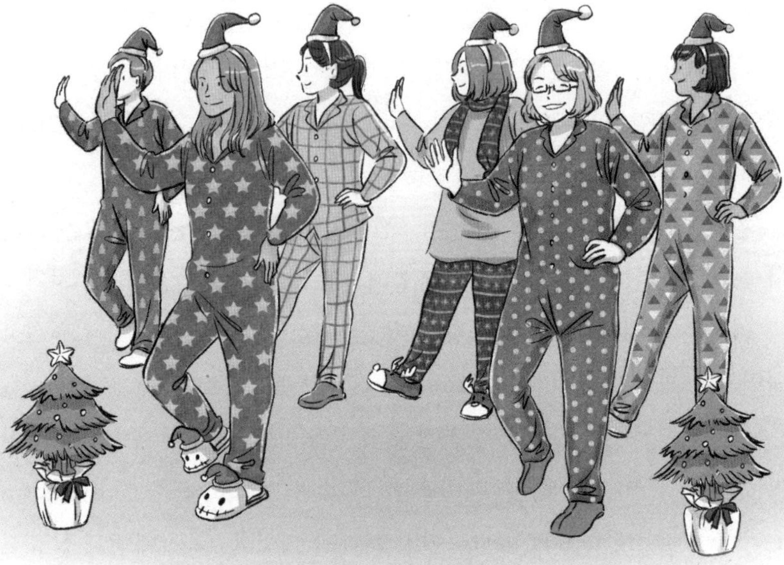

Handwash같이 일상적인 것도 관리해요.

엔터테인먼트 위원회는 간호사 생일을 다 챙겨주고 추수감사절 파티나 크리스마스 파티도 열어주고, 퇴직자를 위한 기념 비디오도 만들어줘요. 퇴직 간호사들이 기념비디오가 제일 기억에 많이 남는대요. 내가 만일 올 12월에 퇴직한다고 하면 미리 나에 관한 것들을 동료들이 한마디씩 하고 춤도 춰주고 해서 비디오로 만들어줘요. 인기 최고예요.

생일인 간호사가 몇 명이냐에 따라서 엔터테인먼트위원회에서 메시지도 보내주고 매월 생일인 사람을 벽에 붙여 놓으면 그날 근무하는 간호사들이 5달러씩 내서 피자도 사고. 누가 이렇게 해라, 저렇게 해라가 아니고 벽에 늘 붙여 놓으니까 "어, 오늘 원 생일이네! 모두 5달러씩 내." 해서 피자 사서 다 즐겁게 먹는 거예요. 매달 생일을 챙겨주는 게 별거 아니고 큰 게 아닌데도 엄청 가족적인 분위기를 내요. 큰 병원인데도 위원회가 있으니까 그런 게 가능해요.

병동에서 이달의 직원 상을 주는 것도 엔터테인먼트 위원회 업무예요. 모든 간호사들이 어느 간호사가 너무너무 impressive하게 일을 한다든지, 병동에 도움이 되는 일을 했다고 생각하면 종이에 써서 통에 넣어요. 최고로 많이 받은 사람이 그 달의 인물이 되는 거예요.

저는 아직 위원회 활동에 참여하지 않고 있어요. medical-surgical certificate 딴 다음에 위원회에 들어가겠다고 했어요. 위원회 들어가면 시간을 엄청 쏟아야 하거든요. 물론 병동의 모든 간호사가 다 참여해야 되는데, 저 같은 경우는 job이 두 개라서 excuse를 했던 거예요. 어느 위원회든 소속되어 뭔가 맡아서 다 해야 해요.

2. 경력개발 사다리

Staff nurse 채용

Staff nurse는 수시 채용이에요. 한국처럼 신입 간호사를 대량 공채하는 건 못봤어요. 사직자나 이동자 발생에 따라서 아무 때나 해요. 병원마다 인터넷 홈페이지에 job opening cite가 있거든요. 거길 보면 이삼십 개씩 늘 떠요. 그래서 취업 걱정은 안 해도 돼요. 사직하려면 2주 전에 notice해야 하거든요. 처음 취직하기가 힘들지, 일단 취직이 한 번 되어 미국에서 경력이 생기면 job 걱정은 안 해도 되죠.

아무래도 좋은 병원에는 몰리죠. 한 명 채용에 수십 명, 심지어 수백 명이 몰리기도 하거든요. 좋지 않은 병원은 인터뷰를 어렵게 안 해요. 그냥 뽑아놓고 보자는 거죠. 뽑아 놓아도 3개월이면 다 나가니까. 인터뷰도 제대로 안 하고 우선 뽑아놔요. 또 들어오고 또 나가고, 악순환이죠. UCSD는 여러 가지 대우가 좋으니까 경쟁률이 높죠. 그 경쟁률도 job opening이 어떻게 났느냐에 따라 달라요. 'internal'이라는 게 붙으면 내부에서만 apply가 가능해요. 그 조건과 맞아야 apply가 가능하니까요. 병원 job opening은 로그인해야 볼 수 있어요. 내부지원인 경우는 더욱 더 병원내 근무자만 볼 수 있죠. 지원자가 자기 조건을 다 입력해야 job opening 사이트가 열려요. ID, PASSWORD로 UCSD HR에 들어가야 볼 수 있어요.

근무조건이 덜 좋은 알바라도 병원에 취업하는 건 덜 어렵지요. 영주권과 california licence만 있으면 돼요. 저번에 외국에서 공부한 어떤 간호사가 work permit이 없는데 인터뷰까지 해서 다 붙었대요. 오리엔테이션 들어갈 때 서류 내라고 할 때 social security number를 넣어야 하는데 그때 영주권 없는 게 확인되어 그냥 나갔대요. 요즘 어디에도 영주권 스폰서를 안 서줘요. 영주권이 없으면 work permit이라도 있어야 가능한가봐요. 근데 트럼프 대통령 때문에 요즘엔 work permit만으로는 취업이 잘 안 된다고 해요. 예전엔 work permit도 쉽게 내주고 미국에 와서 1년 일하면 영주권도 주었지만 이젠 아니라고 해요.

한국 사람이 유학생으로 미국에 와서 간호대학을 졸업하여 미국 간호사 면허를 땄다고 해도 영주권자가 아니면 미국에 취직이 어렵다고 해요. 저는 2006년 8월에 미국에 도착해서 3일만에 영주권을 받았죠. 그해 10월 15일부터 외국간호사 취업이 어려워졌어요. 외국간호사취업 쿼터가 다 없어진 거예요. 저는 그렇게 막히기 바로 직전에 영주권을 받았기 때문에 수월했어요. 당시엔 한국에서 이민 수속을 다 해갖고 왔죠. 그때는 간호사특별이민쿼터가 있었기 때문에 영주권 수속이 빨리 된 거예요.

지금은 미국에 오기가 힘들어졌을 뿐 아니라 외국에서 간호교육을 받은 사람들은 영주권자라 해도 미국의 몇 개 도시에서 제공하는 5~6개 교과목을 더 이수해야 한대요. 많이 바뀌었어요. 텍사스를 많이 가는데, 그 과목 5~6개 이수하는 과정에 들어가려는 사람들의 wating list가 길어서 3~4년이 걸린대요. 그래서 필리핀 간호사가 들어오는 것도 다 중단되었대요. 각 주에서 어느 학교를 지정해주어서 그 대학으로 가서 그 과목을 들어야 돼요. 이제는 다 바뀌어 미국 시민권자랑 결혼해서 영주권받고 취직하는 거 외에는 사실상 어려워졌어요. 트럼프가 난리를 치고 있어서 사실상 모두 스톱이라고 봐야 돼요.

Charge nurse 승진과 업무

UCSD 병원에는 차지 포지션이 따로 있어요. 차지는 병동에 2년 이상 근무하면 지원자격이 생겨요. 한국처럼 근무년수는 안 따져요. 그런데 차지로 일하면서 일반 스태프 너스들한테서 컴플레인이 나오든가, evaluation에서 점수가 너무 낮으면 그만 두어야 하죠. evaluation이 큰 역할을 해요. 차지는 환자 한 명도 안보고 전체 돌아가는 걸 담당해요. 환자간호와 관련되는 행정, 응급상황 등 병동 전체 환자 관련 업무를 다 관리해야 해요. 그런데 서로 안 하려고 해요. 일반 스태프 너스는 자기 환자 5명만 보면 되는데 차지는 전체 29명 환자, 그 외에도 해야 할 업무도 많아요. 차지의 의사결정에 따라서 환자를 받을 수도 있고 안 받을 수도 있어요. 환자 수가 적으면 간호사를 집에 보내는 결정도 해야 되죠. 차지 업무가 아주 복잡해요. Original charge는 연봉을 몇만 달러 더 받아요. Original charge가 없을 때는 연장자 순으로 돌아가면서 하는데, 시간당 2달러씩 더 받아요. 그런 임시 차지를 'relief charge nurse'라고 불러요. 어느 날 차지가 교통사고를 당하여 내가 하루 차지를 본 적이 있는데 너무 힘들었어요. 그날따라 근무자 중에 신입간호사도 많은데다 입원환자까지 많아서 에너지가 바닥이 나 다음날 call in sick하고 하루 쉴 정도였죠.

Original charge는 데이 2명, 나이트 2명이예요. 3일씩 일하니까. 근무는 한 명씩 하죠. 행정에 관심있는 사람들은 하고 싶어 하지만 석사 학위가 있어야 해요. 그래서 아무나 못해요.

차지의 주요 업무는 critical case manage하는 게 먼저예요. 예를 들어, hypoglycemia에 빠졌다든가 acute stroke이 왔다던지 할 경우 중환자실에 보낼지를 결정하기 위해 RRT nurse를 부르고 10분 이내에 ICU에 옮겨야 하는데 이런 절차를 다 관리하죠. 기계 망가진 것도 담당 부서에 연락하여 수리해야 하고. 환자가 사망하면 20개가 넘는 서류를 다 완결시키는 것도 차지업무예요. 환자 사망 후 서류는 일단 primary nurse가 작성하지만 최종 정리는 차지가 해요.

한국의 수간호사랑 외형상 업무가 비슷한 것도 있지만, 한국의 수간호사 업무보다 더 디테일해요. 병동 업무에 굉장히 디테일해야 해요. UCSD Policy를 다 꿰고 있어서, 어떤 일이 벌어지면 자기 판단에 의해서 하기보다, 그 policy에 맞게 의사도 매니지 해야 되고 간호사도 매니지해야 되요. Policy에 따라 의사는 무엇을 해야 하는지 다 알려줘야 해요. 환자 보는 것에 관해서 80% 이상은 의사보다 더 잘 해야 돼요. 그래서 2년 경력자가 차지에 어플라이는 할 자격이 되지만 함부로 덤비지는 못해요.

현재 우리 병동의 차지는 석사학위에 CCU, ICU 경험도 있고 UC에 근무한지 10년도 넘는 경력이 있어요. 중환자실이 아니니 꼭 중환자실 경력을 필요로 하는 것은 아니지만 critical care 경험이 있으면 hire되는데 플러스가 돼요. 대체로 영어권 간호사들은 5년 이상 경력에 석사학위가 있으면 차지에 도전하려고 하죠. 간호사를 잠깐 하다 끝낼 게 아니라 평생 job으로 생각하니 모든 걸 다 도전해 보려고 해요. 그런 계획이 있는 간호사는 committee 활동도 얼마나 활발하게 하는지 몰라요.

차지간호사는 인터뷰도 통과해야 하는데, 그 인터뷰에 매니저와 staff nurse들이 다 참여해요. 인터뷰할 기회가 있을 때 매니저가 몇 명 들어오라고 하죠. 매니저 단독으로 안 해요. 나도 들어가 보긴 했지만 영어가 짧아서 말은 못해봤어요. Staff nurse 채용 면접 때는 10명 정도 들어가요. 나는 staff nurse로 이 병원에 취업할 때인데도 나를 뽑을 때 인터뷰에 한 20명 들어왔어요. 나는 20명의 면접관과 인터뷰를 했어요. 차지너스의 경우엔, "차지너스 경력이 있느냐? 없느냐?", "만약 primary nurse한테 어떤 어떤 일이 생겼을 때 너라면 어떻게 할 거냐?" 이렇게 직접적이고 구체적인 질문을 해요.

차지가 다 매니저로 승진하고 싶어 하는 것도 아니에요. 한 50%는

staff로 다시 내려와요. 차지하다가 너무 힘드니까, 본인이 스스로 내려와요. 본인이 그냥 스탭다운 해버려요.

이런 차지 승진 과정은 병원에 따라 달라요. 알바라도 병원도 차지 간호사 포지션이 있어요. 차지 포지션이 나왔으면 어플라이해서 매니저 마음에 들면 되는 거예요. 공개적인 인터뷰 절차는 없어요. 매니저가 혼자 결정해요. 석사학위라든가 2년 이상 경력 같은 조건도 없어요. 객관적인 조건은 전혀 없어요. 그러니 차지너스 경력이 있다 하더라도 알바라도 병원이라고 하면 다른 병원에서 별로 인정해주지 않죠.

Unit Manager 승진과 업무

차지가 매니저가 되고 싶어도 마음대로 될 수 있는 건 아니에요. 직속 상관인 디렉터의 선택을 받아야 하죠. 매니저는 디렉터 혼자 결정하는 편이기 때문에 디렉터한테 잘 보여야 돼요. 디렉터가 승진시키는 거예요. 차지 업무를 제대로 했는지, 예산을 얼마나 썼는지 등을 디렉터가 평가해서 매니저가 될만하다 싶으면 디렉터가 매니저로 승진시켜줘요. 대개 다른 병동 매니저로 가게 돼요. 디렉터가 잘한다고 생각하면 빨리 빨리 빼내요. 한 명의 디렉터가 4~5개 병동을 관리하니까 자기가 관리하는 다른 병동으로 보내죠.

매니저가 되려면 또 기본적인 certificate은 다 갖고 있어야 하고 석사학위는 필수죠. 우리 병동 매니저의 경우 medical-surgical, chemo, critical nursing specialist certificate을 갖고 있어요. 박사학위까지 필요하지는 않아요. 우리 staff nurse가 하는 차지 평가점수의 영향은 별로 안 받아요. 그 위 직속 매니저나 디렉터가 결정해요. 차지가 될 때까지가 힘들지, 일단 차지가 된 다음에는 매니저급들끼리 다 해요. 서로

relationship이 좋으면 다 뽑혀 가더라구요.

매니저 하다가 staff nurse로 내려오는 경우는 아직 못 봤어요. 대개 더 높은 데로 올라가던가 교수로 나가기도 해요. 제가 그동안 만난 매니저들은 진짜 똑똑한 사람들이예요. 그리고 굉장히 academic해요. Academic한 매니저들이 잘 풀려요. 우리 병동 매니저는 일단 인간관계를 굉장히 잘 해요. 또 예산을 아주 효율성 있게 이용하는데 아주 쪼이지도 않고 남기지도 않고 아주 잘 써요. 업무량이 많아 힘든 날엔 double pay 주면서라도 간호사 수를 보충해주죠. 공휴일이 아닌 평일인데도 간호사가 모자라면, off인 간호사에게 전화해서 "오늘 너 나오면 더블이다." 말해요. 더블로 주면 예산이 확 나가죠. 병동마다 예산이 몇십만 달러씩 있거든요. 그 몇 십만 달러 안에서 1년을 살아야 하는데, 매니저 평가는 예산이 오버되면 점수가 많이 깎인대요. 근데 우리 매니저는 플러스도 마이너스도 안 되게 아주 잘 써요. 살림을 잘 해요.

특별히 더블 페이 준다고 하는 날은 대개 공휴일같이 간호사가 일하기 싫어하는 날이에요. 그런 날 간호사가 부족하면 "더블, 더블!"이라고 하면 나가는 간호사 많아요. 본래 공휴일에는 1.5배인데, 이렇게 일요일 월요일 끼인 날 갑자기 환자가 들이 닥치고 간호사가 모자라잖아요. 그럼 오프인 간호사 집에 전화해서 "오늘 더블! 올래? 안 올래?" 그래요. 다 나간다고 하죠. 돈 벌려고 자기 오프를 포기하고 나가는 거예요. 저도 그런 적이 많아요. 그렇게 벌어서 빚 갚았어요. 나는 양쪽 병원에서 일하니 내가 쉬는 날만 나갈 수 있긴 하죠. 그러다 보니 옛날에는 별로 노는 날이 없었어요. 그래도 한 달에 4일은 놀았어요.

매니저는 학문적으로 거의 완벽해요. 지식이 부족하다 싶으면 애들이 무시하거든요. 그래서 매니저 급들은 확실히 academic해요. 디렉터가 차지 중에서 탁월한 사람을 CNO한테 추천하는 것 같아요. 추천으로 승진해요. 차지 중에 똑똑한 매니저를 디렉터가 뽑듯이 디렉터도 매니저 중에서 뽑는거죠. 차지 통과하기가 어렵지, 그 다음부터는 훨씬 수월해요. 차지는 공개 인터뷰하지만 그 다음은 안하는 거 같아요. 차지를 확실하게 하면 그 다음부터는 순탄해요. 그래서 차지너스 경력이 있다고 하면 인정받아요.

3. 역량개발의 다양한 기회

교육 기회 활용

캘리포니아 간호사협회의 간호사교육을 받는 날에는 다른 병원에 근무하는 친구들 만나기에 딱 좋아요. 교육 장소도 좋고, 다른 병원에 있는 친구들을 만나고 싶으면 미리 전화해서 "야, 이번에 무슨 교육 있다는데 그거 우리 들을래?" 그러면 다들 "듣자!"고 해서 다 같이 신청해서 듣죠. 내일도 교육 끝나고 다 같이 밥 먹으러 가기로 했어요. 우리끼리 가서 수다 떠는 거예요. 내일은 우리 집 앞에 있는 매리어트 호텔이라 저는 걸어가면 돼요. 일찍 가서 자리 잡아놓으려고 해요. 친구들 자리 다 맡아놔야 돼요. 알바라도 2명, UCSD 2명, Tricity 2명. 이렇게 친구 6명과 같이 듣고 저녁 때 한국 바비큐 먹으러 가기로 했어요. 이런 게 즐거워요. 내가 차 없는 거 알아서 얘네들끼리 누구누구 어떻게 pickup 할 건지 다 정해져 있어요. 그래서 두 차로 뾰~용 갈 거예요. 재미있어요. 각 병원 얘기하면서 실컷 수다떠는 거예요.

다른 병원에 근무하지만 그 친구들끼리도 서로 아는 사이에요. 왜냐하면 다 투잡을 갖고 있으니까 자리가 생기면 서로서로 소개시켜주거든요. Job posting이 뜨기 전에, "야, 우리 파트타임 뽑으니까 너 apply 해라!" 하며 알려주죠. 동료추천서도 서로 써주죠. 매니저한테 job posting 뜰거라는 걸 우리가 먼저 듣잖아요. 원하는 사람은 그 병원 웹사이트를 everyday check해가지고 posting 뜨자마자 막 apply를 하는 거예요. 거기다가 reference에 우리 이름을 집어넣으면 아무래도 도움이 되죠.

어떤 때는 쉬고 싶어서 교육일정을 선택하기도 해요. 교육을 들어가면 병원에 가서 일 안해도 되거든요. 일주일에 삼일 일해야 되잖아요.

하루 교육을 집어넣으면 이틀만 일하면 되는 거죠. 대신 아침 9시부터 4시까지 들어야 돼요. 그러면 12시간 일한 거로 쳐줘요. 내 몸 상태가 일하기에 안 좋으면 교육을 신청해버리면 돼요. 1년에 40시간은 근무로 인정해주는 paid education이예요. 40시간보다 더 많이 들어도 되는데 그거는 근무로 인정해주진 않아요. 그렇지만 자기 크레딧은 더 따는 거죠. Paid education이 UC는 일년에 40시간이고 알바라도는 24시간. 병원이 좋을수록 노조가 잘 되어 있을수록 혜택받는 게 이렇게 차이가 많이 나요.

교육 주제는 아주 다양해요. 지난 번에는 pharmaceutical event로 '제약회사의 policy와 신약개발이 health delivery system에 어떤 영향을 미치는가?'가 큰 타이틀이었어요. 거기에 4개 섹션으로 나누어 90분씩 해나가요. 강의 제목이 공지되면 자기가 듣고 싶은 강의를 들으면 되는데, 내일은 인터내셔널 리더십에 대해서 해요. 'health paradigm이 전세계적으로 어떻게 변화되고 있는가? 변화된 상황에 international health leader들은 어떻게 대처해야 되는가?'가 주제예요.

미국에서 교육받을 때 좋은 점은 모든 교육과 모든 지침이 전세계 global을 중심으로 전체적인 트렌드를 보면서 항상 미국이 리드해나가는 입장에서 교육을 한다는 거예요. 우리가 들으면, '전 세계적인 트렌드가 어떤 식으로 가고 있고, 여기서 우리 미국간호가 뭘 어떻게 해야 되나?' 그런 식으로 국제적인 정보로부터 디테일한 것까지 알려줘요. 한국에서는 대부분이 globalization보다는 local에 집중해서 한국에 국한되고, 외국에 대한 것은 조금씩 끄집어내는 정도였던 것으로 기억해요.

교육장소에 도착해서 내 California licence 찾아서 거기다 사인하면 브로슈어가 내 손에 들어와요. 인터넷으로 내 licence번호로 등록을 다 했는데, 가면 내 명단이 프린트되어 있고 거기에 내가 사인해야 되요.

이런 교육은 시험은 안 봐요. 장소도 호텔이지만 식사도 일류 호텔급 식사에 beverage도 충분히 나오고 아주 좋아요. 그냥 먹고 relax하기에 진짜 좋아요. 내일은 메리어트 호텔이고, 또 어떤 때는 Hyatt hotel에서도 해요. 이런 크고 서비스 좋은 장소에서 교육해요. 라스베가스에서 할 때도 많아요. 그러니 유난히 힘든 때 하루 신체적인 일 안 하려고 신청하는거죠.

뉴욕 시카고같이 다른 주의 도시로 교육받으러 가면 기본적으로 교통비와 숙식비도 다 지원해줘요. 친구들에게 연락해서 한 프로그램에 같이 등록해요. 크레딧도 따고 여행겸 놀고 먹고 쉬기도 하고. 좋죠! 일정을 잘 조율하면 그런 대로 refresh할 수 있는 좋은 기회가 되지요.

올해 받은 교육과 시험

한 해에 30credit의 보수교육을 받아야 해요. California RN licence renewal하는데 필요한 교육은 출근 체크하는 clock in machine에 빨간색으로 표시가 돼요. 이번 달에 들어야 할 교육을 이수하지 않으면 clock in punch가 안 돼서 근무를 못하고 그냥 집에 가야 돼요. 그래서 빨리 이수하라고 빨간색으로 표시해서 출근할 때마다 알려주는 거지요. ACLS같이 2년마다 renewal해야 하는 의무교육을 이수하지 않으면 한마디로 일을 못하니 보수도 없지요. 오늘이 2월 6일인데, 2월 28일까지 이수해야 할 교육이 'ACLS/BLS'이고, 3월 16일까지 BVP(behavior violence prevention program)을 이수해야 한다고 clock in machine 화면의 Credential information 칸에 빨간색으로 나와요.

봐야 할 시험도 많아요. 최근에는 병동에서 NIH Stroke certificate 시험을 보라고 해서 어제 4번이나 봤는데 안 돼서 속상했어요. 한 번 더

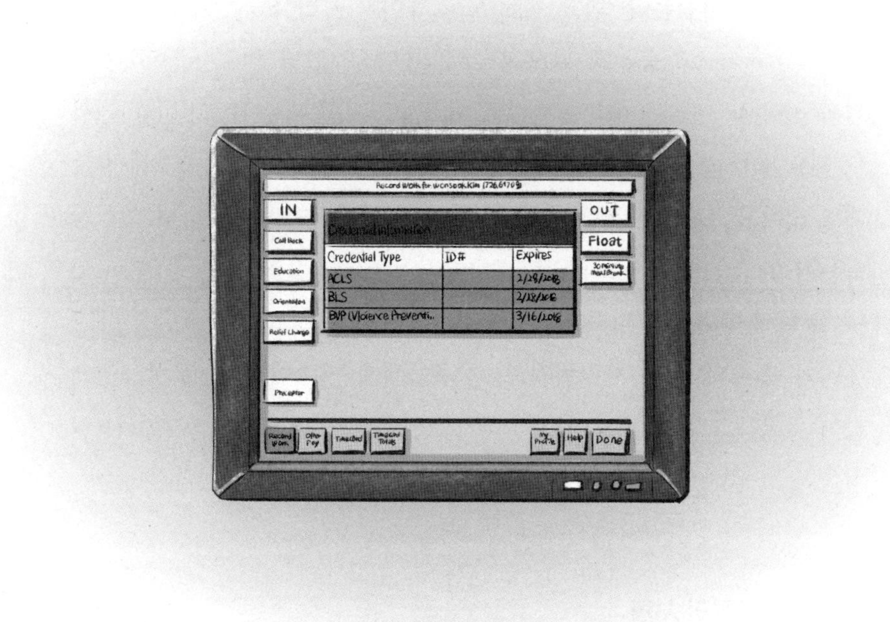

시험 볼 찬스가 남아서 오늘 봤는데 통과되었어요. 그거 안 되면 6개월 후에 다시 apply해야 돼요. 그래서 내가 계속 틀렸던 부분을 다 적어서 병원에 가지고 가서 미국간호사들한테 물어봤어요. "환자의 표현을 뇌기능에 연결하는 게 이해 안 된다."고 물어봐서 설명 다 듣고 마지막 시험을 봐서 패스한 거죠. 그래서 지금 쭈~욱 늘어져 있어요.

온라인으로 시험 보는데, 6개의 다른 상황이 시나리오로 뜨거든요. 입원단계부터 다 다른 6명 환자의 케이스 하나하나 시나리오에 맞춰서 질문이 10개에서 15개씩 나와요. 레지던트들이 stroke assessment 하는 기준인데 NIH에서 요구하는 기준에 맞춰서 답을 내야 하는 거예요. 어려워요. 의사는 당연히 봐야 하는 시험이죠. UCSD가 마그넷병원이고, 간호사 레벨이 한국의 레지던트 레벨이라고 말했잖아요. 멋져요! 간호사들이 움직이는 걸 보고 있으면 내가 간호사임에도 불구하고 '멋지다!'는 생각이 들어요. 아주 멋져요! 레지던트 이상을 다 해내요.

항상 셀프 스터디해야 돼요. 온라인, 책, 이런 거 다 합쳐서 혼자 공부해서 이번에 패스한 거예요. 시험에 패스 못하면 정해진 클래스를 들어야 하는데, 강의 듣는 건 더 힘들고, face to face exam까지 봐야 돼요. 이번엔 일종의 능력테스트로 스페셜 케이스라 온라인으로 시험볼 수 있게 해준 거예요. 저는 교육받으러 가기 싫고, face to face test하면 영어가 짧아서 벌벌 떨고 대답을 제대로 못하기 쉽죠. 내가 처음 질문에서 제대로 답한다 해도 다음 질문은 더 겁나는 어려운 질문을 받게 되겠죠. 대답을 못하면 또 다른 질문을 받아야 하고 그렇게 밀고 당기는 게 힘들어요.

이렇게 요구되는 자격을 확보해야 하는게 RN과 LVN의 차이죠. 이게 바로 RN requirement를 해내고 있는 거죠. 4번이나 시험에 fail하면서 짜증이 나긴 했어요. 이럴 때 영어의 한계를 느껴요. 영어권 애들은 못해도 두 번째엔 다 붙거든요. 비영어권이라 힘들었고 5번 째까지 시험을 보게 된 거죠. communication이 어려운 거예요. 의사가 환자에게 질문하는 건 그래도 이해하기가 쉬운데 환자가 의사에게 하는 말은 일상 영어라서 이해 못하는 부분이 있어요. 환자의 말을 이해해서 brain의 언어 담당 부위에 손상이나 facial nerve damage가 있는지 여부를 파악해야 하는데 일상 영어 이해가 어려우니까요. 치료 안 하면 벌어질 상황을 파악해야 하는데. 환자의 말을 이해해야 환자의 subjective data를 파악해서 진단을 내리고 가능한 치료방법을 찾아야 하는 문제였어요. 저는 개인적으로 neurology, orthopedic 분야가 어려운 점도 있어요. 내과적인 기본적인 것은 잘 알지만 신경과 분야의 assessment & treatment가 전 어렵거든요.

내 · 외과(medi-surgi)에 근무하는데 왜 신경과인 stroke 환자 치료 시험까지 봐야 하느냐고요? priority가 높은 하나의 진단으로 입원해도 간호사는 전체를 보고 각 파트를 다 알아야 해요. 예를 들어, 당뇨와 관련된 stroke 환자도 입원하므로 당뇨는 물론이고, stroke에 관한 것도 알아야 하는거죠. 병원에서 mandatory certificate를 요구할 때는 그만한 이유가 있는거예요. 그런 케이스가 많다는 거죠. 어느 레벨의 환자를 보느냐에 따라 요구되는 certificate이 달라요. 나는 힘들지만 환자입장에서는 high quality care가 보장되는 거죠.

며칠 후에 시험 2개를 또 봐야 해요. 거기에 맞춰서 내 컨디션을 매니지하고 있어요. 시험이 무섭고 짜증나기보다 어떤 새로운 method로 cardiac intervention & care할 수 있는 걸 배울 수 있다는 설렘도 있어요. 그래서 이제 '내가 세계적 수준의 간호사가 됐구나!' 그런 자부심이 들기도 하구요.

다음에 봐야 할 시험은 cardiac rhythm에 대한 basic부터 nursing care intervention에 관한 내용이죠. 심장에 대한 일반적인 개관 수준이 아니라 실제로 심장환자에게 에피소드가 생겼을 때 투약부터 그 투약에 맞춰 내가 할 intervention은 무엇이고 notify는 어떻게 할 건가에 대해서 배우게 될 거예요. 구체적인 에피소드를 중심으로 실제적인 대처법을 배우죠. 일반적인 내용은 아니에요.

교육을 16시간 받고 4시간 시험 봐요. 시험은 에피소드를 주고 live situation을 제시하고 실제로 demonstration하는 방식으로 본대요. 리더인 간호사가 어떻게 연락할 건가? 제일 먼저 EKG 본 사람은 무엇을 먼저 assess할 것인가? 라이브로 다 움직인대요. Standard patient와 simulation으로 시험 본다고 해요. 환자 케어만이 아니라 night charge와 어떻게 팀워크를 하는지도 본다고 해요. 그러니 얼마나 멋져요!

이렇게 환자 간호와 관련된 교육 외에도 안전교육, 컴퓨터활용 교육 같은 것도 많이 받아요. 최근에 받은 안전교육은 허리케인이나 화재, 총격사고 등 대형사고 났을 때 코드 체인에 대한 것이었어요. 8시간짜리로 코드대로 움직이는 걸 교육받았죠. 지난 번 라스베가스에서 총격사건 났을 때, UCSD 의료진이 혈액 준비하여 날아갔었거든요. 대형사고 났을 때 medical team이 움직이는 것이나 healthcare industrial이 움직이는거 보면 살아서 움직여요. 페이퍼로 움직이는 게 아니라 실제로 사람과 서비스가 함께 살아서 움직이는 거죠.

모든 기록이 컴퓨터로 이루어지니까 update 교육을 계속 시켜요. 움직이는 게 참 체계적이죠? 환자 인계를 받으면 내 환자를 full assesment를 다 해서 duty 때마다 컴퓨터에 입력해야 해요. 그리고 restraint 한 환자, alcoholism 환자처럼 프로토콜에 따라 15분, 30분 간격으로 시간에 맞춰 관련 내용을 입력해야 하는 경우도 다 그대로 입력해야 하거든요. Narcotic abuse 환자의 복잡한 케어도 모두 입력해야 해요. 제대로 못해서 환자가 사망하면 기록이 그대로 모두 법정으로 가요. 정신 똑바로 차리지 않으면 안 돼요.

11월 24일, 올해 마지막 시험! cardiology 약과 EKG 해석까지요. 강의를 9시부터 12시까지 듣고 1시부터 4시까지 시험 봐요.

업무에 도움이 되는 전문간호사 자격증

내가 UCSD 병원에 취업이 된 것은 chemo 전문간호사자격증이 있었기 때문에 유리했을 거예요. 그래서인지 처음부터 에이즈 병동, chemo를 주로 하는 병동에서 일하게 되었어요. 내가 일할 땐 chemo 전문간호사가 chemo병동에 입원한 환자만 보는 게 아니라 중환자실이나 INU(중환자 바로 아래 수준의 케어를 하는 intermediate care unit)에 가서도 chemo를 했어요. 내가 출근하면 chemo해줄 내 담당 환자 리스트가 딱 떠요. 지난 해 11월에 새로 오픈한 Jacob병원에선 다 한 병동에 입원시킨다고 해요. Jacob medical center는 UCSD의 세 번째 병원인데 정말 환상적으로 잘 되어 있어요. 예전에도 chemo병동이 있긴 했는데, 환자 상태가 일반병동으로 내려올 수 없는 상황이면 ICU, INU 환자의 chemo는 우리가 가서 chemo를 해주고 왔어요. 그런 일이 상당히 많았어요. 새로 오픈한 암센터에서는 중환자여도 chemo 병동에 입원해서 중환자케어와 chemo를 함께 받게 된 거였죠. ICU 간호사는 chemo cirtificate가 없으니까 자기 환자여도 chemo는 못하는 거죠. chemo병동 간호사는 compulsory로 chemo cirtificate가 있어야 했거든요. 한국에서는 자기 병동 환자는 병동 간호사가 다 했었지요. 한국도 곧 달라지겠지요. 여기 미국에서는 해당 자격증이 있어야 해요. 자격증에 따라 어떤 환자를 볼 수 있는지가 정해져요.

한국에서 레지던트가 하는 일을 케모너스가 다 하고 있어요. 할 때마다 그날의 환자 체중을 체크해서 각 약마다 계산을 하죠. 환자의 컨디션이 인덱스의 ±5% 이내면 내가 chemo를 시작할 수 있어요. 그런데 ±5%를 벗어나면 oncology 닥터한테 연락해서 다 바꿔야 해요. 그리고 LFT, SGOT/SGPT, BUN/Creatinine, platelet 등의 parameter를 의사가 정해주는데, 0.0001이라도 파라미터에서 어긋나면 닥터한테 다 확인해야 돼요. 전화 콜해야 되죠, 그 일을 다 하고 난 다음에 시작할 수 있는데 그 다음엔 또 환자뿐 아니라 보호자까지 teaching해야 하죠. 보호자들은 불안하니까 질문이 끝도 없어요. 돌아버릴 지경이었죠. chemo 병동에서 환자 어사인은 3명이었는데 그 3:1도 지긋지긋하게 강도가 셌어요. 다 계산하고 보고하고, 설명 다 하고, 약 부작용도 지켜보면서 관찰해야 하거든요. 어떤 chemo medication은 신경학적 테스트를 한 시간마다 다 체크해야 되죠. Urine toxicity 생기는 약은 2시간마다 소변, uric acid 내보내야 되죠. 아, 정말 돌아버릴 지경이었어요!

Chemo병동에 에이즈 환자가 많았는데, 에이즈 HIV가 non-hodgkin's lymphoma가 다 있잖아요. 다 항암이죠. 에이즈도 지긋지긋한데 거기에 항암까지 하려니 얼마나 힘들었겠어요? 혈액이나 배설물을 모두 조심해야 되니까 긴장이 되죠. Protect하는 고글, 가운, 장갑 등을 다 착용하고 해야 했어요.

지금 근무하는 내외과 병동에 도움이 되는 자격증인 medical-surgical specialist certificate 시험공부를 시작하려고 해요. 이 시험은 일 년에 네 번 있어요. 올해 9월에 시험등록하면 내년 1월에 볼 수 있는데 신청자가 많으면 다음에 볼 수도 있어요. 2년 이상 해당 병동 근무경력 증명서도 제출해야 하고 시험 볼 장소도 정해야 하고. 시험 스케줄에 맞춰 내 휴가 일정도 정해야 하고 모두 조화를 이루어야 가능해요. 친구가 같이 하재요. 그 친구와 1주에 1~2회씩 만나 공부하기로 했어요.

경력이 있으니 시험만 보면 되는데 시험이 어려워요. 더구나 전 영어가 어려우니 더 힘들죠. 하기야 시험은 첫 번에 안 된다 해도 두 번째야 되겠죠. 내가 '60이 다 된 이 나이에 자격증을 따서 뭐하나? '하면서 망설이니까 친구가 자꾸 같이 하자고 해서 9월에 등록해서 내년 1월에 같이 시험 보려고 해요. 오늘 그 간호사와 잠정적으로 합의했어요. 그것만 패스하면 제가 가져야 하고, 갖고 싶었던 거는 다 하게 되는 거예요.

4. 일 그리고 보수와 휴가

다양한 근무제도

간호사가 풀타임과 파트타임으로 두세 개 병원에 걸쳐 일하는 게 옛날부터 그랬대요. 알바라도와 UCSD 병원이 모두 1960년에 지어졌거든요. 그때도 그랬대요. 할머니 간호사들이 말하기를, "1960년에 병원 시작할 때, 그때도 그랬다."고 말해요. 두세 개 병원에 job을 잡고 있는 게 자연스러워요. 더구나 돈이 필요한 사람은 얼마든지 더 많이 할 수 있죠. 12시간 근무로 한 병원에 3일만 일해도 full time근무이니 다른 병원에 가서 일하는 게 더 쉬워진 거죠.

이제 나도 이런저런 이유로 UCSD에만 풀타임으로 일하고 알바라도 병원엔 파트타임으로 돌리려고 해요. 더구나 지난해 알바라도 병원의 죄수병동 계약을 트라이시티 병원에 뺐겼어요. 우리 병원은 서브가 되고, 트라이시티가 메이저가 됐거든요. 게다가 트럼프가 대통령 되면서 달라졌어요. 예전엔 다친 사람들도 일단 병원에서 공짜로 치료해서 보냈는데 트럼프가 되면서 이제는 국경에서 잡히자마자 바로 멕시코로 쫓아버린다나 봐요. 그러다 보니 입원환자가 더 줄게 되었죠. 50개 병상에 입원환자가 3~4명 밖에 안 돼요. 오늘도 캔슬이고, 다음 주도 계속 캔슬이예요. 여긴 그래요. 퇴원도 빨리 시키고, 쓸데없이 입원기간을 끌고 있지 않거든요.

그래도 난 이제 빚을 다 갚았기 때문에, 그냥 갖고만 있으면 돼요. UC는 캔슬이 별로 없어서 괜찮아요. 빚을 다 못갚았으면 내가 다른 병원을 하나 더 찾아야 되는데, 빚을 다 갚아서 난 이제 쉬어도 돼요. 다른 병동에도 오늘 환자가 없대요. 다른 병동에 환자가 많으면 다른 병동으로 float를 가거든요. 알바라도에서도 저번에 우리를 텔리(telemetry care unit)로 보내려고 하다가 우리가 시위해서 한방 먹었잖아요. 그래서 텔리는 못 보내고, 다른 병동도 환자가 줄어서 다 캔슬이예요. 이러면 저 같은 경우는 쉬고 좋죠. 그런데 한군 데만 다니는 애들은 큰일인 거예요. 걔네는 다른 병원을 찾아야죠. 이런 일이 있기 때문에 대부분의 간호사는 두 병원을 다니고 있어요. 또 병원 하나 갖고는 세금 내고나면 갖고 갈 게 없어요. 그래서 둘은 있어야 돼요. 하나를 풀타임하고, 하나는 파트타임이나 퍼디움으로 근무하죠. 퍼디움은 prn식으로 한 달에 두 번만 근무해요.

출근했어도 환자 수가 적으면 집에 보내기도 해요. 담당관리자가 시간대별로 환자 in & out을 다 체크해요. 나이트 근무 중에도 응급실로부터 몇 명이 입원 가능성이 있는지 따져보고 환자 수가 적으면 10시, 11시 이렇게 한 시간 별로 간호사를 퇴근시켜요. 노동 규정에 의하면 일단 출근한 간호사는 최소한 4시간은 일하게 되어 있어요. 할 게 아무것도 없어도 일단 출근한 사람에게 4시간 동안은 보장해주는 거예요. 4시간이 지난 10시부터 한 명씩 두 명씩, 막 집에 보내요.

다음 주부터 알바라도 병원에는 파트타임으로 일하겠다고 말했어요. 파트타임은 일주일에 두 번 가는데, 그것도 'first request cancel'을 다 올려놔서 아마 일주일에 하루만 가면 될 거예요. 'first request cancel'이란, 환자 센서스가 떨어져서 간호사근무를 캔슬해야 되는 상황이 오면 나에게 캔슬의 기회를 가장 먼저 달라는 거예요. 그렇게 스스로 신청해 놓는 거예요. 전체 간호사를 조절하는 사무실인 staffing office에 가서 담당자에게 얘기해 놓으면 돼요. 병동 매니저는 이런 거 상관 안해요.

파트타임 근무는 1주에 2일 근무하니 한 달에 8일 근무하는 거예요. 휴가를 적당히 집어넣으면 실제로 한 달에 4일에서 6일 일하면 되요. 풀타임 근무 병원인 UCSD는 한 달에 12일 근무하는데, 2일 정도 휴가 넣으면 10일. 합쳐서 최대 15일 근무할 생각하고 있어요. 이제 근무가 많이 줄었죠.

여기는 2교대 체제로 12시간씩 근무한다고 했잖아요. 그런데 12시간 근무는 쉽지 않아요. 더구나 풀타임으로 투잡을 한다는 건 피를 말리는 일이죠. 내 몸의 피가 빠져나가는 기분을 몇 번씩 느껴요. 변비로 고생도 많이 했고 심지어 오줌소태가 생긴 적도 많았죠. 처음엔 달달 떨면서 출근하고 정신 차리려고 단 것도 엄청 먹었어요. 그러면서 자존심도 많이 죽었어요. 내가 8~9년이 지나서야 간호사가 된 것 같고 조금 편한 마음으로 일하게 된 거예요.

미국 병원에는 에이전시 간호사도 있어요. 파트타임이든, 풀타임이든 병원 소속 직원이죠. 간호사를 뽑지 못하는 병원은 에이전시 간호사를 쓰고 있어요. UC는 에이전시 간호사 안 써요. 거기는 지원자가 워낙 많으니까요. 그런데 대우가 좋지 않은 병원엔 fulltime에 apply를 잘 안 하니까 apply해도 최소 경력인 6개월만 일하고 다 떠나거든요. 6개월 경력이 있으면 다른 병원에서 인터뷰를 받아줘요. 그러니 신규들은 알바라도 같은 병원에 억지로 6개월 버티다가 6개월 될 때쯤 되면 다 떠나요. 그러면 그 다음 신규를 뽑아야 되고, 신규가 안 들어오면 에이전시 간호사가 들어와서 일해야 되죠. 근데 에이전시는 병원 정규직 간호사보다 돈이 많이 나가요. 에이전시가 돈을 많이 먹거든요. 에이전시 비용도 병원이 내야 하니 병원에서는 에이전시 간호사를 쓰면 손해가 많아요. 병원업무도 원활하게 돌아가지 않아요. 에이전시 간호사는 하루살이로 먹고 사니까 일하면서 펑크도 많이 내더라구요.

알바라도 병원에 에이전시 간호사가 있긴 있는데, 에이전시 간호사조차도 알바라도 병원에는 안 오려고 한대요. High risk라 라이센스 뺏기기 딱 좋은 병원이거든요. 환자 중증도가 높은데다, 나이트 땐 의사도 없지, 환자 organize 잘 안 되어 있지, 치매 환자를 위한 one-to-one sitter도 없어요. 그러니까 전부 다 primary nurse 책임으로 돌아가서 라이센스 뺏기거나 소송당하기 딱 좋은 상황이에요. 개인종합병원이다 보니까 오너에 의해 좌지우지당하는 경우가 많아 의사들도 오고 싶어 하지 않는다고 해요. 의사 수가 아주 적은 건 아니지만 유능해 보이는 의사는 별로 못 봤어요. 외국인으로 미국 문화에 적응이 덜 된 의사나 다른 병원에서 은퇴한 의사로 나이가 많아 컴퓨터도 못 만지는 의사도 있어요. 또는 의사도 투잡을 하면서 엑스트라로 돈을 벌겠다고 하는 의사들도 있죠. 알바라도 병원에는 의사가 거주하지 않아요. 레지던트 닥터가 없어요. 밤에는 응급실 2명 외에는 다른 당직 의사가 없어요. 낮에는 닥터 오피스에서 의사들이 와요. 그래서 의사고, 간호사고 서로 성의가 없어요. 서로 성의가 없으니 더 하이 리스크라는거예요. 책임 안 지려는 사람들로 병원이 돌아간다고 볼 수 있으니까요.

UCSD엔 밤에 당직은 레지던트가 주로 하고 병원이 3개인데 어텐딩도 와 있어요. 온콜을 다 받아요. 다는 아니고 받을 때가 있어요. 그 과의 어떤 일이 생겼을 때 전화하면 직접 답해요. 마그넷 병원은 이렇게 다른 거죠.

보수와 연금

제 pay check 보세요! 올 1월 1일부터 5월 3일까지 UC에서 번 돈이 벌써 4만 달러가 넘었죠. 2주에 5천 달러 정도 되나 봐요. 그러니까 알바라도 것까지 합치면 9만 몇천 달러 정도 되니까 한국 돈으로 거의 1억 정도 되죠. 일년 연봉으로 보면 25만 달러 정도? 이제 알바라도 병원엔 파트타임으로 근무하겠다고 했으니 3, 4만 달러는 줄어들겠죠. 그러니 어디 가서, 한국에서 대기업에 다녀도 일 년에 3억 받는 사람이 얼마나 되나요? 여기서 내가 많이 받긴 많이 받아요.

UCSD에서 내가 지금 시간당 59달러 받거든요. 알바라도 병원에 처음 채용될 때에도 스타팅 포인트에 이전 경력을 전부 다 인정해주었어요. 한국 경력과 International SOS 경력을 모두 인정해주어 제 시간당 페이의 스타팅 포인트가 처음부터 쌨어요.

개인별 시간당 기본 페이는 신규냐, 경력 몇 년차냐에 따라서 차이가 많이 나요. 신졸업생도 병원에 따라서 다 다른데, 알바라도는 시간당 28달러부터 시작하고 UC는 시간당 38달러인가? 10달러 차이 나요. 나이트 수당으로 시간당 4달러를 더 받거든요. 나이트 수당은 누구나 다 4달러예요.

간호사 보수가 또 주마다 도시마다 달라요. 미국에서 제일 센데가 샌프란시스코거든요. 돈이 필요한 간호사는 무조건 샌프란시스코로 가야돼요. 내가 지금 샌프란시스코에 가면 시간당 75달러를 받을 수 있고, 오하이오와 같은 데 가면 40불 받아요. 거기는 스타팅 포인트가 신규가 28불이래요. 어느 주인지에 따라서 스타팅 포인트가 다 달라요. 책정이 다 다르게 되어 있다고 해요.

캘리포니아 주에 간호사가 몰리는 첫 번째 이유가 간호사 대 환자 비율이 1:5로 정해졌기 때문이라고 해요. 뉴욕에 있는 내 친구는 바쁠 때 13명도 본대요. 그런 상황이면 라이센스 뺏기기 딱 좋아요. Job 구하기 힘든 사람들이 거기 가면 구하기 쉬울 거예요. 그만큼 안정된 간호사가 적다고 봐야겠죠. 경력 쌓으면 다 떠나려고 할테니까요. 미쳤어요? 혼자서 8명 보고 13명 보게! 여기는 맥시멈이 5명인 게 천국이예요. 세금을 이렇게 많이 내도 간호사의 로망이 캘리포니아 주에서 일하는 거예요. 그러니까 저 같은 경우는 복이 터진 경우죠. 간호사의 로망인 캘리포니아 주에서 시작했잖아요! 게다가 처음 와서 SNIF, 그 양로원도 안 갔죠. 조무사도 안 해봤죠. 오자마자 acute setting의 medical-surgical에서 RN으로 시작했으니까 거짓말 안하고 한 5년 세이브한 거예요. 초기에 힘들고 머리털이 다 빠졌지만 내가 5년 세이브한 거예요. 조무사 한 번도 안하고 양로원 경험도 한 번도 없이 미국에서 아무런 경력도 없이 acute 병동에, 그것도 hospital에서 RN으로 시작했다는 것 자체만으로도 다들 놀래요. "너 기적이다!" 그래요. 지금까지 미국에 와서 10년을 일했는데 15년 일한 것과 같아요. 시간이나 금전적인 면이나 다 세이브한 거죠. 5년은 세이브한 거죠. 경력도 그렇고, 그렇게 시작하고 이전 경력도 다 인정받으니 제 보수가 센 거예요. 지금 30년 일한 간호사가 64달러 정도 받거든요. 10년 일하고 나는 59달러에다 나이트수당 합치면 시간당 63달러를 받잖아요. 그러니까 애들이 다 날 부러워해요. 그 짧은 년수에, 거기다가 벌써 한국에서 석사 2개를 해왔으니 더 할 게 없는 거예요. 그래서 공부는 조금이라도 젊어서 해야 한다고 생각해요.

풀타임이어도 캔슬이 많이 되어 일한 날짜가 며칠 안 되면 보수가 안 나와요. 여긴 일 한 만큼만 딱 나와요. 그래서 캔슬이 많이 되니까 알바라도에서 2주일 일하고 800달러 받은 적도 있어요. 2주일 동안에 받은 보수가, 지금 하루 12시간 일하고 받는 액수가 780달러 정도인데 그 정도만 받은 거죠. 세금 제하고, 뭐 제하고 나니 받을 게 없더라구요. 그러니까 안전하게 일하려면 투잡을 갖고 있는 게 안전해요. 내 선택에 따라서 보험은 UCSD 거를 갖고 있고, 알바라도는 보험혜택을 하나도 안 받고 있어요. 보험 안하기 때문에 알바라도에서 나에게 50달러씩 더 줘요.

연금은 근무년수가 더 중요해요. 근데 24살에 졸업한 애는 초봉이 나보다 낮게 시작했고, 나는 46살에 시작했지만 연봉이 높게 시작했죠. 그래서 지금은 액수가 맞먹어요. 지금 UCSD가 6년째 거든요. 오늘 그만두면 연금총액이 36만 달러를 받아요. 20년 일한 애들은 130만 달러를 받아 나가고 있어요.

휴식시간과 휴가

휴식시간

UCSD에서 나이트 12시간 근무하는 동안에 break time을 75분 가질 수 있어요. 환자를 떠나서 휴게실에 가 쉴 수 있죠. 보통 그 시간에 준비해 간 도시락도 먹고, 한국에 있는 친구들에게 SNS로 대화도 해요. 하늘의 별을 바라보기도 하죠. 그러다 졸리면 잠시 눈을 붙이기도 하고요.

Break time에 primary nurse가 마음 편히 쉴 수 있도록 업무를 대신 봐주는 간호사를 정하는데 'resource nurse'라고 불러요. 요즘 그걸 내가 많이 하고 있어요. 4월부터 지금 6월까지 전부 다 리소스예요. 리소스는 더 힘들어요. 몸이 많이 힘들어요. 거절해도 되는 건데, 매니저가 따로 불러서 "original fulltime member들이 stable해질 때까지 좀 해줄 수 있겠냐? 간호사들이 원이 리소스를 해야 병동이 제대로 돌아간다면서 원한다."고 하는데 해야죠. 난 평소에 '나한테 공적으로 request가 들어오는 건 다 받아들여야 된다.'고 생각하거든요. Charge nurse로 승진해서 일해보라고 하는데, 영어 때문에 못한다고 거절했거든요. 그런 상황에 이 리소스 간호사를 해달라고 부탁하는데 거절할 수가 없잖아요.

리소스 간호사는 다른 간호사 break time에 다 cover해야 하니까 병동의 모든 환자들에 대해서 다 알고 있어야 되고 primary가 cover 못하는 것까지 다 해야 되죠. 어제는 신입원환자 7명을 다 받아줬어요.

code sepsis, code bule, 그런거 뜨면 그거 첫 방송 다 나가게 해줘야 하죠. 완전히 노가다예요. 노가다!

저는요, primary nurse가 마실 수 있게 커피도 다 타놔요. 그래서 애들이 나더러 "넘버원, 넘버원!"하면서 내가 리소스하는 걸 너무 좋아해요. 안주인이 모든 걸 쫘~악 해놓듯이 알아서 해주니까 차지부터 오리엔테이션 너스까지 내가 리소스하는 걸 너무 좋아해요. "I love you!" 막 이래요. 병동을 재미있게 끌고 나가요. 거기다가 가끔씩 잡채 한 통씩 만들어가니 날 좋아할 수밖에 없죠. 내가 "오늘 여러분을 토탈케어 해줄테니까 펑크내지 말고 일 잘해요!"라고 말하곤 해요.

리소스 간호사도 똑같이 쉬는 시간이 있어요. 특별히 리소스가 쉬는 시간대가 정해져 있는 건 아닌데, 10시 45분에서 12시 사이에는 너무 이른 시간이라 그런지 아무도 선택을 안해요. 아무도 안 하니까 내가 가서 쉬는 거예요. 리소스 간호사는 duty별로 한 명이예요. 돌아가면서 혼자 환자 29명을 혼자 다 커버해야 되는 거죠.

알바라도는 나이트 간호사 휴식시간이 30분씩인데, 리소스 간호사 제도가 없어요. 우리 병동 차지너스가 내 환자를 대신 봐주기도 하고 환자수가 적은 다른 병동에서 간호사가 내려오기도 하는데, 별 도움이 안 돼요. 그게 일반 사립병원 개인병원하고 마그넷 병원의 차이예요. 내가 쉬는 30분 동안 커버가 잘 안 되기 때문에 쉴 때도 내 전화기를 갖고 나가야돼요. 각 병원마다 다 출근하면 간호사 업무용 개인전화기를 하나씩 주거든요.

일일 병가

아침에 day charge에게 오늘 "call in sick한다."고 말하니까 "밤에 힘든 DNR로 사망한 환자를 두 명이나 보고 난 다음이니 이해한다. 그래도 너니까 그만큼 해낸 거다. 고맙다."고 하더라구요. 매년 가족이 아플 때 오프를 신청할 수 있는 'kin care off'가 8개, 내가 아플 때 off를 신청할 수 있는 'call in sick off'가 6~8개 정도 돼요. 이런 날 쓰려고 kin care나 sick call time을 가능하면 다 save시켜 둬요. 이런 날을 대비해서 가능하면 쓰지 않아요. 휴가는 미리 계획해서 받지만, 응급으로 쓸 수 있는 날은 항상 세이브해놔요.

오늘은 아침에 퇴근하면서 미리 얘기를 했는데, 이따 12시쯤 '병원 전체 staffing 담당자와 day shift charge' 두 곳에 전화해야 해요. 나를 대신해서 일할 오늘 나이트 번 간호사를 한 명 구해야 하는 거죠. 센서스가 떨어지는 다른 병동 간호사가 오는 경우가 있고, 잔여 간호사가 없으면 registry agency nurse를 불러요. 돈을 두 배로 주고. 그런 게 참 flexible하죠? '참, 미국병원은 이런 걸 융통성있게 잘 관리하는구나!' 싶어요.

입원경험

내가 입원할 때 손목에 ID 팔찌 찼던 거 다 모아 놓았어요. 11개인가, 12개인가 돼요. 미국에 와서 10년 동안에 입원한 게 12번이예요. 체중이 300~400파운드(약 130~180kg)나 되는 환자를 들다가 팔의 tendon이 완전히 나간 적이 있었고, 병실에서 넘어져서 팔과 꼬리뼈가 골절된 적도 있었어요. Worker's compensation이라고 해서 근무 중에 다친 거는 내가 1달러도 안 내고 다 치료해줘요.

병실에서 왜 넘어졌냐고요? 미국에서 근무한지 5년 정도 지난 때였어요. 어느 날 죄수병동에서 환자 잘 때 불이 다 꺼져 있던 병실에서였죠. 새벽 4시에 투약하러 환자 방에 들어가면서 불을 딱 켜려고 하는 순간이었죠. 발밑에 뭐가 확~ 미끌어지더라구요. 환자가 저녁 먹을 때 양

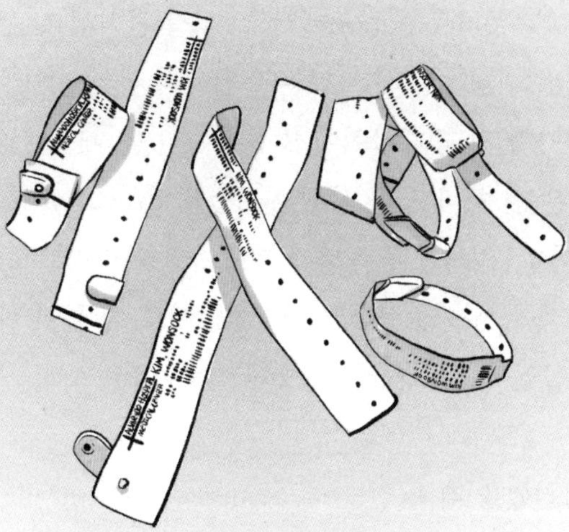

상치를 바닥에 떨어뜨린 걸 아무도 몰랐던 거예요. 그 양상치를 밟고 쫘악 미끄러지면서 철문에 그냥 온몸을 부딪친 거예요. 만화책에서 부딪쳐 헤롱헤롱할 때 별이 뜬다는 걸 나도 그때 겪어 봤다니까요. 그때 팔과 꼬리뼈까지 다쳤어요. 팔에는 깁스까지 했죠. 병가를 두 달 동안 받았어요. 병원에 입원은 2주일 정도 했다 퇴원하고 일주일에 두 번 정도 가서 물리치료를 받았어요. 물리치료받다가 나중엔 침까지 맞으러 다녔어요. 물리치료보다 침이 더 효과가 있는 거 같았어요. 원하면 침은 맞아도 되지만 침은 보상이 안 된다고 해서 내 돈이 한 1,300달러 정도 들었어요. 그래도 침 맞고 빨리 회복되었어요. 그때 저 많이 울었어요. 그냥 서글프더라구요. '뼈까지 다 부러져가면서 여기서 이 짓해야 하나?' 하는 생각이 들었죠.

알바라도 병원에서 다쳤으니 알바라도에 입원했죠. Worker's compensation에서 커버해요. bill도 집으로 안 와요. 아예 안 와요. 모든 비용을 worker's compensation에서 다 직접 관리해요. 넘어졌으니 head CT까지 찍었죠. 병가로 쉬는 동안엔 전달 수입의 70% 보상받았어요.

또 언젠가 환자 침대바퀴에 발톱이 끼었을 때도 있었어요. 그땐 그래도 뼈 같은 건 하나도 안 상했고 발톱도 extraction할 것 같았는데 하지는 않았어요. 의사가 끝까지 살려보려고 하더라고요. 발톱이 부서졌으니 난 차라리 빼면 좋겠다고 생각했었어요. 발톱이 반 정도가 남았었는데 그게 살았어요. 그래서 더 오래 걸렸어요. 그때도 병가 한 달 받았지요.

내가 입원했을 때 병원 안에 admission office(billing center)가 있어서 거기서 다 해줘요. 보험은 거기서 바로 연결해요. 직원이래도 관련되는 보험회사가 대여섯 개 돼요. 그래도 보험이 있다는 거 알면 거기서 바로 연결해줘요. 다른 입원 환자의 경우에도 환자에게까지 bill을 보내지 않고도 병원과 보험회사 간에 직접 해결해요. 외래환자는 환자에게 청구서를 직접 보내지요. 그러나 외래라도 예를 들어, 카이저보험 가진 사람이 카이저병원에 가면 보험처리를 직접 다 해줘요.

미국은 입원할 정도면 반쯤 죽을 지경이라야 한다고 하죠. 그래서 환자 중증도가 높아요. 그럼에도 불구하고 입원기간은 아주 짧아요. Acute stage만 지나면 subacute 병원으로 가야 해요. 입원비도 세죠. 간단한 맹장수술만 받아도 2~3만 달러이니까요. 내시경으로 수술하니까 이틀이면 퇴원하는데도 치료비와 입원비가 그렇게 비싸요.

휴가

휴가는 미리 계획해서 친구들과 여행을 가거나 한국에서 오는 친지들과 시간을 보내요. 얼마 전엔 영국과 호주에서 친구들이 온다고 해서 4일 휴가 받았어요. La jolla beach 가서 해변가를 걷고 와플 하우스도 가기로 했어요. 시카고 학회 가기 전에 들른 친구들이예요. 또 여기 간호사 친구 8명과 날짜를 맞추어 멕시코에 2박 3일 여행을 다녀오기도 했죠. 시애틀에 사는 언니네 가족과 멕시코 여행을 다녀 온 적도 있어요. 아, 또 친구들과 스페인 여행도 다녀왔죠. 그러고 보니 올해 여행을 꽤 한 편이네요.

한국에 다녀오려면 적어도 2주일은 휴가를 받아야 가능하니 미리미리 계획을 짜야 하지요. 12월과 1월은 끝나고 시작하는 때인데다 신입도 많아서 휴가를 잘 안 주려고 해요. 병원에서 크리스마스와 연초가 끼면 휴가 절대로 안 줘요. 이 시기에는 휴가신청을 아예 딱 막아 놨어요. 이런 때만 피해서 미리 말하기만 하면 휴가일정 잡기는 어렵지 않은 편이죠.

5. 위험한 순간들

라미와 투약사고

지난밤 알바라도 병원 근무였는데 안 좋은 일이 터져서 오늘 아침엔 7시 넘어서 퇴근했어요. Charge nurse인 라미 때문에 벌어진 일인데, 내가 primary nurse라 내가 final 책임을 져야 돼요. 의사도 보통 까다로운 사람이 아닌데 걱정이죠. 환자는 아무 이상 없지만 절차상 문제로 책임질 일인 거예요. 여기 미국에선 절차상의 문제로도 fire 당할 수 있거든요. 아주 조그마한 것도 프로세스에 어긋나면 fire 당해요. 내가 그동안 아무리 인정받으며 열심히 일한 사람이라 하더라도 그건 그거고, 안 지킨 건 안 지킨 거죠. 미국 어디나 비슷해요. 일처리할 땐 냉정하거든요. 10년 일하면서 fire 당하는 사람 30명 정도 봤어요. 심지어 라이센스까지 박탈되는 것도 봤어요. 가끔 의사나 간호사들이 의료사고가 났을 때 자살을 많이 해요. 이럴 때마다 그들이 왜 그런 선택을 했는지 이해되기도 해요.

동료 간호사들은 우선 노조에 신고하라고 해요. 혼자 당하지 말고 라미랑 같이 당하라는 거죠. 이참에 charge nurse도 죽이라는 거예요. 잘 생각해야죠. 모르겠어요. 아무 생각도 안 나서 지금 물만 마시고 그냥 앉아 있어요. 확실한 건 '그 약 못준다고 끝까지 버텼어야 하는 건데~' 하는 생각뿐이죠, 라미가 "7시 10분 수술이니까 지금 약 주라!"고 소리 질러서 그만 환자에게 투약을 한 게 문제가 된 거예요. "Are you sure?"를 몇 번 더 물었는데, 자꾸 물어본다고 또 소리 질러서 그만 약을 주고 말았어요. 규정상 주면 안 되는 외부에서 가져온 약, 교도소에서 갖고 온 약을 준 거예요. 데이번 간호사가 와서 "CN이 OK했다는 거 charting에 남기라."고 해서 기록해 놓긴 했지만 아무리 생각해도 'final

책임질 사람은 나'라는 생각이 들어요. 이런 일 UCSD에서는 있을 수도 없어요. 그래서 시스템이 잘 되어 있는 병원이 안전한 거예요.

그 환자는 수술받으려고 교도소에서 오늘 새벽에 후송되어 왔어요. 우리 병원에 후송되기 전에 거기서 먹었어야 하는데, 교도소 간호사가 약을 안 주고 보내 온 거였죠.

그 투약이 문제가 되자, 라미는 잘못한 게 없는 것처럼 나한테 거짓말하더라구요. 그래서 내가 "뭐라구? 내가 약 못 준다고 네 table에 던졌을 때 너 나한테 뭐라고 그랬어? '원, 지금 줘!' 그랬잖아!"라고 까놓고 말했어요. Day shift nurse 있는 데서 나한테 다 뒤집어씌우더라고요. 라미가 엄청 치사한 놈이라 이런 일 한두 번 아니었는데, 환자 사고는 아니어서 지금까지는 꾹 참았어요. 다른 간호사들이 다 알아요. 그러니까 데이번 간호사들이 "기록해! 원, 그놈 짤리게 해!" 그러는 거예요. 부인과 딸은 아프고 퇴직이 3년 남은 사람인데, 그렇게 하는 것도 마음 편치 않아요. '아, 머리 아파!' 라미와 처음부터 일해 왔는데 그동안 나를 엄청 괴롭혀 왔어요. Assign도 제일 힘든 case만 나한테 주었거든요. 죽고 살 문제 아니면 난 다 참아요. 오늘 것도 죽고 살 정도는 아니긴 한데, 내가 그 환자 받았고 primary nurse이기 때문에 내가 final 책임은 져야겠지요. 이럴 때 내가 억울함을 노조에 notify하면 몇 번 가야 되고, 반복되는 전화와 진술…. 그 절차가 복잡해요! 미국인들한테는 간단한데, 영어가 딸리는 나 같은 경우는 더 스트레스고 머리가 아파요. 생각 좀 더 해봐야겠어요. 이런 고비가 수십 번도 더 있었어요. 미국간호사로 적응하는 과정이라 생각하면서 애를 바짝바짝 태우며 일해 왔어요.

아침에 그 난리를 치고 퇴근했는데, 집에서 쉬면서 속 끓이는 것보다 차라리 출근해서 라미와 face to face 하는 게 낫겠다 싶기도 해서 출근했어요. 오늘 내가 캔슬 받을 차례인데, 다른 간호사가 원한다고 오후

4시에 "일 나올 수 있냐?"고 전화 와서 출근했어요. 라미랑 또 같이 근무하는데, "federal 환자라 내가 저 신환 받겠다."고 하면서 라미는 스테이션 밖으로 나갔어요. 오늘밤 state 환자 내가 처리 다 해야 되요.

다행하게도 오늘 아침에 발생했던 투약사고는 무사히 해결됐어요. 어떻게 해결됐냐고요? 의사가 "내가 order를 헷갈리게 냈기 때문에 문제가 발생했다."는 걸 인정해서 해결된 거죠. 새벽 5시에 병원에 도착하게 해놓고, 새벽 3시에 교도소에서 약 주란 오더를 입력한 거예요. 그러니 교도소 간호사는 우리 병원에 서둘러 보내느라 약을 챙겨 보낸 거죠. 수술시간은 아침 7신데 6시 10분에 수술팀이 들이닥친 거에요. 난 외부약이라 못 준다했지만 혈압약 몇 가지를 한꺼번에 주었으니 바로 hypotention이 올 수 있게 된 상황이 된 거죠. 모르고 마취를 걸었다면 정말 큰일 났겠죠. 물론 수술 전에 확인되어 수술시간이 연기됐고, 담당의사가 자신의 문제로 인정해서 그나마 이 정도로 마무리되었으니 다행이에요.

오늘 저녁 출근해서 얼굴 보게 되자 라미는 거짓말한 거 나한테 사과했어요. 차지도 불쌍하더라구요. 나더러 "못 자고 나왔지?" 그러면서 "감독 안 올 때 눈 붙이라."고 하면서 "미안하다. 아침에…." 그래요! 난 싱글이라 항상 여유가 있어요. 근데 딸린 식구가 있는 사람들은 항상 참으며 일해요. 이렇게 힘드니 미국간호사들이 "내일 낼 bill만 없으면, 오늘 그만 하고 싶다."고 말하는 거 많이 들었어요.

지나고 보니 투약문제가 발생한 날 아침에, 내가 노조에 고발하지 않은 건 잘했다는 생각이 들어요. 라미가 나한테 뒤집어 씌워서 완전히 속 터지는 상황인데도 내가 나를 잘 지키면서 라미도 보호해준 거예요. 그런 덕분에 라미가 그 이후로 나한테 엄~청 잘하고 있거든요. 라미도 깨달은 거예요. 미국식으로 서로의 잘못만 따지면서 노조와 인사관리부서에 고발하지 않았기 때문에, 라미도 사람이니 자기가 뭘 잘못했는지 알고 있는거죠. 그럼에도 불구하고 내가 입 다물고 그 다음에 일하면서 내가 keep going해나가는 걸 보고 라미가 벌써 나를 대하는 자세가 달라지고 있어요. 변화가 일어나고 있어요. 내가 '아, 그 상황에서 내가 한 행동이 환자도 살리고, 닥터한테는 자기가 오더 잘못 냈다는 걸 시인할 기회를 주었고, 32년이나 간호사를 한 라미의 태도를 바꿔줄 수가 있었구나. 나는 나대로 또 이렇게 변화가 왔다. 그 상황에서 내가 평정심을 지켰다는 것이 모두에게 이런 좋은 변화를 가져온 거구나!'라는 생각이 들어요. 그런 상황에서 내가 라미와 싸우고 노조에 고발하고, 노조에 가서 진술을 반복하는 과정을 선택했다면, 내 성격만 더 나빠지잖아요. 금이 가고 흠이 생기겠죠. 이런 걸 통해서 '내가 또 하나를 achieve했구나!' 생각해요. 그때 내가 확~ 질렀다면 당시에는 속이 시원했을지 모르지만 차지와 관계는 나빠지고 나도 여러모로 상처를 입었을 거예요.

다른 간호사들은 "매니저에게 보고하고, 노조(union)에 알리라."는 얘기만 계속 했어요. 누구 하나 다른 approach를 준 애들이 없었어요. 전부 "보고하고 차지너스 이름도 차팅에 넣고 유니온에 보고하라."고만 하는데, 난 거기서 '이건 아니다. 이건 미국식이야. 난 그렇게 안 할 거야.' 동료들이 처음에는 나를 막 쑤시다가 나중에는 그만두더라구요. 근데 요새 와서 동료들이 나를 더 좋아하는 이유가 "너는 정말 행동이 좋다!" 는 거예요. 그렇게 쑤셔 놓고도 지금은 그래요. 그게 차이예요.

물론 나도 차팅에 라미 이름은 적었어요. 나도 일차 방어는 해야 되니까요. 매니저하고 유니온에 보고가 들어가면 public procedure가 따라가서 결정적으로 judgement를 당해야 해요. 차팅할 때는 앞으로 어떤 일이 일어날지 하나도 모르는 상황이었죠. 어떻게 될지 하나도 모르고 그냥 퇴근했죠. 근데 닥터가 daytime에 와서 다 시인하고 '오더가 잘 못 됐다.'고 말했죠. First line에서 제일 파워있는 의사가 인정하니 모든 게 다 없었던 일로 된거죠. Vascular surgeon인데 아주 악명 높은 사람이예요. 그래도 그게 그 사람의 전문성이예요. 아닌 건 아니라고 얘기하고 자기가 요구할 건 칼 같이 요구하고. 그래서 무서운 사람이예요. 그래서 무서운 의사예요. 그것이 내가 본 미국 의사들이예요.

그날 first surgery case였기 때문에 데이 차지 너스가 연락을 했대요. 그것이 정리가 돼야 first surgery를 7시 15분에 할 건지, 2차인 10시로 넘어갈 건지 의사가 수술 순서를 바꾸는 결정을 해야 하니까. 고혈압 약이 6시에 다 들어갔잖아요. 고혈압 약이 6시에 들어갔기 때문에 혈압이 떨어지는 시간과 마취 거는 시간을 고려해서 수술 순서를 바꾼 거죠. 우리가 보고를 했고, 의사가 인정을 했고, 스케줄 바꿨고, 그래서 다 해결된 거죠. 그래서 안전하게 처리가 잘 된 거예요. 차팅을 정확하게 했고, 그렇지만 매니저와 유니온에는 보고한 건 아니고. 미국인들 같으면 다 보고했을텐데. 그래서 난 멋지잖아요!

그래도 난 incident report, 사건보고서를 써야만 했죠. 왜냐하면 policy에 어긋나게 행동한 것이기 때문에. 라미가 밀어붙이더라도 나는 끝까지 투약을 안 했어야 하는데, 그 놈이 소리 지르고 개판치는 바람에 결국에는 줬잖아요. 흔들리다가 4가지 약을 한꺼번에 주었으니 혈압이 갑자기 떨어지게 되고, 더구나 수술을 가야 하는데. 혈압이 높을지라도 다 stop하고 먼저 의사에게 보고를 했었어야죠. 라미는 1차 수술 스케줄에 맞춰서 보내야 하고 혈압은 높고 오더에 혈압약을 주라고 되어 있으니 그걸 주라고 한 거예요. 환자 수술 스케줄을 생각하면 의사의 오더와 차지 판단이 잘못된 건데, 소리지르는 바람에 나도 그만 실수한 거죠. 교도소 오더이니 환자가 교도소에 있었다면 문제될 게 없었겠죠. 일단 환자가 알바라도 병원에, 내 assignment로 들어왔기 때문에 그 순간부터, 환자 body가 arrive한 순간부터는 다 내 책임이에요. 저도 이제 '내 목에 칼이 들어와도, 다시는 이런 실수는 안 한다.' 결심하는 기회가 되었죠. 나도 또 하나 배운 거예요.

동료를 위한 법정 증언

법정에 증인으로 간 적이 있어요. 미국에 와서 근무한지 얼마 안 되었을 때였죠. 알바라도 병원의 병동 매니저가 간호사 3명을 해고했어요. 죄수병동에서 같이 근무하던 간호사들이었죠. 내가 간지 한 달 정도 되었을 때라서 죄수병동 규칙을 잘 모르던 때였어요. 법정에 8번이나 갔어요. 각 상황마다 질문이 다 달라서 그 질문에 답하는 거였어요.

해고당한 간호사들이 그걸 받아들이지 않고 비합법적으로 fire했다고 소송을 제기했죠. 부당해고의 증거 중 하나로 저를 지목했더라구요. 그 당시에 어떤 말이 오갔는지를 확인하느라 법원에서 나를 불렀어요. 매니저도 잘못했고 너스들도 잘못한 일이었죠. Fire된 간호사들의 변호사와 그들 입장에서는 나를 사용해서 '매니저가 부당한 어사인먼트와 너스김에게 racism을 했다.'는 글을 적었더라구요. 그 상황을 읽어보니 그건 아니었거든요. 내가 영어를 잘 못 알아들어서 초기에 발생한 상황이었어요. 그걸 핑계 삼아 매니저의 인격에 먹칠을 하려는 거였어요. 한국말하는 통역사를 구해달라고 해서 그 사람 앉혀 놓고 증언을 했어요. 사실은 나도 말은 다 알아들을 수 있었어요. 법정 통역사에게 들어오라고는 했지만 내가 생각한 대로 끌고 나갔어요. 그랬더니 나중에 그 한국어 통역사가 나더러 "똑똑하다."고 하더라구요.

나를 이용해서 자기네들이 부당하게 해고당한 것이라는 걸 변호하려는 거였지요. 나는 매니저의 포지션도 바로 세워주려고 그 변호사에게 "당신들은 이걸 racism이라고 하느냐? 그 상황은 racism보다 내 영어가 부족했기 때문이었다. 내가 상황을 정확하게 이해하지 못했기 때문에 있었던 일이었을 뿐이었다. 매니저가 나에게 racism을 했다고 생각하지 않는다."고 했어요. 그렇게 양쪽을 다 살렸어요. 그래서 나의 가장 weakness인 언어를 들이대서 나를 이용하려는 양쪽을 다 무마시켰어요.

나중에 간호사들이 이겨서 한 사람당 10만 달러씩 받았어요. 간호사들이 승소한 다음에 간호사들이 나를 불렀어요. "네가 말을 참 fair하게 했다."고 하더라구요. 그런 거는 한국에서 간호사로서 staff부터 수간호사까지 경험하지 않았더라면 양쪽을 다 이해할 수 없는 부분이었어요.

매니저는 나중에 CNO까지 됐어요. 그 매니저가 페기예요. 페기가 UCSD올 때 추천서를 잘 써준 사람이에요. 병원이 간호사별로 10만 달러씩 물어주었지만, 페기의 리더십을 인정해서 나중에 승진도 한 거지요. 미국에선 사적인 것과 공적인 것을 잘 구분하고, 공적인 것을 제대로 평가해줘요.

간호사면허 배상보험

미국에는 환자가 의료인을 상대로 벌이는 소송이 많아요. 그런 경우에 대비하기 위해 간호사나 의사들은 배상보험에 가입하지요. 배상보험은 대개 병원에서 해줘요. 병원에서 해주는 것도 각 병원마다 달라요. 나는 병원에서 해주는 거 외에 내가 개인적으로 더 들었어요. 병원이 커버 못하는 부분이 또 있기 때문에 나는 추가로 개인적으로 더 들었어요. 미국에서는 의료소송도 많고 또 내가 언어 때문에 mistake하는 게 있을지도 모른다는 생각이 들었기 때문이죠. 항상 언어가 걱정이죠. 병원에서 들어주는 건 내 월급에서 나가요. 개인적으로 든 보험은 1년에 100달러짜리예요. 보험료가 많지 않으니까 그냥 하면 돼요. 십년 내내 가입해왔지만 아직 한 번도 써먹지 않았으니 다행이죠.

한국에만 있다 왔으면 이런 보험제도를 이해하기 어려웠을 거예요. 제가 SOS에서 후송간호사 하면서 프랑스사람들 하고 같이 일했잖아요. 그리고 SOS에서 보험을 갖고 있는 멤버십 위주로 혜택받는 클라이언트를 상대했었죠. 그래서 보험에 관해서 뭘 준비해야 된다는 걸 알아요.

미국엔 의료소송이 많을 뿐 아니라, 환자보호자들이 공갈협박하는 일도 많아요. 동료간호사들은 "It's OK! It's OK!" 이렇게 말하는데 실제로는 "It's not OK!"인 경우도 많아요. 겉과 속이 달라요. 누군가 잘못하면 익명으로 다 신고하도록 되어 있어요. 내가 뭔가 잘못하면 동료들이 다 신고하는 거죠. 내가 일한 12시간 동안 어떤 일이 발생했을 때, HR, manager 등 몇 군데로 신고가 들어가요. 밤새 일하고 퇴근하려는 아침에 "야, 폴리스가 부른다."고 할 때가 있죠. 우린 매니저를 '폴리스'라고 부르거든요. 그러면 '뭐 하나 고발이 들어갔구나'. 그렇게 생각할 정도예요. 의사들의 경우에는 간호사가 영어를 버벅거린다든지, 자기가 하라고 한 것을 간호사가 못해서 환자나 보호자한테서 컴플레인이 들어오면 매니저한테 "이 간호사 문제 있다."고 의사가 바로 보고해요. 온천지에 그냥 CIA, KGB, FBI가 있다고 생각하면 돼요.

그래도 여기 샌디에이고에서 개인병원, 시립병원, 대학병원. 세 군데에서 다 일 해봤기 때문에 실수를 예방하는 데 큰 도움이 돼요. 처음엔 알바라도 병원만 다니다, 다음에는 알바라도와 트라이시티 병원 두 군데 다녔죠. UCSD에 취직된 다음에 트라이시티를 그만두고 UCSD와 알바라도 두 군데 다니고 있잖아요. 같은 십년을 다녔더라도 3개 병원을 다닌 거예요. 그래서 3개 병원을 다녀서 좋은 게 뭐냐면, 세 병원의 관리 시스템을 익히니 실수나 사고를 예방하는 데 도움이 되지요. 그 중에 하나가 병원마다 다 다른 컴퓨터 프로그램을 다 배웠기 때문에 어느 병원에서 뭘 하더라도 차팅을 아주 끝내주게 잘 해요. 문제가 발생했을 때, 정확한 차팅이 날 보호해주는 경우가 많잖아요.

6. 의사가 본 미국 의료시스템

저는 한국에서 의과대학을 졸업하고 군대를 제대하자마자 미국에 갔어요. 1968년에 미국에 가서 인턴, 레지던트 수련을 받고 이비인후과 전문의로 일하며 25년을 미국에서 보내고, 1993년 한국에 와서 지금 25년이 되었죠. 한국에 와서는 대학병원의 병원장, 대학의 학장과 의무부총장까지 지내고 내 분야 학회의 학회장을 지냈어요. 가장 자랑스러운 것은 난청에 레이저 치료방법을 활성화한 것과 학생과 전공의를 교육할 기회를 가진 거죠. 최근에는 미국 교과서에 내 치료방법을 소개하는 논문이 들어가게 되어 기뻐요.

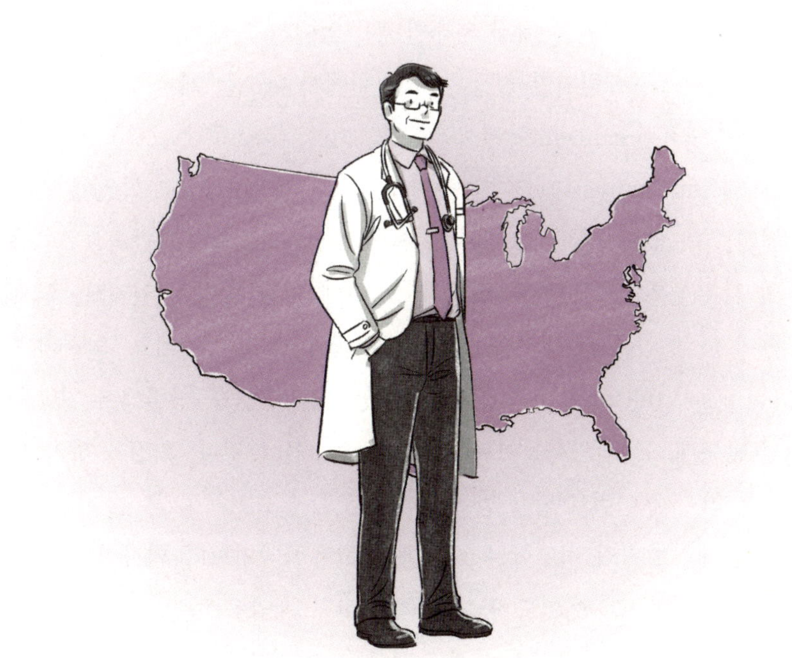

의사의 소속은 병원이 아닌! Medical Staff Organization

한국과 미국의 의료시스템엔 차이가 많죠. 특히 의사의 경우, 병원에 소속되어 우리나라처럼 병원에서 월급을 받기도 하지만, 대개는 의사들만의 그룹인 법인에서 보수를 받아요. 보수를 다 병원에서 지급하는 병원은 Mayo clinic, Cleveland clinic같이 대형종합병원인 경우가 많아요. 그런 경우에도 우리나라처럼 월급이 고정되어 있는 게 아니고, 매년 negotiate하고 그 전 해에 얼마를 벌었느냐 하는 개인 성과에 따라서 협상을 해요. 그런데 메이요나 클리블랜드 클리닉 같은 대형병원도 의사는 100% 병원에서 보수를 주는 직원이 아니예요. 의사는 의사그룹에 속하죠. 병원 외부에 있는 빌딩에 자기 오피스를 갖고 메디컬 스태프로 일할 수도 있고, 병원에 빌딩이 있어서 병원 빌딩 내에 사무실이 있는 것과 같이 외래 빌딩이 따로 있는 경우에는 그 외래 빌딩에 가서 할 수도 있죠. 대형병원은 대개 외래빌딩이 있어서 외래에서 환자를 보는 경우가 많아요. 그렇지만 월급은 그 병원에서 나오는 게 아니고 자기네 medical staff organization에서 나와요.

대개 state university의 대학병원 의사는 완전히 100% 병원에 속해 있지만, private university 부속병원은 또 달라요. 따로 있어요. 의사들의 사무실은 대학병원에 있거나 그 옆에 있는 빌딩에 있지요. 의사그룹이 따로 있어요. 의사들만의 그룹이 하나의 법인이예요. 말하자면 attending과 full time의 중간쯤 되지요. 이 사람들도 병원에서 월급을 받긴 받는데, 그건 의사들이 받는 수당-수술을 하거나, 회진을 하거나, 진료를 하거나 이런 수당을 받죠.

사립대학병원의 경우에는 대학에서 고용한다기보다 의사법인에 소속되면서 학교 교수이기도 하고, 대학하고도 계약을 하긴 하죠. 의과대학 학생 교육과 대학병원의 시설도 사용할 수 있죠. 교수는 교수인데 월급은 의사그룹에서 받아요.

이걸 이해하려면 미국의 보험제도에 대해서 알아야 해요. 보험회사에서 두 가지를 지불해요. 환자에게 의사가 청구한 것과 병원이 직접 청구한 것을 보험회사가 지불해주죠. 의사들은 의사한테 지불되는 비용을 가지고 의사들의 월급을 주고 의사직군을 운영하지요. 그래서 환자가 병원에 입원했다가 나오면 사방에서 돈 내라는 청구서가 와요. 담당의사가 수술했으면 수술비 내라고 오고, 방사선의사는 방사선 판독했으니 판독비 내라고 오고, 병리의사는 내가 당신의 조직검사를 했으니 그 비용을 이만큼 내라고 오고, 마취의사는 마취비용을 내라고 하고, 이렇게 사방에서 날라와요. 결국은 환자가 다 책임을 져야 되는 거죠. 환자는 보험회사에 내라고 요청할 수도 있고, 환자가 일단 다 지불하고 나중에 그만큼 보험회사에서 받을 수도 있지만, 결국 최종적인 의료비 지불 책임은 환자에게 있는 거죠.

우리나라의 경우에는 의사가 병원장을 하지요. 그 병원장 밑에 행정 책임자, 진료 책임자가 있죠. 미국의 병원장은 administrator라고 행정을 책임지는 사람이지, 의사는 아니에요. 그리고 의사들을 관할하는 Chief of medical staff, 병원에 속해있는 의사 전체에 대한 organization이 따로 있어요. 행정책임자인 administrator는 의사한테 뭐라고 말할 권한이 없어요. 그러니까 Chief of medical staff와 administrator가 '이거 이렇게 하자, 저건 저렇게 하자.'고 협의하면서 병원을 운영해나가는 거예요. 의사에 대한 거는 Chief of medical staff를 통해서 하죠. 내과는 이렇게 해라, 외과는 저렇게 해라, 각각의 의견이 들어오고 조정하지요.

Chief of medical staff라는 건 의사단체의 장이라는 것이고. 병원에서 월급받는 건 아니에요. 병원의 의사들을 관리하는 medical staff organization의 대표일 뿐이죠. 이 대표는 의사들이 뽑아요. 매년 뽑든가 몇 년에 한 번 뽑아서 그 자리에 앉히죠. 알바라도 병원을 예로 들면, 죄수라도 알바라도 병원에 오면 알바라도에 소속된 의사한테 환자가 소속되어야 해요. 어느 의사에게 의뢰를 해서 그 의사가 관리를 해야죠.

그리고 알바라도 병원의 닥터 버처를 예로 들어볼까요? 미국에서는 의사의 개인 의원을 오피스라고 해요. 자기 오피스에서 이런 환자, 저런 환자를 다 봐주는 거죠. 버처는 보험이 있거나 자기 주머니에서 돈을 내는 환자도 보지만, wellfare환자도 잘 봐준 거죠. 웰페어 환자는 일반 환자에 비해 돈을 10% 정도밖에 안 내요. 의사 charge가 100달러라고 하면 10~20달러 정도밖에 안 내요. 그것도 county나 state에서 내줘요. 그나마도 없는 환자가 또 있어요. 지금 오바마케어니 트럼프케어니 하는데, 그런 환자들에게 보험을 싸게 팔아서 싸게 들게 한 거죠. 아주 돈이 없는 사람은 wellfare에서 medical expense를 지불해줘요. 그런데 문제는 그런 환자를 안 보려는 의사도 많아요.

미국에서 의사는 환자를 '안 볼 권리'도 있어요. 물론 응급이 아닌 경우라면요. 특히 백인 앵글로색슨 의사들은 그렇게 돈 없는 환자들을 안 보려는 수가 많아요. 그런 환자를 봐주는 의사는 굉장히 generous한 거죠. 그런 환자들은 대개 인심 좋은 의사들에게 가는 경우가 많아요. 동양 의사들이 그런 환자를 잘 받죠. 환자가 없어서 그런다기보다 동양의사들이 그런 환자 안 보면 또 투덜거려요. "네가 우리나라에 와서 잘 살면서 차별한다."고. 그러니 대개 동양의사들이 잘 봐줘요. 나도 그런 환자 잘 봤고. 닥터 버처도 흑인 의사로서 인심이 좋고 너그러워서, 보험이 없는 환자도 오면 돈을 조금 받고 하던지 아주 사정이 딱하면 공짜로 치료해주기도 한 거죠. 그런 거가 다르죠. 그렇게 좋은 사람이니 Chief of medical staff도 오래 했을 수 있어요. 그런 사람들이 병원에 와서도 직원들하고 잘 어울리죠.

UCSD 병원이라도 한국같이 상주하는 의사가 있는 게 아니죠. 의사 그룹이 따로 있고 의사그룹이 병원하고 계약을 맺어서 병원의 의료행위를 관리하죠. medical staff organization과 이 기구를 대표하는 Chief of medical staff을 통해서 관리가 되는 거죠.

대학병원엔 교육받는 레지던트가 있으니 나이트 때도 상주하는 당직이 있을 수 있어요. 전공의는 병원 소속이고 병원에서 월급도 받아요. 레지던트는 병원 소속이어서 항상 있죠. 응급실엔 응급실 담당의사가 어느 병원이든 항상 있어요.

교육병원이 아닌 알바라도 병원엔 나이트 때 의사가 없죠. 전공의가 없으니까. 낮에도 병원에 속하는 의원이 없으니 상주하는 의사는 없는 셈일 거예요. 그런데 병원 바로 옆에 medical office라고 간판이 써 있더라구요. 의사들이 거기에 가서 자기 환자들을 보고 병원에 입원할 환자는 입원시키고, 입원환자가 있으면 병원에 가서 자기 환자는 관리하죠. 수술환자가 있으면 수술실에 데리고 가서 수술하고.

의사들의 자기 오피스, 의원이 반드시 병원 근처에 있어야 하는 건 아니에요. 멀리 있어도 허가를 받으면 병원의 메디컬 스태프의 멤버가 되어 자기 환자를 입원시키고 수술할 수 있어요. medical staff organization에 committee가 있어서 그 위원회에서 '이 사람은 이런 거, 이런 거 할 수 있겠다고 지원했는데 할 자격이 충분하다.' 이렇게 판단되면, 예를 들어, "당신은 여기 와서 맹장염 수술할 수 있고 환자 입원시켜서 치료를 해줄 수 있다."는 권리를 줘요. 그 권리를 가지고 그 범위 내에서 그 병원에서 의료행위를 할 수 있죠. 수술을 하고 수술 후 관리는 또 자기가 따로 시간 날 때마다 환자를 보면서 해결하고 환자를 관리해주죠.

환자가 의사를 선택할 권리가 있어요. 그리고 다른 문제를 해결하기 위해 담당의사가 외래에서도 필요하면 환자를 보내서 다른 specialist가 보게 해요. 입원환자는 consultation내서 와서 봐달라고 하죠. 내가 외과 의사인데 어떤 환자에게 심장문제가 있다면 심장의사에게 컨설트를 내서 "관리해주십시오."라고 하면 와서 심장문제에 관한 것은 관리해줄 수 있고 처방도 낼 수 있는 거예요. 다른 오피스에 있지만 병원에 계약된 cardiologist가 와서 봐주는 거죠. 입원환자에 대한 심장문제도 의뢰하면 관리해주죠. 그러나 담당 attending doctor가 consultation을 내지 않으면 절대 터치 못하죠. Attending doctor는 자기 오피스를 갖고 그 알바라도 병원에 환자를 입원시켜서 병원에 attend한다고 해서 'attending doctor'라고 불러요.

전공의 교육과 취업 경험

1968년도에 의대 졸업하고 군대 3년 제대한 직후에 미국에 갔는데, 당시 미국의사면허시험(ECFMG)은 본과 4학년 때 봐서 합격했죠. 그때는 많이들 그렇게 했어요. 당시 한국에서 인턴월급이 1,000원이고 3,000원, 5,000원 정도였으니. 의료환경도 아주 열악했어요. 많은 사람들이 미국에 가고 싶어 했죠.

베트남 전쟁 때 미국에서 의사들도 베트남에 많이 갔어요. 그 당시에는 미국의 의과대학 졸업생들이 지금보다 훨씬 적었죠. 그러니 의사가 모자랐고. 더군다나 트레이닝받은 전문의사가 전반적으로 모자랐죠. 의사 수가 많지도 않았는데 군대에 많이 간 거죠. 인턴되기 전에도 군대 가고. 막 뽑아가서 결국 의사가 부족하니까 외국 사람을 뽑은 거죠. 일반적으로 부족한 거죠. 그러니 외국 의사를 많이 받은 거죠. 그 당시에

인도 사람, 필리핀 사람들이 많았어요.

나는 인턴 교육을 county community hospital에서 받았는데, 거기는 인턴과 family 레지던트 교육을 할 수가 있었어요. 다른 과는 없었고, county hospital도 교육병원으로 지정되기도 하는데, 교육병원은 심사를 받아서 허가를 받아야 교육병원으로 인턴 레지던트를 모집할 수 있죠. 미국의 병원도 각 분야별 레지던트를 허가해주는 board라는 게 있어요. 우리나라는 보건복지부 소속이어서 전문의를 심사해주고 전문의제도를 보건복지부 관할에 두고 각 학회에서 협조해서 관리를 하죠. 미국은 American Board of Internal Medicine, American Board of General Surgery, American Board of Otoraryngology. 이런 게 있어요. 그래서 각 과에 소속된 보드에서 전공의를 교육시킬 수 '있다, 없다'를 심사받고 그런 권한을 받은 병원이 전공의를 모집할 수 있죠.

이비인후과를 하려면 일반외과 1년을 해야 이비인후과에 들어갈 수가 있었어요. 1년은 대학병원에 가서 받았어요. 레지던트는 Cleveland clinic에서 받았죠. 당시엔 인터넷이 없을 때라 한국에서 처음 갈 땐 선배들에게서 소개를 받았죠. 미리 가 있는 선배의 소개를 받고 그 병원에 "내가 이런 사람인데 받아주겠냐?"고 직접 편지를 보냈죠. 답이 와서 contract을 하고 갔죠. 그 당시에는 다 편지로 했죠. ENT 레지던트 할 때는 이미 미국병원 경험이 있으니 좋은 병원에 내가 직접 apply를 해 인터뷰하고 "와라." 하는 편지가 와서 가게 되었죠.

한국의 ENT는 인턴 1년 한 다음에 레지던트 4년이죠. 미국은 1980년대 인턴제도가 없어졌어요. 대학졸업하고 ENT 프로그램으로 바로 들어가서 5년을 하는데 1~1년 반은 이비인후과가 아닌 다른 과들에 rotation을 많이 시켜요. 마지막 3년 반 내지 4년을 이비인후과전공의를 시키죠. 그렇게 바뀌었어요. 우리나라는 아직 인턴제도가 있고 그 다음에

4년을 하는데요.

나는 클리블랜드 클리닉에서 레지던트를 끝내고 이비인후과 보드를 땄어요. 그 다음에 어느 병원에 가겠다 하는 걸 그 병원에 apply하는게 아니라 그 병원의 medical staff organization에 '내가 이런 이런 자격이 있는 사람이다. 이런 트레이닝을 받은 사람인데 거기 가서 이런 이런 진료를 하고 이러이러한 수술을 하겠다. 가령 귀수술, 코수술를 하겠다.' 고 지원서를 내면 거기서 심사를 해요. '이만한 트레이닝을 받았으니 이런 이런 수술을 할 수 있겠다. 그럼 와서 해라.' 그러면 가서 하는 거죠. 그렇지만 내가 진료할 수 있는 사무실은 내가 알아서 정하는 거죠. 내 사무실에 온 환자는 내가 진료를 하고 '아, 이 사람은 너무 심해서 병원에 입원해야겠다.' 그 병원에 입원시키고. 또 '수술해야겠다.' 하면 병원의 수술실하고 수술 스케줄 짜고 입원수속을 받아서 하죠. 환자가 입원하면 그 병원에 가서 수술을 하는 거죠. 허가받은 범위 내에서 진료를 할 수가 있어요.

법인에 소속되지 않은 의사는 그 병원에서 일을 할 수가 없어요. 어떤 법인에도 소속되어 있지 않은 의사들도 소수 있긴 해요. 그런 사람은 '환자가 중해서 입원시켜야겠다.'고 할 때 자기는 입원시키지 못하고 다른 의사에게 의뢰를 해야죠. 그런 의사도 있긴 있겠지만 패밀리 닥터라도 대개 법인에 소속되어 있어요. 요즘 미국은 반쯤 죽을 정도가 돼야 입원을 하지, 보통 입원을 못 하죠. 대개 외래에서 진료를 하는 거죠.

미국과 한국에서 의사생활의 차이

가장 큰 차이는 미국사람들은 인종이 다양하다는 거예요. 나는 한국타운에서 살지도 않았고, 화이트 커뮤니티에서 주로 practice했어요. 그러니 아무래도 주눅이 들죠. 대우를 받고 수입도 어느 정도 되니까 모든 내 주위의 기관장도 다 통하고 신문사도 다 잘 알아도 역시 그래도 의식을 안 할 수가 없죠. 미국도 대학을 나왔느냐, 안 나왔느냐 이런 거 가지고 따져요. 대학을 나와도 어디를 나왔느냐? 어느 대학을 나왔느냐? 이런 것도 따져요. 은근히 따져요. "코리아에서 의과대학 나오고 코리아에서 왔다."고 하면 한수 내려다 보고 시작을 하죠. 그게 없다고 할 수 없어요. 그런데 한국에 오면 그런 거에서 완전히 해방이 되잖아요. 미국에서도 학생을 지도해 보고 전공의 교육을 해주고 했지만 그게 분위기가 달라요. 미국 학생이나 전공의가 말도 잘 듣고 하긴 하지만, 내가 자격지심에 그렇게 느꼈는지는 몰라도 아무래도 좀 분위기가 달라요.

한국에서는 그런 차별받는 기분에서 완전히 자유롭죠. 미국에서도 Chief of medical staff도 해봤어요. 그래도 한국에서 보직하는 게 훨씬 더 편하죠. 존경받는 점도 확실하고, 가르쳐주면 잘 따르고, 같은 종족이니까 치료를 해줘도 보람도 더 느끼고, 그런 게 달라요. 한국에 와서 내가 학생이나 레지던트를 가르칠 때, 더 rewarding하고 더 보람을 느꼈어요. 진료를 하건 티칭을 하건 좀 더 보람을 느낄 수 있는 게 달라요. 그래서 한국에 온 거예요. 한국에 오면서 경제적으로는 손해를 많이 봤죠. 그래도 그게 문제가 아니에요. 그래도 다 먹고 살게 해주니까 보수가 문제가 아니라 다른 면에서 더 대우받고 보람을 느끼며 살죠.

미국에서는 학회활동 같은 것도 한국에서만큼 활발하게 할 수가 없었죠. foreign graduate이니까 주도한다기보다 따라다니는 수준 정도였죠. 그런데 여기오니까 학회장도 할 수 있고 여러 가지 프로그램도 짜고 연구비도 많이 받았죠. 미국에서는 참 어렵죠. 미국 사람들만큼 페이퍼를 잘 쓰지도 못하니까 자유롭지 못하죠. 한국에서는 우리말로 하니 연구비도 많이 받아서 할 수 있었고 여러 가지가 좋지요. 전 연구비도 많이 받았어요. medical laser beam 사용에 대한 연구비도 많이 받아서 지금도 그 연구가 계속 잘 이루어지고 있어요.

환자–의사관계에서 한국과 다른 점이 미국에 있는 환자는 전부 다 private 환자죠. 심지어 wellfare 받는 환자로 돈을 별로 안 내는 환자도 병원에 오면 private환자인 거예요. 그러니까 그 환자에게도 다 잘해주어야 하죠. 환자한테 친절하게 안 한다 하면 끝장나는 거죠. 그런 게 다른 점이죠.

미국의 의사는 자기 오피스에 오는 환자를 병원에 데리고 가는 것이니 평소에 그 환자를 굉장히 잘 알고 가족까지 잘 알 수도 있어요. 또 의사를 보고 환자가 오지 병원을 보고 환자가 오는 건 아니예요. 그러니까 내가 그 환자에게 잘 해야 그 환자가 또 오고 다른 환자도 보내주죠. 그래야 내 오피스가 운영되지 그렇지 않으면 금방 문 닫아야죠.

우리나라도 요즘엔 아주 많이 바뀌었어요. 옛날 제가 의과대학 다닐 때는 서울대학교병원을 예로 들면, 입원하기도 힘들고 환자가 의사보기도 힘들었죠. 의사가 하늘 같은 거죠. 막 대해도 환자가 꼼짝 못하고 심지어 반말하는 교수도 있었을 정도였으니까요. 요즘은 그렇게 못하죠. 그러니 세상이 많이 바뀌었어요.

간호사–의사 관계는 의사가 병원에 소속이 되어 있던지 밖에 소속이 되어 있던지 다르지 않아요, 같아요. 의사는 환자한테 필요한 투약이나 일반 처치에 대한 오더를 쓰고 필요한 얘기를 communication할 게 있으면 직접 가서 말하죠. 자기 환자에 관한 것들이 모두 잘 되어 있는지는 회진을 하면서 질문을 하고. 그 외에 다른 사무적인 관계는 없어요. 간호사와 인간적인 관계를 맺는 것은 한국과 별 차이 없죠. 농담도 하고, "아무개 환자 이해해 달라."고 부탁도 하고 "까다로우니 잘 좀 봐줘요." 이러면서 농담도 하고, 다 똑같죠. 간호사는 월급을 병원에서 받는 거고 의사와 특별히 이해관계가 있을 것도 없어요. 자기 의원에서는 간호사 월급은 자기가 주지만, 병원에서는 전혀 그런 관계가 없어요. 자기 환자 퇴원하면 그걸로 끝이죠.

의사가 자기 오피스에도 RN을 채용하죠. RN이 있어야 되는 일도 있죠. 검사를 한다든가 IV를 하기 위해 대개 RN이 한 사람 있고, LPN이란 보조원도 있어요. 작은 오피스라도 대개 RN이 한 사람 정도는 있어요.

미국에서 한국간호사와 같이 일해 본 경험은 딱 한 번 있었어요. 한 번 만난 적이 있었는데 참 똑똑했어요. 일리노이 있을 때였죠. 그 한국간호사는 2~3년 일하다 비즈니스하러 나갔는데, 영어도 아주 잘 하더라구요. 그래야 주위에서도 다 인정해주고 환자들도 확실히 인정해주죠. 한국에서 교육받은 걸 미국에서 못 할 거 없어요. 다 잘 해요. 이제는 한국에서 미국에 간호사로 취업하는 문이 닫혔지만, 그래도 갈 수 있으면 가면 좋지요. 보수도 좋고, 많이 가서 유대인들처럼 자리 잡고 자손들도 미국 사회에서 영향력을 발휘했으면 좋겠어요.

4부

오래된 꿈,
새로운 꿈

7장

오래된 꿈

1. "더 배우고 싶다!"

소녀의 꿈

나는 무척이나 공부하고 싶었는데 부모님이 서포트를 안해주셨기 때문에 원하는 공부를 못했어요. 그건 1960년대 한국의 경제가 어려웠던 탓도 있겠죠. 아무튼 그게 한이 돼서 나는 항상 우리 아이들한테 '돈이 없어서 학교를 못 간다는 말은 안하게 해야겠다.'는 생각에서 열심히 일했죠. 그래도 여기 와서 결혼하고 아들딸 낳아 둘은 의사가 되고 하나는 목사부인이 되었으니 이제 내 할 일은 다 한 것 같아서 편안해요.

2017년까지 십년 넘게 ambulatory service인 내시경실에서 일했어요. Bronchoscope, endoscope, trans-esophageal eco-cardiogram(TEE), cardioversion 하는 환자를 보는 거지요. 시간당 페이가 45달러로, 다른 간호사보다 내가 보수를 많이 받는 편이예요. 의사들만큼 버니까요. 내가 oncall일 경우에 근무하러 병원에 가지 않아도 120달러씩 주거든요. Extra로 다른 사람들보다 1만 5천 달러를 더 벌어요. 보통 scope하는데 15분 정도밖에 안 걸리니까, 병원에 가서 15분만 일해도 두세 시간 pay를 줘요. 응급인 경우엔 케이스마다 두 배로 pay를 주니까, 한 시간에 75달러씩 pay해요. 그래서 우리 애들 학교 보내는데 충분하게 support할 수 있었어요.

한국에서 간호학교에 들어간 이유가 '이걸 발판으로 해서 내가 계속 더 공부하겠다.'는 거였죠. 미리 준비하고 있었기 때문에 졸업하자마자 몇 개월 지나 미국에 왔어요. 1973년 5월 23일! 내가 미국에 도착한 날이죠. 나를 분석해 보니, 나폴레옹이 키가 작아서 자기 꿈을 더 크게 갖고 나라를 정복했듯이, 저도 이 작은 키에 크게 꿈꾸었다는 생각이 들곤 해요. 고등학생 때, 서울대반에 들어가서 공부하며 아버지한테 "서울로 보내주고 나 먹는 것만 지원해주세요. 내가 학비는 벌어서 다니겠다."고 말씀드렸더니, "안 된다. 너는 차라리 사범대학에 가서 선생님이 되라."고 하셨어요. '안하겠다. 내 꿈이 있는데, 그렇게는 안하겠다.'는 생각에서 처음부터 long term goal로 '공부하겠다.'는 결심에서 간호학교에 입학했어요.

난 화학에 관심이 많았어요. 간호학교 다니면서도 화학은 만점 받았었거든요. 제가 정말로 원한 것은 의사가 되는 거였죠. 의대에 가고 싶었어요. 아는 선배도 집에서 그렇게 서포트를 안 해줘서 텍사스로 가서 의대를 갔거든요. '저도 그 길을 가겠다.'고 생각하고 미국에 왔어요. 와서 보니 간호사 라이센스 따는 것도 그렇게 쉬운 일이 아니었고, 미국에 올 때 계약하고 온 병원에 계속 근무하다 보니 그 당시에 공부를 하는 건 쉽지가 않았어요. 그러다 결혼하게 되어 아이 낳고 키우다 보니 제 꿈을 실현하는 건 더 어려웠죠.

아이들이 대학에 다닐 무렵 제가 Drexel 대학에 입학을 했어요. Tuition이 굉장히 비싼데 병원에서 tuition을 주니까 공부를 시작했죠. 그런데 내가 27년간 다닌 병원이 갑자기 close됐어요. 그래서 지금 일하는 이 병원으로 옮기면서 그 대학공부도 중단되었지요.

그래도 미국에 올 때 가졌던 소싯적 꿈은 아직도 진행 중이죠! 68세인 지금도 계속 공부하며 도전하고 있어요. 올해부터는 근무시간을 full time에서 part time으로 줄이려고 했는데, 병원에서 계속 일해주길 원해요. 십년도 넘게 일했던 내시경실에서 지난 연말에 회복실(on call recovery room)로 옮기고 계속 full time으로 일하고 있어요. laminectomy, cholecystectomy, appendectomy, pacer insertion 등의 수술을 받은 환자를 보고 있지요. 회복실에서 환자 보는데 도움이 되고 내가 하는 일을 조금 더 전문적으로 이해하는 기회가 될 것 같아 CAPA(certification of perianesthesia)라는 시험을 보려고 접수했어요. 시험공부하려고 『Perianesthesia Nursing』이란 책도 두 권이나 새로 샀지요. 2018년 11월 3일에 시험을 보는데, 한국인의 명예를 위하여 꼭 pass하고 싶어서 없는 시간 쪼개서 열심히 공부하고 있습니다. 응원해주세요!

중환자전문간호사

처음 미국에 왔을 때 영어소통이 안 돼서 참 힘들더라구요. 제가 다닌 전주예수병원간호학교는 거의 다 영어로 공부했어요. 환자 라운딩도 영어로 하고 가르치는 것도 영어로 했어요. 외국 선교사 닥터들이 가르쳤거든요. 그래서 의학용어는 문제가 없었는데 일상 영어를 정말 못하겠더라구요. 그게 힘들었어요. 병원에서 일하는 것은 하나도 힘들지 않고 환자들이 말하는 건 그래도 알아들을 수 있었는데 일상 영어는 그렇게 소통이 안 되더라구요. 예를 들어, "Do you like this rice?" 그러면 "No, I don't like." 이렇게 답해야 미국식 답인데, 한국식 대답은 "Yes, I don't like." 그러면 사람들이 "너 좋아하는 거니? 안 좋아하는 거니? 분명히 내가 생각하기에는 No인데 Yes라고 답하니 confuse된다."고 당황스러워했죠. 처음엔 그런 간단한 것들부터 어렵더라구요.

일하면서 '나는 너희들보다 머리가 좋다. 지금 똑같이 일하고 있지만 공부하고 싶은 사람이고 절대로 너희들한테 뒤지지 않겠다.'고 생각해서 critical care nursing을 하는 CCRN(certified critical care nurse) 자격증을 땄어요. EKG도 다 볼 줄 알아야 되고, 거의 레지던트들이 하는 모든 것을 다 알아야 돼요. 어떤 질병의 complication, Lab test 결과 해석, ABGA 해석, ph 변화까지 모두 다 알아야 하거든요. 그런 detail한 것들을 거의 200문제를 풀어야 하는 시험을 봐서 합격했죠. 당시에 우리 병동 간호사가 한 50명 정도였는데, "뭐 하러 그 어려운 걸 하느냐?"고 묻는 사람들이 있었죠. '너희들보다 내가 더 많이 알고 있다.'는 내 자신에 대한 자신감을 보여주고 싶었어요. 그래서 기꺼이 critical care training을 받았죠. 그 시험에 패스하니까 저는 critical care를 가르칠 candidate가 되어 우리 병동에 새로 들어오는 간호사의 preceptor가 되었어요. 프리셉터 하면서 내가 모르면 안 되니까 공부를 더 하게 되었죠. 나한테서 배운 후배 간호사들이 나보고 "잘 가르친다."고 고마워했어요. CCRN이 되어서 프리셉터를 거의 5년 동안 했어요.

CCRN만 전국에서 모이는 conference가 있는데, 한 500명 정도 모였어요. 어느 해는 캘리포니아에서, 어느 해는 조지아에서, 어느 해는 루이지애나에서 했거든요. 병원에서 그곳을 다 보내주면서 교육을 더 받을 기회도 주었죠. 등록비, 항공료, 호텔비 등도 다 대주었거든요. 지금은 어림없어요. 그때 갈 때마다 병원에서 거의 한 5,000달러씩 내주었던 거예요.

간호현장이 최고의 학교

이젠 언어가 그렇게 부족하지 않으니까 간호하는 게 점점 재미있어요.

환자들과 이야기하고, 환자들한테서 얻는 것도 있고 많은 사람들과 대화도 할 수 있으니 좋아요. 지금은 꼭 돈이 필요해서 일하는 건 아니에요. 우리 병원에서 은퇴하면 연금이 매달 한 3,500달러씩 나오고 제가 저금한 돈이 한 30만 달러 정도 있어요. 그건 다 내 돈이죠. 남편 돈은 빼놓고요.

아이들이 다 독립해 나가니 이젠 집에 있으면 대화할 사람은 남편뿐이잖아요. 그런데 병원에 근무하면 만나는 사람이 다양하죠. 병원에 가면 이야기할 수 있어요. 간호사들하고도 얘기하고, 또 이 메디컬이 계속 진보하니까 자연스럽게 배우는 게 많아지죠. 일 안하고 집에만 있었으면 컴맹일텐데, 일하려면 할 수 없이 배워야 하잖아요. 예를 들어, 환자가 trans-esophagial ecocardiogram을 하고 cardioversion해서 집으로 갈 때 거기에 대한 discharge instruction을 의사가 입력하면 프린트해서 주게 되어 있어요. 주면서 환자가 알기 쉽게 설명해 주어야 하거든요. 소둘로라는 베타 블로커가 있는데, 새로 그 약을 시작하게 되면 더 자세하게 설명해주어야 하죠. 요즘 환자들은 상당히 박식해요. 간호사는 의사와 환자의 중간에서, 환자가 자기 몸에 대해 responsibility 갖도록 도와주고 medication에 responsibility를 갖게 설명해주거든요. 그러니 간호사는 더 박식해야 하죠.

20년도 넘은 이야기이긴 하지만, 예전에 한국에 갔을 때 일이예요. 지금 병원에서 인턴 교육받고 있는 아이가 세 살 때 폐렴에 걸려서 응급실에 갔던 적이 있었어요. 의사들이 반말하면서 환자와 보호자에게 친절하지 않았어요. 아이 상태에 대해 궁금한 게 많았는데 아무도 자세하게 설명해주지 않았어요. 당시에도 여기 미국에선 "Patient is really a customer. You have to take care a patient. Otherwise, you lose your job. Dr. and nurse, you lose the job. If you don't know, you cannot practice." 그랬거든요. 그러니까 내가 모르면서 그 자리에 설 수가 없더라구요. 그래서 사실 제가 공부를 굉장히 열심히 했어요. 예를 들어, endoscope을 했는데 gastric ulcer가 있는 환자가 어떻게 자신을 maintenance할 것인가에 대한 자기간호 내용을 다 프린트해서 주거든요. 자기 건강을 유지할 수 있게 정보를 충분히 주거든요. 근데 한국은 그렇게 안하더라구요. 'That's big different!' 제가 잘못 보았나요? 지금은 한국도 많이 달라졌겠죠?

새로운 꿈: 시인

이만큼 나이가 들고 보니 지금은 한글로 글 쓰는 게 어려워졌어요. 내가 한국에 사는 사람들에게도 SNS를 영어로 쓰는 걸 보면서 남편이 "한국 사람한테 왜 영어로 하느냐? 한국말로 써야지."라고 하는데, 영어로 쓰는 게 더 편하고 빠르죠. 남편처럼 여기 와서 주로 한국 교민들과 비즈니스 한 사람들은 그냥 한국말로 해도 통하잖아요. 나는 병원에 근무하며 영어로 다 말해야 했죠. 집에 와서도 내가 영어로 다 말했기 때문에 우리 애들이 한국말을 잘 못해요. 영어로 하는 것보다 한국말로 쓰려면 시간이 두 배로 걸려요.

저는 시 쓰기를 좋아하거든요. 근데 시를 쓰다 보니까 한국말도 못하고 영어도 못하는 거예요. '영어로 시를 써봐야겠다.'고 생각해 영어로 시를 쓰려고 하니 broken english가 나오고, 또 한국말로 하려면 한글의 뉘앙스를 잊어버린 거예요. 그래서 '항상 나는 방랑아구나!' 그런 생각이 들어요. 내가 '한국에서 다 배우고 한글을 쓰다가 왔는데 이렇게 한국말을 모를까?' 싶죠. "한국말을 모른다."고 남편한테 항상 핀잔을 듣거든요. 한국에서 간호학교까지 다녔지만, 졸업하고 바로 왔기 때문에 한국의 속말을 몰라요. 그리고 시골에만 있다가 왔거든요. 사회생활을 안 하다 왔으니 아무것도 모르는 거예요.

그래도 여기 미국에 와서 환자와 더불어 진하게 살아온 45년여의 삶을 '방랑아' 같은 내 마음의 눈으로 표현한다면 그대로 시가 될 수도 있겠지요?

2. 분만실에서 이루어진 삶의 역사

호기심에서 시작한 미국생활

고등학교 때 몸이 아파서 2학년 12월에 휴학을 하게 되었어요. '복학을 다시 할 수 있을지 없을지' 마음의 불안함과 갈등이 심한 날들이었죠. 그때 진로가 바뀌었어요. 그 전에는 교사가 되고 싶었는데, 3학년에 복학을 하면서 간호사가 되기로 마음을 먹었죠. '내가 즐기면서 봉사도 할 수 있는 직업이 무엇일까?' 늘 그런 생각을 했었어요. 교사가 되어서 어린 학생들을 성의껏 가르치고 싶기도 했죠. 시골에는 너무 불쌍하게 자라는 애들이 많다고 생각해서 시골 학교 선생님이 되고 싶었어요. 저는 막내였지만, 친구들 중에는 아직 자신도 나이가 어린데 밑에 동생들 돌보느라고 공부도 못하고 케어를 제대로 받지 못하는 애들이 많았거든요. 그런 애들을 보면서 교사가 되고 싶은 생각을 했었는데, 아프면서 제 진로가 바뀐거죠. 간호학교 다니면서 공부는 어려웠지만, 실습은 재미있게 했고, 환자들하고도 좋은 시간을 많이 가졌어요.

'친구 따라 강남 간다'고 친구 덕분에 미국에 오게 되었어요. 친한 친구가 미국에 와서 공부하고 싶은 욕망이 있어서 영어 준비도 많이 했어요. 저는 그냥 '미국이 어떤 나라인지 보고 미국 병원 시스템은 어떻고 너스는 어떻게 일하는가?'를 보고 싶었어요. 사실 호기심 때문에 '일 년만 있다가 한국에 돌아가야지.' 하고 영어 준비도 없이 그냥 그렇게 미국에 왔죠. 1974년에 와서 지금까지 이렇게 일하며 살고 있어요.

그때만 해도 간호사가 부족한 상황이라서 RN licence는 없었지만 graduate nurse라는 자격을 주어서 일 년간 RN으로 일할 수 있는 그런 편의를 많이 봐주었어요. 그래서 일 년 동안 RN과 똑같은 페이를 받으면서 일하는 혜택을 주었죠. 그때만 해도 RN 시험은 5과목을 한꺼번에 보지만, 내가 한 과목에 떨어지면 그 다음에 그 과목만 공부하여 시험을 볼 수 있게 해주는 등 여러 가지 혜택이 많았어요.

미국에 오기 전에 2년 정도 일했어요. 김포 부근에 있는 선명회라고 유명한 고아원 합창단이 있었거든요. 학생 때 거기 소아과 병실이 있어 고아원을 방문하게 되었어요. 연세대 세브란스 의사가 와서 치료해주는 입원병동도 있어요. 그 고아원 아이들과 끈끈한 정을 나누었죠. 치료가 되면 다시 고아원으로 돌아가는 선명회재단 소아병원이 있었어요. 졸업하고 6~7개월 거기서 일하다가 선명회병원이 없어지게 되었어요. 그 병원을 떠나게 되었는데, 그 뒤에도 고아원 아이들과 좋은 시간을 많이 가졌어요. 미국에 온 다음에도 한국에 가면 연결이 되어 만나곤 했죠. 지금은 너무 오래 되어 연결이 끊겼어요. 다음에 한양대부속

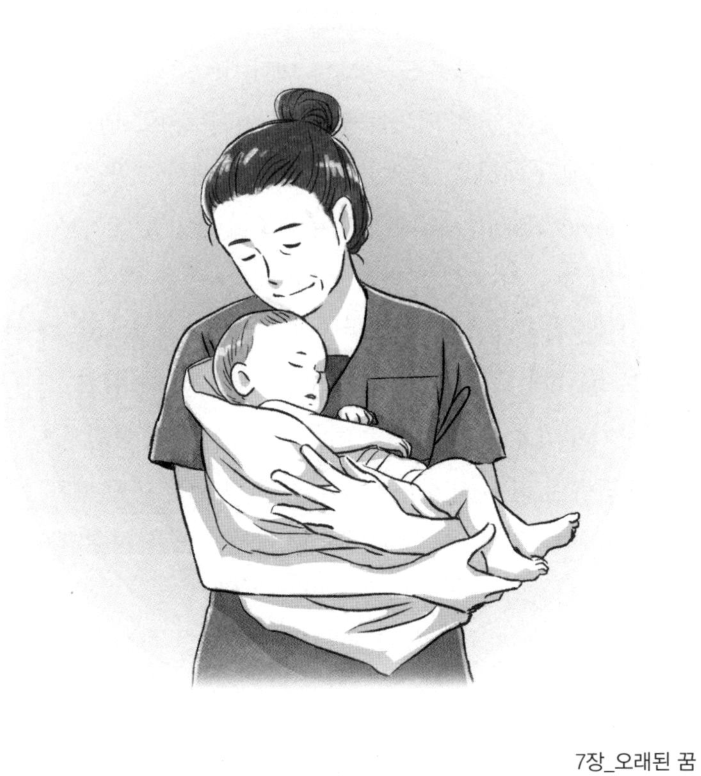

병원이 처음 개설될 때 취업했어요. 신경외과에서 1년 좀 넘게 근무하다가 미국에 오게 되었지요.

1974년도에 미국에 왔을 때, 처음에 너싱홈에서 2개월 일했어요. GN permission을 받는데 필요한 수속 기간이 한 2~3개월 걸렸거든요. 그거 받는 동안에 너싱홈에서 일한 거죠. 당시에 어린 마음에 너싱홈에 계신 할머니들이 너무 안쓰럽게 느껴지고 심리적으로 힘들어서 많이 울었죠. 그래서 있기가 힘들었어요. 저한테 너싱홈은 안 맞는다고 생각해서 GN permission을 받자마자 병원을 찾아보기 시작했죠.

필라델피아의 가톨릭병원으로 옮기게 되었어요. 기숙사도 있어서 기숙사에 있으면서 일했는데 적응하느라 많이 힘들었죠. 특히 언어가 힘들었고, 너싱은 비슷하다고 하지만 컬처도 다르고, 미국시스템이 많이 달라서 힘들었어요. 신실한 가톨릭신자인 head nurse가 굉장히 많이 이해해주고 격려를 많이 해주어서 도움이 되었죠. 이브닝 때 환자가 적을 때 근무하는 간호사 수도 적으니 내가 CN이 되어 verbal order를 받아야 하는데 그런 것은 더 힘들었어요. 언어도 시스템도 힘들었지만 '제가 있는 곳에서 최선을 다해야겠다.'고 생각해서 그냥 참으며 일했어요. 그래도 head nurse가 이해를 많이 해주어 할만 했죠.

적응을 잘 했는지는 모르지만, 저하고의 싸움을 많이 했지요. 크리스천이기 때문에 하나님 의지하면서 '내가 환자에게 최선을 다 하겠다.' 그런 마음으로 항상 임하려고 노력했어요. 아무리 어려워도 '하나님 아시지요?'하며 기도하는 자세로 견뎌낸 거예요. 일을 하면서도 좋은 간호사가 되고 싶어 저 자신과의 싸움을 많이 했어요. 어떤 때는 힘들어서 피하고 싶을 때도 있고 어떤 때는 '오늘 내가 희생을 하더라도 잘 해줘야지.' 하는 저하고의 싸움을 많이 하면서 일을 했죠.

어떤 때는 제가 잘못한 것이 없는데도 오해를 받는 경우도 있었어요. 특히 LGPN이라고 그들은 약이고 뭐고 잘 알고, 나는 그들보다 모르는 게 많았지만 RN 자격증이 있잖아요. 그 LGPN들이 나에게 hard time을 많이 주었어요. 내가 뭘 조금만 서투르게 한다던지 이해를 잘못한 것 같으면 그들이 고자질을 해서 나를 힘들게 했죠. 그런 억울한 상황 속에서도 일일이 다 설명하고 변명하지 않았지만, 소신껏 일하니까 신앙 안에서 견딜만 했던 것 같아요. 다 하나님 은혜죠!

소소한 것 가지고 얘기하는 것도 어떤 때는 별로 효과가 없을 것 같았고 저에 대해서 인격적으로 함부로 하는 거는 좀 참지만 환자 케어에 대해서 불리한 일이 있으면 참을 수 없기 때문에 상황 설명을 했죠. 내 얘기에 agree하던 안 하던, 제가 병원을 떠날 각오를 하고라도 말할 건 했죠. 사이 나빠지는 건 차후의 문제고, 만약에 head nurse나 윗사람들이 LGPN 편만 들어 "네가 잘못 했으니 나가라!"라는 말을 들을 각오까지 하고 저는 해야 할 말은 한 거죠. 그때만 해도 job 구하기가 어렵지 않으니까 딴 데도 갈 수 있다고 생각했어요.

결혼과 병원 생활

미국 간호사 면허시험에 다 통과하여 자격증을 받고 나서 일하게 된 가톨릭병원에서 일한 병동은 내 · 외과였어요. 결혼 안 하고 혼자 살다 노인이 된 분들이 많았어요. 손만 만져줘도 눈물이 글썽거리는 할머니, 할아버지들이 있었죠. 영어가 서툴지만, 말보다 손잡아주고 허그만 해줘도 고마워하고, 그 다음날 일하러 나가면 반가워하고 그랬던 기억이 많이 나요. 내 · 외과를 떠나서 다른 병동으로 갔지만, 그 이후에도 2년 동안이나 만난 환자도 있어요. 싱글로 남자 형제와 둘이 사시는데, 따뜻하고 성품이 고운 할머니였어요. 관절 때문에 다리를 잘 못 쓰셔서 입원했던 분이예요. 병실에 가면 반겨주었죠, 한 번은 십자수로 pillow case를 두 개 만들어서 선물로 주셨어요. 그게 마지막이었어요. 그 환자를 자주 만나던 소셜워커가 그 환자 소식을 가끔 전해주었는데 그 후에는 다시 만나지 못한다고 하더라구요. 작품이라고 할 수준도 아니고 실제로 사용도 하지 못한 pillow case이지만, 할머니가 만들어준 거라 따뜻한 마음이 느껴져 지금까지 간직하고 있어요.

약 주고 그런 거보다 말 한마디라도 따뜻하게 하고 못 움직이는 환자에게 물도 떠다주고 세수하도록 도와주고 닦아주면 좋아하던 분들이 생각나요. 일이 힘든 때가 많이 있었죠. 그렇지만 좋은 기억들이 더 많이 남아 있죠.

가톨릭병원에 근무하다 결혼하게 되었어요. 시댁식구들이 많이 살고 있는 메릴랜드로 이사하게 되어 그 병원을 그만두었는데, 한 1년 반 정도 근무했나 봐요. 메릴랜드에선 타운십(Township)이 하는 큰 병원이 있었는데 거기서도 medi-surgery에 있었죠. 오래 있을 줄 알고 취업을 했는데, 8개월 정도 있다 다시 필라델피아로 이사 오게 되었어요. 친구들도 있고 다니던 교회도 있고 해서 다시 오게 되었죠. 타운십에서 일할 때, 그때는 이미 미국과 병원생활에 익숙해져 있어서인지 재미있게 했어요.

1979년 메릴랜드에서 다시 필라델피아로 이사 와서 한 대학병원에 들어갔죠. 풀타임으로 일하다가 1982년에 딸을 낳고는 변화가 많이 있었어요. 지금까지도 일하고 있는 대학병원의 분만실에서 1981년부터 일하기 시작했는데, 1981년에 분만실에 처음 갔을 때는 풀타임이었어요. 아이도 이 병원에서 낳았죠. 그 이후에 파트타임으로 들락날락했어요. 제가 병원을 아주 그만 두면 다시 일하기 힘들 것 같아서 항상 간호에 대한 감각을 유지하려고 최소한의 근무일수로라도 계속 일했어요.

'float nurse'라는 한국에는 없는 제도가 미국에 있어요. 풀타임 근무 간호사가 휴가나 sick in call 같은 걸 할 때, 빈자리를 채워줄 간호사가 필요해요. 내 시간과 맞으면 가서 일하는 근무제도예요. 한 달에 한두 번은 mandatory로 일해야 해요. 부르면 그 정도는 가야 되고 시간이 안 되면 어쩔 수 없지만 한 달에 한 두 번은 꼭 가줘야 돼요. 그때 남편과 비즈니스도 하고 또 딸애가 있으니까 그런 식으로 조금씩 근무하며 이 대학병원과 계속 연결되게 했지요.

파트타임이나 플롯으로 병원에 가끔 가게 되면 환자 이해나 상황 이해가 어려울 수도 있는데, 분만실은 좀 다르긴 해요. 그렇게 많이 어렵진 않아요. Form이 정해져 있거든요. 한국은 어떤지 모르지만, 대학병원이기 때문에 아기 받고 그런 건 다 의사들이 하거든요. 우리는 너싱케어만 하기 때문에 모니터를 본다든지 투약 등 케어만 하는 거지, 아기 받고 이런 거 안하죠. 인턴, 레지던트, 어탠던트 닥터까지 항상 있기 때문에 너스가 아기는 안 받죠. 대학병원이기 때문에 의사들이 항상 있어요. 컨퍼런스에 가 보면 private 병원은 지금도 의사가 병원에 도착하기 전에 간호사가 받기도 한다지만, 우리는 환자가 있던 없던 의사가 항상 대기하고 있기 때문에 그런 우려는 없죠.

파트타임과 플롯으로 한 15년 정도 다니며 육아와 남편 비즈니스 돕는 일을 병원생활과 병행했죠. 1997년도에 병원마다 갑자기 간호사를 충원하느라 간호사가 많이 부족할 때여서 그런지, 어느 날 head nurse가 "너 다시 풀타임으로 올래?"라고 해서 다시 또 풀타임으로 들어가 일하기 시작했죠. 1997년부터 지금까지 풀타임으로 일하고 있어요. 저는 지금 60대 후반이예요.

40여 년간 분만 간호의 변화

내가 딸을 낳았던 해인 1982년도에는 보통 정상분만하면 3~4일 입원하고 제왕절개하면 1주일쯤 입원했어요. 클린턴 대통령 시절인 1996년도로 기억하는데, 정상분만은 하루 있다가 퇴원하고, 제왕절개는 2~3일에 퇴원하는 제도가 생겼어요. 근데 너~무 문제가 많은 거예요. 정상분만이라고 해도 아기 빌리루빈이나 황달 같은 것도 체크해야 하는데 퇴원을 너무 빨리 시켰죠. 그때 병원의 간호사를 많이 감원시켰어요. 분만실만이 아니라 다른 병동에서도 환자 컨디션에 따라 입원을 더 시킬 수가 있는데도 일찍 퇴원시켜야만 했죠. 예를 들어, 맹장수술을 하면 며칠만 입원해야 한다는 식으로 입원일수가 정해졌죠. 그렇지만 맹장수술도 다 상태에 따라서 다르잖아요. 그렇게 일괄적으로 퇴원시키는 걸로 보험제도가 변경되었기 때문에 굉장히 혼란이 많았어요. 그래서 병원의 간호사들도 layoff를 많이 시켰거든요. 그 당시에 우리 분만실이나 아기 낳았을 때 가는 postpartum care ward에서도 간호사를 많이 감원시켰어요. 아기방도 그렇고. 아무튼 혼란이 많이 왔어요. 병원의 환자한테도, 산모한테도, 아기한테도. 발란스가 안 맞는 거예요. 이론하고 안 맞는 거였죠. 그래서 바뀌게 되었어요. 옛날 같지는 않아도 정상분만하면 이틀 후에, 물론 시간에 따라서 새벽에 낳았는지 몇 시에 낳았는지에 따라서 flexible하지만, 클린턴 대통령이 바꾼 제도는 성공을 못했어요. 그렇지만 제왕절개 수술하면 옛날에 1주일 있었던 것처럼 그렇게 긴 시간은 아니지만 3~4일 후에 퇴원하게 돼서 그때 어려웠던 거에 비하면 지금은 많이 완화된 셈이죠.

1996년도에 클린턴 대통령이 제도를 바꾸었다가 한 2년도 못했을 거예요. 합병증이나 문제가 많아서 2년도 못했어요. 오래 유지를 못하고 바뀌게 되었죠. 1990년대 얘기예요. 그때 환자들도 아침에 입원했다가 수술하면 오후에 퇴원하기 때문에 너스들도 힘들었어요. 환자가 굉장히 아픈데도 입원했다가 퇴원시켜야 하니 퇴원교육의 부담이 아주 컸어요. 감당하기 어려울 정도였죠. 그렇게 혼란이 많이 있었죠.

분만실에 40여 년간 근무하고 있는데, 분만과 관련된 것들도 많이 변했어요. 요즘엔 episiotomy 안 해요. 이것도 자꾸 변해요. 제가 처음 분만실에서 일하기 시작했던 1980년대 초에는 초산인 경우엔 루틴으로 episiotomy를 했거든요. 분만하면 항상 enema를 해서 대변을 미리 보게 했어요. Labor한다고 하면 그게 루틴이었어요. 그리고 mini-shave를 하고, 요즘에는 일체 안 해요. 요즘엔 episiotomy, enema, perineal shaving 어느 것도 다 안 해요. 제왕절개 수술할 때만 mini-shave를 하고, 요즘에는 다 안 해요. 옛날에는 다 했는데 요즘에는 effect가 없다고 바뀌어서 다 안 해요. 아기가 너무 커서 문제가 되겠다 하면 episiotomy하지만 보통은 안 하죠. 또 perineal support를 잘 해서 laceration 생기지 않게 해요. 이젠 초산이어도 하지 않는 경우가 많아요. 요즘엔 그런 거 아무것도 안 해요. 제가 딸 낳은 건 1980년대라 episiotomy 받았죠. 그리고 저는 애를 늦게 낳고 애가 커서 닥터가 제왕절개를 고려할 정도였으니 저는 했죠.

요즘에는 무통분만을 많이 하고 있어요. 의사들이 권장을 많이 해요. 최근에 뉴저지에 새로 지은 병원에 가 보니 편안한 호텔 같아요. 분만실 환경이 점점 더 좋아지고 있어요. 그런 병원도 환자가 돈을 더 내지는 않아요. 보험으로 커버가 많이 되고 welfare system이 잘 되어 있으니까 보험이 있든 없든 그건 큰 차이는 없는 거 같아요.

한국에서 1970년대 초, 제가 한양대병원에 근무할 때는 환자가 deposit을 해야 수술을 해주었는데, 미국에는 그런 게 없잖아요. 환자가 오면 케어를 먼저 하니까. 미국에 처음 왔을 때 한국과 미국이 너무 다른 점이었어요. 옛날에 한국에서 deposit을 못한다고 하면 환자들이 되돌아 가고, 닥터들이 와서 응급실에서 치료를 못해줬다는 말도 하고 그랬던 기억이 있어요. 1970년대 중반에 미국에 와서 보니 homeless이든지 누구든지 병원에 오면 정말 똑같이 치료를 해주고 똑 같이 잘 해주니까, 처음에 미국 왔을 땐 '정말 선진국이라 많이 다르구나.' 생각했어요. 지금 한국 상황은 어떤지 모르지만, 당시에 한국에서 경험과 달리 미국에서 환자를 똑같이 케어를 해준다는 것이 놀라웠어요.

1970년대 한국과 미국 간호의 차이

한국에서 한양대학교병원에서 일하던 경험을 돌이켜 보면 unfair한 일들이 많았어요. 간호사가 젊은 여자들이니 결혼을 할 수도 있고 직장을 계속 다니고 싶기도 하잖아요. 제가 일하던 그때, 1970년대 초에는 head nurse는 결혼해도 계속 다닐 수 있었지만, 보통 staff nurse들은 결혼하면 더 이상 일할 수가 없었어요. 그때만 해도 결혼하면 자진해서 사직했죠. 그리고 결혼하면 staff nurse로 채용될 수도 없었죠. 수간호사나 외래에서 일하는 사람, 사무직은 가능하지만 병실에서 일하는 사람은 다 싱글이었어요. 한국에서는 누구나 할 것 없이 데이, 이브닝, 나이트 이렇게 다 돌아가면서 3교대 근무를 했어요. 그러다 미국에 와서 처음에 너무 놀란 거예요. permanent night, permanent day, 이런 식으로 가정을 가지고 있는 사람들도 그렇게 manage해서 다 일할 수 있게 편의를 많이 봐주는 것이 한국과 차이가 너무 많이 났죠. 그리고 나도 그랬지만, 파트타임이나 플롯으로 근무일수도 조정해주니 자녀가 어릴 때에도 병원을 사직하지 않고 계속 유지할 수 있죠.

환자 케어하는 것도 많이 달랐어요, 물론 지금은 한국도 많이 달라졌겠지만, 당시에 한국에서 내가 경험한 것과 미국의 간호가 너무 차이가 많이 나서 '이렇게 다르구나!' 하는 걸 느꼈어요.

기억나는 건, 외과계병동이었기 때문에 그 당시에 한국에서 간호사가 주로 한 일은 링겔 꽂고 약 주고 드레싱하는 것뿐이었어요. 좀 기능적이었죠. 한양대병원에 있을 때 장기입원하게 된 교통사고 환자의 경우에 보호자들과 좋은, 친한 관계를 많이 유지한 기억도 있긴 해요. 미국에 오니 '일대일 케어'라 많이 달랐죠. 환자를 케어하고 패밀리 히스토리도 얘기할 수 있어요. 내 · 외과니까 바빠서 'one to one care' 한다고 하면 조금 과장이긴 하지만 케어를 더 할 수 있었죠.

처음 미국에 온 1970년대 내 · 외과 병동에서 근무할 때 미국 간호 상황을 조금 더 자세하게 설명해 볼까요? 아침번으로 근무할 때는 한 간호사가 환자 8~10명을 간호했는데 LGPN과 같이 했어요. 투약은 LGPN도 할 수 있으니까 하고, 오더 받고 이런 거는 우리 RN이 해요. 그래도 많이 바빴죠. 어떤 때는 우리가 LGPN을 커버해야 되니까 더 바빠요. 이브닝, 나이트 때는 환자 케어보다는 주로 medication을 하면서 전체적인 걸 하게 되었어요. 이브닝, 나이트는 환자 10명도 더 보긴 했죠. 그리고 이브닝, 나이트는 RN이 많지 않기 때문에 medication을 주로 하거나 charge 업무를 주로 했던 거 같아요. 차지는 주로 경력자가 하지만 RN이 별로 없기 때문에 이브닝, 나이트는 RN이면 차지를 봤어요. 환자가 30명이면 RN 2명이 1동, 2동 차지를 따로따로 했지요. private system이라 시스템이 조금 달라서 private doctor가 환자를 케어했고, LGPN도 비슷한 숫자였던 걸로 기억해요.

12시간 근무제의 변화과정

정확하게 기억나진 않지만, 우리 병동에 12시간씩 근무하는 포지션이 생긴 건 1990년대가 아닌가 싶네요. 처음에 그런 포지션을 오래 근무한 경력자가 원하면 한두 개 포지션을 만들었어요. 맞아요! 처음에 그런 변화가 시작될 때엔 원하는 사람에게 포지션을 주는 방식이었죠. 미국에서 40시간 근무를 풀타임으로 치는데 3일 일하면 36시간 밖에 안 되잖아요. 내가 다니고 있는 대학병원에서는 40시간 keep할 사람, 36시간 keep할 사람을 각자 본인이 선택해서 했어요. 병원에서는 '36시간이기 때문에 fulltime position이 아니다.'고 해서 처음에는 문제가 됐었어요. benefit 같은 것 때문이죠. 2주마다 페이를 주는데 어떤 병원은 10시간 근무를 만들어 2주를 해서 40시간을 만드는 병원도 있었다고 해요. 지금도 어떤 병원에서는 12시간 근무를 실행하지 않는 곳도 있다고 들었어요. 우리 병원에선 원하는 사람은 40시간으로 keep했는데, 우리 병실은 그것도 없어졌어요. 지금은 초이스가 없어요. Shift change하는 것 때문에 이제는 다 12시간 근무제가 되었죠. 2016년까지만 해도 원하는 사람은 8시간, 12시간 이렇게 선택할 수 있었는데, 이제는 36시간 근무로 fulltime benefit을 다 받고 있죠. 2016년 이전엔 40시간 일하면, 4시간을 오버타임으로 카운트해주었거든요. 이제 그건 없어지고 오버타임은 40시간 이상 근무해야 인정해주죠. 나부터도 예전엔 5일 일했지만 지금은 3일 일하면 되니까 12시간 근무제를 훨씬 더 좋아하죠.

나는 지금 데이 근무를 주로 하고 있어요. 파트타임할 때도 데이했는데, 딸이 어릴 때는 나이트를 좀 했어요. 그때만 해도 permanent day position은 안됐어요. 왜냐하면 모든 사람들이 데이 근무를 원하기 때문에 데이 포지션이 많지 않았어요. 그래서 데이 하면서도 사람이 없으면 이브닝, 나이트 포지션을 커버해주어야 했어요. 요즘에는 나이트 수당을 많이 주거든요. 그러기 때문에 요즘에는 permanent day를 하는 게 가능해졌어요. 예전엔 오래 근무한 사람을 permanent day position을 해주었는데, 이제는 많이 변했죠. 지금은 병원마다 다 다를 거예요.

어떤 간호사는 투잡을 갖기도 해요. 병원에서 full time으로 일하면서 너싱홈 같은 데 가서 주말에 일을 하죠. 그렇게 일하는 사람들이 예전에도 많이 있었어요. 지금도 우리가 3일 일하기 때문에 다른 병원에 가서 일하는 간호사들이 있어요. 12시간 근무제로 주 3일 일하면서부터 두세 군데 병원에서 일하는 게 더 쉬워지긴 해요. 아무래도 초이스가 더 있죠. 예를 들어, 병원에서 일하는 간호사 가운데 master한 사람이 많은데, master한 사람이나 안 한 사람이나 페이 차이가 많이 나지 않아요. 그러다 보니 병원에 full time으로 일하면서, part time으로 nurse practitioner job을 갖고 있는 간호사도 있죠. Teaching instructor로 더 일하는 사람도 있어요. 하루 이틀 임상실습 지도를 하는거죠. 또 clinic에 가서 일을 하는 사람도 있죠. Licence specialist로 practice를 하는 거죠. 풀타임하면서 1주일에 하루나 2주일에 하루, 이런 정도로 투잡을 하는 간호사도 있어요. Nurse job open이 많이 되니까 다양하게 일을 많이 하지요. 그런데 대부분이, 이런 얘기하면 좀 그렇지만, 제 주변에서 보면 외국인들이 그런 투잡을 뛰는 사람들이 많이 있고, 백인들은 오버타임 별로 안 하고 백인들은 투잡을 가진 사람들이 별로 없어요. 인도 사람, 한국 사람, 흑인, 필리핀 사람. 외국인들이 그렇게 많이 하죠. 백인 간호사 중에서도 돈이 필요한 젊은애들은 간혹 투잡을 하기도 하지만, 평균을 내 보면 백인 간호사는 투잡을 별로 안 해요.

3. 새로운 일터를 찾아서

투석실로 옮기기 위하여

미국에 온지 벌써 15년이 되어가요. 병원 home care 간호사로 일하며 가정방문하다가 지난 해 교통사고가 나서 병가로 6개월 정도 쉬었어요. 이전에 했던 home care나 내 · 외과 병동에 가서 다시 일하기는 힘들 것 같았어요. Hemodialysis 파트로 가려는 생각이 명확해져서 그 동안 일했던 병원내 시스템에서 먼저 찾아보려고 했는데 제가 HD 경력이 없어서인지 apply해도 안 되더라구요. Training 받고 싶은데 해주는데도 없어요. 우리 병원 시스템 내에서는 찾을 수가 없어서 외부 다른 곳에서 training시켜주는 데가 있는지 인터넷으로 알아봤어요. 이런 정보를 대부분은 인터넷으로 찾아보는 것 같아요. 교육받을만한 곳을 찾아봤는데 없었어요.

지금 일하고 있는 너싱홈의 투석실은 인터넷으로 찾은 게 아니라 집에서 가까운 곳이라 resume 들고 그냥 찾아갔어요. 매니저를 만날 수 있는지 찾아가서 물어봤죠. 계속 뽑고 있었다는데 저는 몰랐어요. 우연히 매니저가 자리에 있었고 시간도 있다고 하여 바로 인터뷰를 하게 됐죠. Training시켜준다고 해서 일하기로 한 거예요.

기관마다 다르긴 한데, 매니저가 먼저 인터뷰하고 그 위 디렉터(administrator)와는 최종적으로 전화통화만 했어요. 전화통화만 하고 offer record는 나중에 받았죠. 일하면서 디렉터 얼굴은 나중에 보게 되었어요. 제가 일하는 투석실로 왔더라구요. 다른 병원에 취업 인터뷰 때는 대개 여러 명의 관리자가 보는데 여긴 매니저 한 명만 봤죠.

한국 간호사가 일하고 싶어 하는 곳이 대개 정해져 있는 것 같아요. 처음 왔을 땐 병원에 가기 힘들면 nursing home쪽으로 많이 가죠. 자기가 경력을 어디서 쌓았느냐에 따라서 다르긴 한데, 투석실 간호사가 많아요. 저는 그런데 medi-surg 경력과 homecare 경력밖에 없어요. 지금 건강상 홈케어에 가서 일하긴 힘들고 그렇다고 medi-surgi 가서 12시간씩 일하는 것은 아무래도 부담스럽고, 그래서 다른 일을 찾다가 투석실에서 일하게 된 거죠.

투석실은 대개 2교대예요. 아침에 4시 반부터 2시 반까지, 오후 1시부터 11시까지인데 저는 오후에 일해요. 하루에 10시간씩 1주일에 4일 일하는 거죠. 저는 지금 투석실에서만 일해요. 경력이 많고 일한지 오래된 사람들은 다른 곳에서 perdium으로 일하는 사람들도 있어요. 한국에서는 보통 직장을 갖고 있으면 거기서만 일하잖아요. 여기는 job을 2개를 갖고 있던 3개를 갖고 있던 상관 안 해요. 그렇게 일하는 간호사들도 많이 있어요.

지금 일하는 곳은 너싱홈에 딸린 투석실이예요. 보통 outpatient를 주로 보는 곳도 있고 병원에 딸린 게 아니라 투석실만 센터로 있는 곳도 아주 많아요. 병원 자체 안에 있는 HD는 입원환자나 외래환자를 보는 거죠. 지금 일하고 있는 너싱홈 HD에서는 chronic patient를 주로 보죠.

Job search 방법

주로 인터넷을 통해 직장을 찾는데, 구직 사이트가 있어요. 자기가 일하고 싶은 분야를 입력하면 병원 리스트를 볼 수 있죠. 또 특별히 원하는 병원이 있으면 그 병원 홈페이지에 들어가서 구직난을 찾아보기도 해요.

소개해서 가는 경우도 있죠. 일하고 있는 사람이 position이 생겼을 때 원하는 친구를 소개하는 경우죠. 한국에서도 '끈'이라고 하나요? 여기서도 그렇게 아는 사람이 되게 중요하더라구요. 예전에는 'sign up bonus' 같은 것도 많았죠. Sign up bonus란, 내가 어떤 사람을 추천해서 취업하게 되면 병원에서 나한테 보너스를 줘요. 요즘에는 거의 없어진 제도예요. 아직까지 남아 있는 것은 사람을 뽑을 때 '본인이 직접 apply해서 취업하게 되면 sign up bonus는 얼마다.' 이런 것도 있어요. 사람 뽑기가 쉽지 않은 기관이어서 주는 건지 잘 모르지만 job search하다 보면 아직 그런데도 있어요.

구직 사이트가 되게 많은데, 저는 'indeed.com'에 등록해서 계속 이메일로 정보를 받아요. 내가 원하는 분야를 입력해 놓으면 거기서 job posting이 있을 때마다 저한테 이메일이 오더라구요. 그리고 저는 예전에 근무했던 병원의 투석실에 가고 싶어서 Northwell Health의 job posting을 계속 찾아봐요. 지금 일하는 너싱홈 투석실은 너무 작아서 그런지 예전 병원에서 일했던 근무조건과 benefit의 차이가 너무 많이 나요. 시스템 자체도 그렇고, 그래서 다시 가고 싶어서 한 6개월 정도 경력 쌓고 옮길 수 있을 것 같아서 지금 계속 보고 있어요. 4개월째이니 두 달만 더 근무하면 돼요.

병원과 너싱홈의 차이

먼저 근무한 병원은 제가 들어갈 때는 Northshore였는데, 지금은 Northwell Health로 바뀌었죠. 우선 그 병원에서는 제 경력을 다 인정해주었어요. 근데 지금 근무하고 있는 너싱홈에선 제가 dialysis 경력이 없다고 아무 것도 인정을 안 해주는 거예요. 한국에서 1994년에 졸업했으니까 제가 간호사 경력이 23년이잖아요. 한국 경력까지 합해서, 근데 그것마저 인정을 안 해주었거든요.

이전에 근무했던 병원과 비교해 보면 지금 너싱홈에서 받는 시간당 pay라던가, 그 salary 자체의 차이가 너무 많이 나는 거죠. 게다가 이전 경력을 하나도 인정을 안 해주니 페이가 더 낮아요. 그리고 medical insurance 같은 것도 전에 일하던 곳에선 내가 매달 낸 돈은 없었어요. 그러면서도 병원 시스템 안에 있는 병원에 가면 무료로 해주었거든요. 다 프리였어요. 이쪽에서는 매주 의료보험청구서가 나와요. 한 달에 400달러가 넘게 내는데도 커버가 그렇게 많이 되지도 않아요. 보험료는 정해져 있어요. 블루코스 A와 B타입이 있는데, A타입은 커버가 많이 되는 대신 보험료가 비싸고 B타입은 조금 더 싸죠. 저는 우리 family 보험을 다 커버하고 있잖아요. 가족 4명 것을 다 내니까 1주일에 109달러 정도 내는 거예요.

교육도 이전 병원과는 아주 많이 달라요. 이전 병원에서는 프리셉터를 정해서 기간도 정해주고 철저하게 오리엔테이션 교육을 받았죠. 근데 여기는 유닛 자체가 워낙 작고 항상 under-staffing이예요. 그래서 제가 4개월 동안 일하면서 그동안 트레이닝해준다는 말만 했지 처음부터 프리셉터 없이 계속 혼자서 일했어요. 내가 내 환자 보면서 경력자들과 그냥 똑같이 일한 거죠. 간호사는 어차피 2명이 일해야 해요. 그래서 내가 만약 모르는 게 있으면 물어보는 정도로만 하면서 계속 일하는 거죠.

여기는 아예 프리셉터라는 제도 자체가 없는 것 같아요. 처음에는 매니저가 그냥 아주 기본적인 시설과 업무 소개 정도를 해주었죠. 프리셉터라면 자기가 하는 걸 보라던가, 아니면 내가 하는 걸 봐주면서 가르쳐주어야 하는데 그냥 동료로 같이 일하는 거죠. 처음 시작할 때부터 프리셉터가 가르쳐 주는 것은 없었어요. 여기는 문제가 많은 것 같아요. 6개월만 채우게 되면 다른 곳을 알아볼까 해요.

나는 계속 큰 곳에서만 일했기 때문에 이렇게 교육을 제대로 안 해주면서 일한다는 걸 전 상상도 못했어요. 여기 와서 죽어라 일하고 보수는 보수대로 적죠. 트레이닝 받는 상태이니까 아프다고 sick in call을 할 수 있는 것도 아니에요. 아파도 나가서 일을 해야 해요. 어떤 사람이 sick in call을 해도 staffing이 제대로 안 되어 있으니까 커버해줄 사람이 없는 거예요. 그래서 그냥 day shift하는 너스가 환자들이 몰려오는 시간까지는 오버타임하면서 커버해주고 퇴근하는 거죠. 그리고 나머지는 제가 다 하는 거예요. 간호사는 그렇다고 쳐도, transfer 환자 이동시켜주는 직원이 sick-in-call을 해서 그 사람이 없으면 테크니션이나 심지어는 너스가 환자를 병실로 데려다 주기도 해야 하는 정도죠. 전반적으로 직원이 너무 부족해요.

여기에서 보통 너스 한 명이 환자 4명이나 5명 보는데, 너스하고 technician이 같이 해요. 지금은 한 shift에 환자 6명을 너스 한 명과 테크니션 한 명이 봐요. 그러니까 한 근무타임에 HD 2 shift의 환자를 보니까, 10시간 일하는 동안 총 12명의 환자를 보는 거죠. 근데 만약 테크니션이 sick in call하면 다른 테크니션 혼자서 12명을 다 봐야 되니 간호사가 할 일이 훨씬 많아지죠.

테크니션은 한국엔 없죠? 너스가 다 한다고 들었어요. 여기서 테크니션은 간호사 밑에 있어서 우리 업무를 보조하는 일을 해요. 그러나 RN이 책임자이니 무슨 일이 생기면 다 제 책임이 되는 거죠.

8장

새로운 꿈

1. 우리는 부부 간호사

1-1. 부인: work & life balance가 가능한 간호사 직업

1994년 미국 이민

친정어머니의 조카가 미국에 이민 와서 크게 성공하셨어요. 그분 덕분에 저도 미국에 오게 되었다고 생각해요. 서울에 있는 대학에 입학해서 첫 학기를 마칠 무렵 '미국에 가서 공부하면 좋겠다.'는 생각이 들었어요. 그때 벌써 언니는 저보다 1년 먼저 미국에 와있었거든요. '미국에 가서 일하면서 공부도 하면 되겠다.'는 생각이었죠. 지금 여기서 제 아이들 대학 보내면서 보니 말도 안 되는 건데 그때 당시에는 그렇게 생각했어요. Community college의 language course에 한 1년간 다녔어요. 그 당시엔 미국 생활에 잘 적응을 하지 못했어요. 별로 열심히 안 해서 그랬을 거예요.

그 당시에 다니던 교회에서 크리스마스 무렵 양로원을 방문했어요. 저도 따라 갔다가 거기서 근무하는 한국인 간호사를 보게 되었어요. 말을 나눠보진 못했지만 관심이 갔어요. 학생 신분이었기 때문에 미국에서 살면서 합법적으로 job을 구해서 산다는 게 그 당시에는 부러운 일이었어요. 그때 간호사를 처음 접했어요.

1년간의 language course를 마치고 한국에 돌아가 부모님이 계신 군산에 있는 간호전문대학에 다시 입학을 했지요. 딸 셋이 다 미국에 가 있고, 큰 언니는 결혼도 했고 두 부모님만 한국에 계셨거든요. 그때 한국에서는 대학 졸업하면 서울에 있는 큰 병원에 취직하는 게 최고로 잘 되는 거잖아요. 그래서 저도 '서울에 가보자!' 해서 서울에 있는 병원에 취직을 했어요. 그런데 막상 병원에서 일하다 보니 '한국과 미국의 간호사의 위치가 다른 게 아닌가?' 하는 생각이 들고 '미국에 가서 간호사로 일하고 싶다.'는 생각을 점차 하게 되었어요. 간호대학에 다니기 전에도 미국에 다녀온 경험이 있었고, 미국에서부터 간호에 관심을 갖고 왔기 때문에 대학에 다니면서도 영어에 관심을 갖고 공부했었어요. 그래서 의학용어는 미국에 와서도 문제가 없을 정도였죠. 외국에 다녀온 의사들도 "미국의 간호시스템이 좋다."고 말하니 관심이 더 커졌죠. '나도 이제 간호사가 되었으니 미국에 가서 간호사로 근무해 보자.'하는 생각을 점점 더 많이 하게 되었어요.

저는 1988년에 졸업하고 1990년에 결혼했어요. 1991년에 딸을 낳았는데, 엄마로서 '딸을 위해서도 미국에 가 살고 싶다.'는 생각도 하게 된 거죠. 그 당시에 자녀교육을 위해 미국으로 가고 싶어 하는 사람들이 많았거든요. 그리고 '너스로서도 시스템이 잘 되어 있는 미국에 가보자.'는 생각에서 NCLEXRN 학원 다니며 공부해서 시험 봤죠. 당시엔 뉴욕에 가서 시험보고 리크루터 통해서 너싱홈에 취업이 되었어요. 29살에 간호사가 많이 부족한 시골인 North Carolina Atlantic Ocean Nursing Home에 2명이 가게 되어 거기서 계약기간인 1년 지내면서 영주권도 받게 되었어요.

1994년 1월에 미국에 갔는데 같은 해 9월에 한국에 가서 인터뷰하고 영주권이 나왔어요. 남편과 딸의 영주권도 함께 신청했는데 다 나온 거죠. 영주권 받은지 5년이 되자마자 시민권을 받게 되었고, 친정어머니를 초청했죠. 친정어머닌 처음에 방문비자로 함께 미국에 오셨어요. 시민권을 받기 전까지 친정어머니는 private insurance로 의료보험을 저희가 내드렸는데 시민권자가 되니 노인을 위한 medicare 대상자가 되셨어요.

'미국 간호사는 한국에 비해 자기가 배우고 익힌 것을 independent하게 적용하고, 그 만큼 pay도 좋고, social respect도 받을 수 있다.'고 기대하며 미국에 왔죠. 그런데 막상 간호사로 일해 보니 어렵더라구요. 보조원들도 날 무시하는 것 같았어요. 먼저 들어와 살고 있던 언니와 친

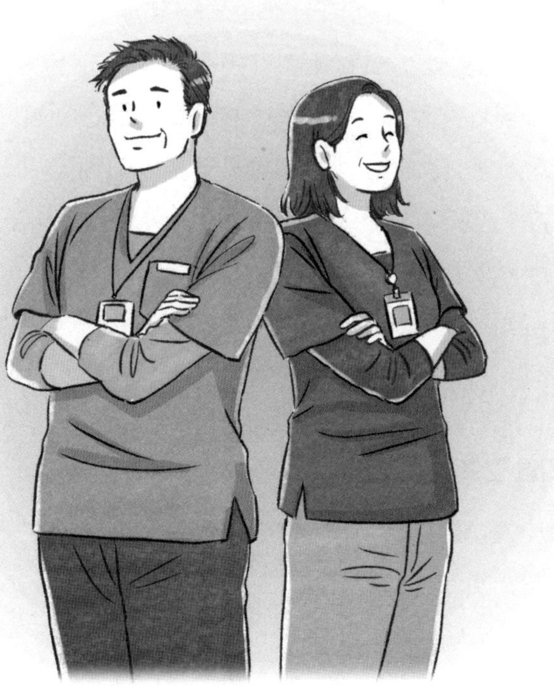

척들 영향인지 당시에 전 비즈니스에 더 관심이 있었고 '친척들이 많이 살고 있는 뉴저지로 가야겠다.'는 생각만 했어요. 전 그때 스스로 job을 찾는 방법을 몰랐어요. 1995년에 미국 경기가 어려워져서인지 간호사들이 ray off 당하는 일이 많았어요. 그냥 찾아가서 apply하면 되는 줄 알았어요. 그리고 또 덜 적극적이기도 했고요. 왜냐하면 비즈니스에도 관심이 있었기 때문이죠.

그래서 이전에 절 좋게 봐주셨던 필립이네 가게에서 1년간 일하게 되었어요. 이어서 남편과 함께 잡화점을 시작했죠. 5년간 했어요. 그 사이에 두 아들도 태어나게 되었는데, 어머니가 봐주셨죠. 경기가 어려워진 탓인지, 이미 자리 잡은 기득권자들과는 달리 생각보다 비즈니스가 잘 안 되었어요. 경쟁은 나날이 치열해졌죠. 몇 집 걸러 같은 가게들이 계속 들어설 정도였어요. 게다가 강도를 당해서 두 번이나 법원에 간 적도 있었죠. '아이들은 어린데 이러다 우리 부부가 총 맞아 죽으면 애들은 어떻게 하나?' 싶었죠. '목숨 내놓고 할 만큼은 아니다.' 싶어서 다시 'nursing job을 갖자!'는 생각을 하게 되었어요. 비즈니스가 우리한테는 맞지 않았나 봐요. 남편도 community college nursing school에 가서 공부를 시작했어요. 대개 대학 졸업하면 '공부는 끝!'이라고 생각하기 쉬운데 감사하게도 남편은 기꺼이 간호학 공부를 다시 시작했죠. 남편이 공부하는 동안에는 저 혼자 근무했어요.

2000년 리햅 간호사로 새출발

그 무렵 신문을 보다가 우연히 알게 되었는데 간호사를 구하는 간호인력공급업체인 agency가 있더라구요. 전 그때까지 에이전시에 대해 전혀 몰랐어요. 광고를 보니 간호사 full time, part time을 구하더라고요. "한 번 가보자!" 해서 agency를 통해 지금까지 근무하고 있는 이 너싱홈에서 일하기 시작했어요. 보통 agency 간호사는 quality가 좀 부족하기 쉬워요. 책임감이 낮고 직장에 대한 기대치도 낮아요. 그러다 보니 잘하는 사람이 많지 않죠. agency 간호사로 이틀째 근무하는 날, supervisor가 "permanent로 apply해보라."고 권했어요. 그때가 2000년 11월이었어요. 그때부터 지금까지 rehap unit에서 일하게 된 거죠.

그런데 한국 사람들을 처음 만나게 될 때면 어떤 열등감을 느끼곤 해요. 제가 간호사라고 하면 보통 "어느 병원에 다녀요?"라고 묻는데 "너싱홈에 다녀요."라고 답하면 좀 실망스런 표정이죠. 한국에서는 대개 유능한 간호사는 다 큰 병원에 다닌다고 생각하잖아요. 남편의 경우 "Cooper 대학병원에 다녀요."라고 하면 다들 "와우!" 그러거든요. 그래서 너싱홈에 다닌다는 게 조금씩 열등감이 느껴졌던 거죠. 그런데 언젠가부터 저도 생각이 바뀌었어요. 우리 너싱홈과 연계된 병원에 근무하는 간호사들과 소통하다보니, 큰 병원이라고 해서 아이디얼한 간호사만 있는 건 아니더라구요. 그리고 '큰 병원의 간호사는 자기 분야에서 전문가일지 모르지만 total care면에서는 부족하다.'는 생각이 들었죠. 그러다 보니 제 스스로가 "난 long term care인 nursing home의 specialized rehap nurse다."라고 생각하게 되면서 열등감을 극복하게 되었어요.

제가 다시 취업하기 전에 비즈니스하면서 어떤 병원을 지나갈 때면 '저런 병원에 어떻게 job을 잡을 수 있을까?' 라고 생각했던 것 같아요. 처음에는 나도 '난 못할 거야! 영어도 못하니.'라고 생각했죠. 너싱홈에는 LPN이 다수고 RN은 적어요. 처음에 미국에 와서 일할 때 아무래도 영어에 서툴렀으니, LPN이 영어도 나보다 잘하죠. 오래 일했으니 업무도 나보다 익숙하죠. 나는 RN이라고 supervisor 배지는 달았지만 same size assign을 받았어요. 가족에게 환자의 lab결과를 알려주기 위해 전화로 통화하거나 의사와 전화할 때가 특히 어려웠어요. 물론 난 미국에 오려고 한국에서 처음에 CGFNS시험도 보고 나중에 NCLEXRN 시험까지 통과한 사람이고 의학용어엔 어려움이 없었지만, 의사와 전화는 어려웠죠. 쓰는 약도 한국과는 많이 달랐어요. "anti 뭐를 주라."고 하는데, 내가 모르는 약 이름이면 정확하게 알아듣기 힘든 거예요. 다른 간호사들에게 "대신 전화 좀 받아 달라."고 부탁했어요. 더구나 처음 취업했던 North Carolina엔 남부 사투리인지 액센트가 달랐어요. 난 말하자면 뉴욕의 표준영어에만 익숙한 거였죠. 그리고 흑인 영어도 또 달라요. 구강구조가 달라서 그런지 더 알아듣기 힘들었어요. 처음엔 너싱 자체보다 언어가 가장 큰 어려움이었어요.

2000년에 두 번째 취업을 하니 North Carolina에서 처음 일할 때보다는 덜 당황스러웠긴 했어요. 5년 동안 비즈니스하면서 미국에서 생활하는데 그만큼 익숙해져 미국사회와 시스템을 이해하게 된 탓도 있었겠죠. 재취업해서 처음엔 나이트 근무를 했는데, 모르는 약어 때문에 고생했어요. 예를 들어, 'ESRD HD'가 오더에 있는데 그게 뭔지 몰라서 당황했죠. 예전엔 당황만 했다면, 재취업해서는 같이 근무하는 간호사에게 물어보면서 배워갔어요. 저는 그때까지 HD가 혈액투석(Hemodialysis)인지 몰랐던 거예요. 당시에 함께 근무하던 동료들이 '성인군자'란 생각이 들어요. 끊임없이 가르쳐주고, 제 약점을 커버해주며 제가 잘 근무할 수 있도록 도와주었거든요. 당시에 같이 근무한 필리핀 간호사가 있는데 아주 인간성이 좋았어요. 제가 만난 필리핀 간호사는 기본적으로 인간성이 좋아요. Nice하고 hospitality가 좋은 사람들이예요. 리햅 유닛이 커져서 지금은 같은 근무시간에 만나는 일이 많지 않지만, 그 필리핀 간호사에 대해 아련한 마음을 갖고 있어요. 지금도 크리스마스 같은 때 선물도 주고받는 사이예요. 또 CNA 중에 유고슬라비아 난민으로 온 사람이 있었어요. 모국에서는 간호사였다는데 아마 미국간호사면허시험에 패스가 안 되어서인지 CNA를 하고 있었어요. 저보다 영어도 잘 하고 사회성도 훨씬 좋아서 제가 부족한 부분을 잘 커버해주고 잘 도와주었어요. 제가 재취업하여 처음에 그 힘든 과정을 잘 견딘 건 다 이런 좋은 동료들 덕분이에요.

리햅에서 잘 하게 된 것은 North Carolina에 처음 갔을 때에 비해 제가 절실해진 것도 있어요. 처음에 North Carolina에 갔을 땐 한국에서 바쁘게 지내다 미국에 오니 갑자기 심심해진 거예요. 딸이 그때 세 살이었는데 한국에 두고 처음엔 저 혼자만 왔거든요. 그땐 '1년 계약기간만 버티고 영주권 받으면 한국의 가족들을 데려오고, 일가친척들 있는 뉴저지로 가야겠다.'는 생각뿐이었어요. 그리고 친척들처럼 '비즈니스로 돈 많이 벌자!'는 생각으로 가득 차 있었으니 간호사 직업에는 덜 절실했었나봐요. 또 하나, 재취업하기 전에 비즈니스하면서 미국 생활 전반에 대한 것을 배우게 된 것도 있어요. 간호 외에도 미국 생활을 이해하게 된 것이 간호사 업무 적응에 도움이 되었죠.

work & life balance가 가능한 이유

미국의 대부분 병원들이 12시간 근무제라고 해요. 그런데 제가 일하고 있는 너싱홈은 8시간 근무제와 12시간 근무제가 믹스되어 있어요. 주중에는 8시간이고 주말에는 12시간제로 근무하죠. 그럴만한 이유가 있다고 봐요. '너싱홈은 long term care 기관이라 환자 간호의 연속성이 중요하기 때문'이라 생각해요. 12시간 근무제는 간호사가 1주일에 3일 일하고 4일 쉬는 셈인데, 그럴 경우 환자 정보에 대한 이해의 연속성에 한계가 있거든요. 저는 지금 주중에 8시간 근무제로 일하고 주말에는 12시간 근무제로 일하고 있어요. 우리 너싱홈에도 몇 년 전에 새로운 보스가 와서 12시간 근무제로 주중에도 모두 바뀌었는데, 문제가 있다고 지금과 같은 방식으로 다시 바뀌었어요. 8시간 일하면 1~2일만 쉬니까 환자 정보의 계속성 유지가 가능하거든요. 처음 미국에 와서 간호사로 일할 때부터 주말에 일하는 게 습관이 되어서인지 저나 가족들이 저의 주말 근무에 적응이 되어 있어요. 그리고 너싱홈에서도 주말에 근무할 supervisor를 구하기 쉽지 않으니 제가 주말에도 근무해주길 원해요. 그러니 저는 지금 주중에 8시간씩 4일 일하고 주말에 12시간씩 2일 일하니 매주 56시간 근무하고 있죠. 그러고 보니 오프는 하루네요. 어떤 주는 안 쉬기도 해요. 평소에 이렇게 일하며 오프를 모았다가 가족 행사같은 때 휴가로 신청해서 쉬죠. 얼마 전에 언니가 우리 집에 오셨을 때 며칠 휴가를 신청했었죠. 1990년 이전에는 주말에 일하면 대개 2배의 보수를 주었대요. 그래서 미국에 간호사로 취직하면 돈을 많이 번다고 하는 말을 들었죠. 제가 학원 다닐 때 선생님도 그러셨거든요. 그런데 점차 1.5배로 주더니 이제는 거의 그런 게 없어졌어요.

이렇게 일을 많이 하니 우리 부부는 돈 때문에 싸우는 일은 없어요. 우리 둘이 합해서 년 수입이 20만 달러가 넘거든요. 물론 이 중에 30% 넘게 세금으로 나가긴 하지만, 아이들 교육에 돈이 엄청 많이 들어가도 부부가 버는 것으로 충분하거든요. 아이들 키우는데 돈이 많이 들어요. 음악이나 운동 레슨비와 같은 사교육비도 많이 들고, 대학 학비도 비싸거든요. 대학생들이 학자금융자를 받아서 다닌다고 하지만, 딸이 의대에 다니는데 빚을 안고 사회로 나가는 게 안쓰러워서 우리가 등록금을 내주고 있어요. 그러다 보니 저축은 별로 많이 못하고 살아요. 열심히 벌어서 열심히 다 쓰고 있는 거죠.

지금 80대 노인들은 젊어서 열심히 일한 사람은 연금이 넉넉하다고 해요. 그런데 우리 세대는 연금 없이 일해요. 직장에서 연금을 위해 공동 부담해주던 비율이 점점 낮아져 이제는 내가 전액 다 내거든요. 직장에서 연금의 종류와 company를 소개는 해주지만, 어떤 종류를 선택하든 전액 내가 부담하는 거죠. 대학병원에 다니는 남편은 병원에서 공동부담해준다고 해요. 그것도 5% 부담해주던 게 3%로 줄었다고 해요. 그리고 연방정부나 주정부의 공무원들도 공동부담해주는 연금제도가 아직 있다고 들었어요. 나도 처음에는 연금을 부었어요. 그런데 부담액이 커져서 중단했어요. 별로 도움이 될 것 같지 않아서요. 나는 마음 편하게 생각해요. 애들 학비 대주기도 힘들거든요. 연금을 위해 아무런 부담도 갖지 않으니 편해요. 그리고 누가 노후대책에 대해 물으면 그냥 "그동안 세금 열심히 냈으니 social security로 살 거야."라고 답해요.

지금 제 생활의 우선순위는 일과 가족을 돌보는 거예요. 한국에 있을 때 친구들과 노래방도 가고, 회식에도 가고, 집 밖에서 놀 일이 많았는데, 여기 와서는 다른 활동에 대한 니드도 없고 시간과 돈을 쓰면서 더 이상 노력할 여지도 없어요. 서로 주거니 받거니 해야 socialize가 되는건데, 저는 의욕도 없고 필요성도 못 느끼거든요. 미국에선 한국에 비해 가족 중심이고 가족 우선이다 보니 더 그런 것 같아요. 일하고 집에 오면 쉬고 가족 돌보고, 쇼핑도 하며 매일매일 여유롭게 지내죠.

1-2. 남편: 40세 생일날에 선택한 새로운 삶

40세에 간호학과 입학

2002년, 사십 살 생일 즈음에 '내가 앞으로 살아갈 날이 살아온 날보다 적을지도 모르는데 남은 인생을 어떻게 살아야 할까?'를 고민하기 시작했어요. 40세 생일날에 '간호사가 되자!'는 결심을 하게 되었지요. 40살 기념으로 대학에 다시 들어가게 된 거죠. 먼저 영어시험부터 봐야 해서 ESL 6개월 공부하고 가을 학기에 간호학과에 입학했어요. 내가 나이가 많으니까 마음이 좀 급했어요. 빨리 졸업하려고 여름학기도 등록하여 추가로 학점을 더 땄지요. 그래서 2년 반 만에 졸업했어요. 영어공부까지 합해서 전체적으로 3년이 걸린 셈이죠.

그 이전엔 잡화점을 하고 있었어요. 필라델피아에서 흑인이 많이 사는 동네, 위험한 동네에서 잡화점을 하고 있었죠. 몇 년 하다 보니 '내가 이렇게 사는 것이 제대로 사는 것인가?'하는 회의가 생겼어요. 아이가 셋인데 우리 부부가 가게에 붙어 있어야 하니 가족들과 지내는 시간이 거의 없다시피 해요. 아이가 셋인데 어디 갈 때마다 부모가 꼭 태워다 줘야 하거든요. 아이가 친구 생일에 초대받았다고 해도 우리 부부가 둘 다 가게에 붙어 있으니까 친구 부모한테 전화해서 "가시는 길에 우리 아이도 데려다 주세요!" 이렇게 부탁해야 했죠. 아이가 한 명일 때는 그것도 가능했는데, 세 명이나 되니까 어렵더라구요. 맨날 부탁하는 것도 부담이 되었어요. 우리가 장사하면 돈은 좀 더 벌지는 모르지만 결코 옳은 방법인지에 대한 확신이 서지 않더라구요. "우리 후반기 인생을 어떻게 살까를 고민해 보자."고 해서 우리 부부가 대화를 하게 되었죠. 와이프는 이미 간호사 면허증이 있었고 경력도 있었으니까 간호사로 먼저 취업하기로 했어요. '나는 지금 이 상태에서는 제대로 직장을 잡을 수 없을 것 같으니까 뚜렷한 직장을 잡으려면 이대로는 안 되고 공부를 더 해서 자격증을 받아야 제대로 된 직장을 잡지 않겠는가?' 하는 생각에서 여러 가지를 검토했죠. '컴퓨터를 전공할까? 간호학을 전공할까?' 망설이다 내린 결론이 간호사였죠.

일단 미국에서 어떤 직업이 잘 나가는지 모르니까 알아보기 위해서 일요일자 신문을 매주 사서 봤어요. 일요일자 신문 한가운데에 구인광고가 수도 없이 많이 있어요. 최소한 구인 광고의 50% 이상이 간호사를 구하는 광고였어요. '간호대학을 졸업해서 간호사 면허증만 따면 취직하는 데는 아무 지장이 없겠다.' 그런 생각이 들었죠. 나이가 많으니까 이제 적성 따지고 뭐 따지고 이런 것은 고려사항 자체가 아니었어요. '취직 잘 되고 돈 잘 벌면 됐다.'라고 생각했죠. 그리고 30% 정도는 그 당시에 IT 분야로 컴퓨터 자격증 가진 사람을 찾는 광고였죠. 주변에 그런거 하는 사람들을 찾아다니면서 물어봤어요. "컴퓨터 공부를 하면 취직은 잘 되겠는지? 보수는 얼마나 받을 수 있을까?" 이런 걸 많이 물어보러 다녔죠. 그 나이에 취직할 수 있는 가능성이나 직업의 안정성, 보수를 놓고 볼 때 컴퓨터보다는 간호사 쪽이 훨씬 높았어요. 대학에 갈 때 '꿈이 간호사'라고 해야겠지만, 당시에 그런 건 전혀 관심사가 아니었어요. 먹고 사는 게 최대 관심사였죠. 그래서 간호학을 시작하게 된 거죠.

첫째 '취직을 해야겠다.'고 생각한 이유 중 하나는 간호사 하기 전에 6~7년간 미국 생활을 했는데 그때 와이프 같은 케이스로 미국에 온 사람들이 많이 있었어요. 와이프가 간호사인 가정의 남편들을 살펴봤죠. 대부분 남편들이 뚜렷하게 직장 생활을 한다든가 뭘 제대로 하는 사람들이 별로 없더라구요. 그게 좀 무서웠어요. 저도 그렇게 될까봐. 우리도 처음에 미국 올 때 와이프가 먼저 왔죠. 그때 '한국 간호사가 계약을 하고 미국에 와서 어떤 병원에서 1년 이상을 근무할 경우 영주권을 줄 수 있다.'는 조건이었어요. 1994년에 와이프가 먼저 미국에 혼자 와서 1년 직장 생활을 했지요. 우리 가족이 영주권을 얻을 수 있는 자격이 되니까 저와 딸과 장모님이 따라서 들어온거죠.

와이프가 미국에 1년 먼저 왔고 직장생활도 했으니 뭐든지 와이프가 나보다 더 잘 하죠. 처음에 내가 미국에 도착해서 비교해 보니 와이프가 영어도 더 잘하죠. 일상생활도 잘 알죠. 중요한 일은 전부 와이프가 하게 돼요. 은행계좌를 하나 만들 때도 와이프가 더 잘 알죠. 차를 사러

갈 때도 와이프가 전부 다 하지. 나는 따라만 가요. 차를 사러 가도 저는 와이프랑 얘기하고 와이프가 딜러와 얘기하죠. 계속 그 갭이 커지는 거예요. 와이프는 계속 영어를 더 잘 하게 되고 저는 계속 못하는 거예요. 그 경우를 놓고 보니 저뿐만이 아니고 간호사의 남편들이 대개 그 길을 걷고 있더라구요. 그래서 대부분의 간호사 남편들이 집에서 아이를 보죠. 누군가는 아이를 봐야 하니까. 와이프가 나가서 돈 벌어요. 그러면 와이프가 집안의 가장인거죠. 남편들은 집에서 살림하고, 이런 사람들을 주변에서 나는 너무 많이 봤어요. 그건 제가 원하는 모습이 아니었어요. 그래서 워낙 제가 장사를 할 때도 '언젠가 기회가 되면 직장생활을 해야지. 언젠가 공부를 해야지.' 이런 생각을 하고 있었어요. 그랬다가 40살이 되었을 때 그것을 핑계 삼아서 공부를 시작했던 거죠.

Community college의 간호학과에 다녔는데, 다른 학과는 2년제인데 간호학과는 3년제예요. 한국에서는 독일문학 전공이었고 미국에 와서는 비즈니스를 했으니 간호학을 공부하는 일은 쉽지 않았어요. 영어를 너무 못해서 그게 가장 큰 문제였어요. 외국인을 위한 영어 ESL과정을 한 학기 동안 다니고 간호학과에 입학원서를 냈는데, 워낙 영어가 안 되니까 학생으로 받는 걸 꺼려하더라구요. 그만큼 영어를 못했어요. 그래서 다른 학생들에겐 요구하지 않는 다른 여러 가지 조건을 요구하더라구요. 예를 들어, '토플 성적이 몇 점 이상이어야 한다.'는 것 같은 조건을 요구했어요. 그런데 말은 못하지만 시험은 잘 봐서 토플 점수가 그 학교에서 받아본 성적 중에 아마도 내 점수가 최고가 아니었을까 싶을 정도로 높았어요. 한국 사람의 약점이 대개 말을 알아듣는 것과 거기에 맞추어 말하는 게 어렵지요. 대학에서 원하는 걸 다 가져다 제출했어요. 미국대학에선 거절할 근거가 없으면 거절하면 안 돼요. 차별하면 안 되니까. 인종차별이 될 수 있잖아요.

동료 학생들의 무조건적인 도움

미국 대학의 1학년 수준은 한국의 고등학교 수준 정도였어요. 영어가 문제지 공부 자체는 하나도 문제될 게 없었어요. 과제물도 내고 시험도 보려면 영어로 writing을 해야 하니 쉽지가 않았죠. 입학하여 수업에 들어가니 거의 못 알아듣겠더라고요.

에피소드가 있어요. 입학해서 한 달 정도 지난 어느 날 교수가 불러서 갔더니 "공부하려고 애쓰는 건 알겠는데, 문제가 있어서 불렀다. 왜 숙제를 안 해 오냐? 숙제를 안 해오면 점수를 받지 못해 졸업도 못한다."고 해요. 그런데 하기 싫어서가 아니라 숙제가 있는 줄 몰라서 못 해 간 거예요. 숙제인 줄 못 알아들은 거죠. 교수님께 "수업 끝날 무렵, 칠판에 '숙제'라고 쓰고 그 내용을 적어 달라."고 부탁했어요. 이후에는 교수님이 수업 끝날 때마다 칠판 한 귀퉁이에 칸을 만들어 '숙제'라고 쓰고 숙제를 적어줬어요.

열심히 하느라 애썼지만, 첫 학기 중간고사가 지나고 보니, 낙제할 것 같았어요. 지도교수를 찾아가서 "이렇게 해서는 낙제할 것 같다. 이렇게 해선 안 되겠고 시험 잘 보는 학생 2명만 소개해 달라."고 했더니 "프라이버시 때문에 어렵다."고 해요. "그래도 나를 도와줄 2명의 학생을 소개해주면 도움을 받아 더 열심히 공부하겠다."고 간절하게 부탁해서 성적이 좋은 학생 2명을 소개받았어요. 두 학생에게 내 상황을 설명했어요. 한 명의 학생에게는 수업시간에 적은 노트를 빌려달라고 부탁하고, 다른 학생에겐 과제물 writing을 봐달라고 부탁했어요. 학기 초에 숙제를 해서 우리 아들딸한테 보여줬더니 "최소한 무슨 말을 쓴 건지는 알아야 하는데 도대체 무슨 말인지 모르겠다."고 할 정도였으니 도움이 필요했던 거죠.

내가 무언가를 써서 제출할 것이 있을 때, 내가 쓴 것을 이메일로 친구에게 보내요. 친구가 고칠 것을 표시해서 이메일로 보내주면 내가 수정해서 다시 보내요. 그 친구가 OK할 때까지 계속 그런 과정을 되풀이했어요. OK하면 제출했죠. 제가 볼 때, 미국사람들은 도와달라고 부탁하면 최선을 다 해서 도와줘요. 그것도 사실 그 친구에겐 피곤한 일이죠. 그 친구들도 직장생활하면서 학교를 다니기 때문에 바쁘죠. 밤에 일하고 낮에 학교에 가는 학생들이 많았죠. 첫학기부터 졸업할 때까지 그 친구들이 그렇게 봐줬어요. 친구의 도움을 받아서 수정해 제출하면, 어떤 때는 내 점수가 그 친구 점수보다 더 잘 나온 경우도 있을 정도였어요. 내 것은 신경을 써주어야 하니까 자기 것보다 더 열심히 봐준 거죠. 두 친구가 그 정도로 친절하게 도와주었어요. 그렇게 도와준 친구들에게 어떤 댓가를 지불한 것도 아니에요. 그게 미국사람인 것 같아요. 친구사이니까 마음으로 도와준 거예요.

4년 전에 온라인으로 RN−BSN(간호학사학위과정)을 마쳤거든요. 그 때도 온라인 수업이니 써서 낼 것이 더 많아요. 우리 병동 동료 간호사 가운데 한 사람에게 "네 도움 없이는 졸업하기 힘들겠다."고 부탁을 했어요. 이메일로 주거니 받거니 해서 졸업을 했지요. 그런 도움 없이는 졸업을 못했을 거예요. RN−BSN 과정을 등록할 때, 그동안 받은 학점을 리스트업을 해서 그 학교에 보냈어요. 학교에서 내가 보낸 것과 그 학교에서 필요한 졸업학점을 비교해서 그 차이 학점을 알려주었죠. 사이버니까 내 형편에 따라서 한 학기에 한 과목이나 두 과목을 수강신청해 조금씩 조금씩 학점을 땄죠. 쿠퍼대학병원(Cooper University Hospital)에서 매년 지원해주는 학비 보조가 그렇게 많지 않아요. 예를 들어, 1년에 3,000달러를 지원해준다고 하면 3,000달러에 맞춰서 그 만큼만 학점을 신청해서 공부를 했어요. 다른 사람들도 다 그렇게 해요. 특별히 급한 일이 있는 사람이 아니면, 내 돈을 써서 공부할 이유도 없고,

나오는 돈만큼만 공부해요. 그러다 보니 RN-BSN 과정 졸업하는데 2년 3개월 정도 걸렸어요.

내가 40살에 간호학과에 입학했는데, 학생들 중에서 중간 정도의 나이였어요. 그러니까 community college죠. 대부분 학생들이 병원에서 일해 돈 벌다가 또 대학에 다니다가 해요. 아까 말한 사이버대학 다니는 것처럼 이 사람들이 한 학기는 돈 좀 벌어서 다니고 돈 떨어지면 학교를 쉬고 돈 벌어요. 이러다 보니 나이가 많아지죠. 한국은 다르죠? 같이 일하는 동료 간호사의 딸이 우리 병원에서 간호보조원으로 일해요. 한국 같으면, 아니 미국에 살아도 한국 사람인 나 같으면, 내 딸을 병원에서 보조원으로 일 시키지 않아요. 내가 학비를 대주고 간호대학을 완전히 졸업한 다음에 취직해서 돈 벌라고 하죠. 학교 다니면서 직장 다니면서 조금씩 돈벌어 3년제 학교를 6년씩 다니는 짓을 나 같으면 안 할텐데 미국사람들은 그런거 신경 안쓰더라구요. '엄마는 엄마대로 먹고 살아야 되고 너는 네가 벌어서 먹고 살아야 한다.'고 생각하는 것 같아요. 우리 병동에서 보조원으로 일하는 사람들도 대부분 간호사를 목표로 공부하고 있지요.

RN-BSN 졸업장을 받고 나서 아내에게 물었죠. "학사학위를 받았으니 이제 master를 해 볼까?" "master는 왜 하는데? 월급을 더 준대?" "아니. 더 주는 건 없어." "그럼 왜 하는데?" "자기 만족이지!" "그럼 냅둬!" 그래서 관뒀어요. 현재로서는 대학원에 진학할 계획은 없어요. 우리 병동에서 한 10~15% 정도가 master를 했고요. 30% 정도는 BSN이 없어요. 지금은 전문대 졸업 간호사를 대학병원에서 안 받아주지만, 옛날에 들어온 사람들은 계속해서 다닐 수 있거든요. 그리고 박사학위 받은 사람이 두 명 정도 있어요. 박사학위가 있다고 특별할 건 없고, 그 사람들은 그냥 공부하는 게 재미있어서 박사학위까지 딴 거죠.

미국 간호사는 승진이란 제도가 없어요. 그냥 스태프 너스는 스태프 너스 인거죠. 많은 간호사가 오래 일하는 이유 중 하나는 67세까지 일해야 연금이 100% 나오기 때문이라고 봐요. 조기 은퇴, 예를 들어, 65세에 은퇴하면 받기로 한 연금의 80%밖에 못 받아요. 그런데 67세가 넘어서 일하게 되면 일해서 받은 월급은 제하고 연금이 나와요. 67세 이후에도 더 일하는 사람도 일부 있어요. 많지는 않아요. 조금 일찍 끝내는 사람도 있지요. 그런 경우는 예외적인 경우죠. 특별한 일이 있지 않는 한, 67세까지 일하고 퇴직하려고 생각하죠. 제도가 그렇다는 거고. 은퇴를 일찍 할지, 늦게 할지는 개인이 선택할 일이죠. 법이 나이 제한을 둘 수가 없게 되어 있으니, 한국에서처럼 나이가 되었으니 '은퇴하라!'는 강제 은퇴는 할 수가 없거든요. 법률적으로 나이 차별은 없다고 봐요. 원하면 더 오래 할 수도 있죠.

심장병동의 인기 간호사

간호학과에 입학할 당시 101명의 신입생 가운데 남학생은 4명이었어요. 우리 병원의 남자간호사는 전체 간호사 중에 3분의 1 정도예요. 남자들은 평범한 곳에는 잘 안 가려고 하더라구요. 기술이 조금 더 필요한 곳에 가려고 해요. 응급실, 중환자실 같이 조금 힘든 곳을 선호하죠. 육체적으로 힘을 쓴다는 말이 아니라, 전문적인 기술이 필요하고 이상한 약도 많이 쓰고 해서 전문적인 차원에서 어려운 곳에는 남자 간호사들이 많아요.

졸업하고 처음부터 밤근무만 해 왔어요. 나는 주로 '금, 토, 일', 주말에만 근무해요. 아이가 셋인데 주말 밤에 근무하다 보니 주중에 집안일 보기가 아주 좋았어요. 미국에서는 초중고에서 툭하면 학부모를 부르는 경우가 굉장히 많아요. 예를 들어, 소풍 갈 때 학부모 몇 명 와서 도와주어야겠다. 오늘은 닥터 스미스, 한국으로 치면 소파 방정환에 해당 돼요. 닥터 스미스의 생일날이니 학교에 와서 책 좀 읽어주었으면 좋겠다. 학부모가 학교에서 쓸모가 많아요. 낮근무를 하면 그런데 일일이 쫓아 다닐 수가 없잖아요. 그래서 그동안 주말 밤근무를 했는데 이제 막내까지 고등학교를 졸업했어요. 그래서 더 이상 그럴 필요가 없는데, 평생 그렇게 근무하다 보니 그게 몸에 배어서 그냥 계속 그렇게 하는 것이 좋아요.

보수는 계약하기 나름인데요. 간호사가 부족할 때는 '내가 주말에 일할테니 보수를 더 달라.'고 계약하기도 했어요. 지금은 간호사가 그렇게 부족한 때가 아닌데다가, 난 '지금 충분히 받고 있다.'고 생각하기 때문에 보수를 더 받는데 관심이 없어요. 그냥 따로 더 받는 것도 없고 주말에 일이 더 쉽거나 그런 것도 없어요. 아무래도 밤에는 낮보다는 조금 더 쉽다고 볼 수는 있죠. 환자의 가족 상대를 덜 해도 되고 의사 상대를 덜 해도 되니까요. 그런데 그렇게 큰 차이는 못 느끼겠어요. 나이트 근무하게 된 가장 큰 이유는 가족을 돌보려는 것이었어요.

처음부터 지금까지 쭉 Cardiac floor에 계속 근무하고 있어요. Step-down이라고 ICU와 일반병동의 중간 정도 돼요. 우리 환자들은 heart monitor를 유지하고 있어요. 스텐트 수술을 받았거나 심장마비 위험이 큰 환자들이죠. 불안정한 심장리듬, arrhythmia인 사람도 있어요. 아주 평범한 환자인 경우는 5명까지도 보고, 최근에 수술한 환자는 3명을 볼 수도 있어요. 한 명의 간호사가 최소 3명에서 최대 5명까지 보죠. 우리 병동에서도 보통 medi-surg에서 하는 일을 다 해요. 다만 이 사람들은 심장 관련해서 조금 더 세심하게 관찰해야 하기 때문에 대개 monitor를 달고 있으니 관련된 간호가 더 추가된다고 할까요?

병원에서 근무하려면 모든 간호사들이 BLS는 취득할 거고, 그 다음

단계가 ACLS인데, 우리 병동에 오려면 두 가지 다 기본적으로 해야 해요. BLS와 ACLS는 기본적으로 해야 하고 2년마다 다시 갱신해야 하는데, 그때마다 다시 테스트 받아야 해요. 그 외에 EKG나 이런 것들은 처음에 이 병동에 배치가 되면 오리엔테이션 받을 때 기본적으로 다 교육받아요.

심장병동에서 일하게 된 스토리를 조금 더 자세하게 해 볼까요? 간호대학을 졸업하고 2005년, 처음부터 쿠퍼대학병원 심장병동을 신청해서 12년째 일하고 있어요. 학교 다니면서 병원 실습을 나가잖아요. 일반 medi-surgy 병동에도 가고, 중환자실도 가고, 응급실도 갔죠. 실습하면서 보니 응급실에서는 말을 너무 빨리 하니까 나는 너무 부담스럽더라구요. 그냥 일반 병동을 가기에는 미래가 불안했어요. 뭐가 불안했냐고요? 제가 취직할 때만 해도 간호사가 굉장히 부족해서 아무데나 가고 싶은 데를 갈 수 있을 만한 그런 분위기였어요. 그러나 그때 난 '세상이 항상 이렇지는 않을 것이고 언젠가 간호사가 넘치는 때도 있을텐데, 너무 일하기 쉬운 데로 가면 나중에 간호사가 넘치고 취업이 힘들어질 때 제일 먼저 나부터 잘리겠다.'는 생각이 들었지요. 그래서 '기술을 남보다 조금 더 갖게 되고 일이 조금 더 힘든 곳이라면 나중에 간호사가 넘칠 때도 병원에서 쉽게 해고하지는 못하겠지.' 싶어서 조금 어려운 데를 가고 싶었어요. 이런 전략적인 차원에서 일부러 심장병동을 처음부터 선택했지요.

2005년과 비교해서 지금 2017년은 경쟁이 더 치열해요. 2005년도에는 전문학교 출신도 취업에 아무 문제가 없었어요. 서부지역은 어떤지 모르지만, 지금 여기 동부지역인 뉴욕, 뉴저지, 델라웨어 이 지역에선 최소한 4년제 졸업장은 있어야 병원에서 받아주고, 4년제 졸업장이 없으면 너싱홈 같은 데나 갈 수 있지 큰 병원은 받아주지 않아요.

제가 졸업할 당시에 미국 전체에서 간호사가 굉장히 부족할 때였어요. 그땐 한국에서 간호사가 많이 왔죠. 한국에서 간호사를 수입해야 할 만큼 간호사가 미국에 많이 부족한 때였기 때문에 학교에서 굳이 신경을 써주지 않아도 취업을 하는데 문제가 없었어요. 난 특이한 경우인데, 남자인데다 나이도 많고, 영어도 잘 안 되고. 이런 약점이 많은 졸업생인 거죠. 그 당시에는 간호사를 구하기 힘드니까 미리 간호학과에 와서 미리 우리를 샀다고 볼 수 있어요. "대학 다니는 동안 학비를 대줄테니까 졸업을 하면 학비 대준만큼의 햇수를 우리 병원에 와서 일을 해줄래?" "그러겠다."고 하면 학비를 대주었어요. 내 학비도 쿠퍼대학병원에서 장학금을 주어서 돈 안 들이고 졸업했죠. 그 장학금으로 학교를 다녔기 때문에 그 병원에 가야 할 의무가 있었어요. '심장병동에 가서 일하고 싶다.'고 생각해서 간호사면허 시험에 합격한 다음에 그 병동에 가서 간호과장을 만나서 면접을 봤어요. 그런데 나를 "안 받겠다."고 하는 거예요. 구체적으로 말하지는 않았지만, 영어도 잘 안 되고 아무튼 약점이 많은 사람이라고 생각하는 것 같았어요.

대학에 가서 학과장에게 얘기를 했죠. "어제 면접을 보러 갔었는데, 굉장히 기분이 나빴다. 쿠퍼에서 나를 고용할 의무가 있는데, 굳이 나를 고용하지 않겠다고 한다. 어제 가서 굉장히 기분이 나빠져서 왔다."고 얘기했어요. 우리 학과장님도 그 얘기를 듣고 굉장히 기분 나빠했어요. "동양에서 온 말 못하는 사람이라고 인종차별하는 거 아니야? 같이 가자."고 해서 같이 차를 타고 병원에 왔죠. 간호부에서 제일 높은 부서장인 vice president를 둘이 보러 갔어요. 부원장이 심장병동과장에게 내려가서 "쿠퍼 병원에서는 간호사를 많이 받아야 할 입장인데, 이 학생이 다닌 대학에서 매년 간호사를 많이 보내주고 있다. 이 학과장을 기분 나쁘게 해서 우리에게 좋을 일이 하나도 없으니 네가 원치 않더라도 이 친구를 이 병동에 취직을 시켜주어야겠다.” 그래서 취직이 되었죠.

원하지 않은 나를 뽑아서인지 과장이 한 6개월간 나를 달달 볶았죠. 기분 나쁘지만 자르지도 못하고 어떻게든 hard time을 주어서 내가 그만두기를 바라서인지 좀 힘들게 했지요. 아무리 그래도 난 그만둘 생각이 없었으니 더 열심히 하려고 애썼죠. 그렇게 한 6개월 지나니까 잘 해주더라구요. 그 즈음엔 내가 적응도 되고 환자들의 평가가 나쁘지 않아서겠죠. 영어는 지금도 잘 한다고 할 수는 없지만, 환자들이 한국인 간호사를 좋아해요. 일을 성실하게 하고 환자 말도 잘 들어주거든요.

한국인 간호사가 미국인 간호사보다 훨씬 나아요. 한국인 간호사는 자세 자체가 다르죠. 환자의 만족도가 굉장히 중요해요. 환자가 퇴원하면 집으로 편지를 보내서 만족도를 조사해서 편지를 돌려받고 퇴원할 때 질문도 해서 환자 만족도를 조사하죠. 요즘엔 또 월요일 아침에 과장이 출근해서 다른 거 하기 전에 환자 방을 한 바퀴 돌아요. 그때 환자에게 물어보죠. “어제 낮에는 간호사가 누구였고, 어젯밤에는 간호사가 누구였다. 그리고 조무사는 낮에는 누구였고 밤에는 누구였는데. 그 간호사와 조무사들이 어땠냐?”고 평가를 물어봐요. 그때 한국인 간호사가 나쁘다는 평을 듣는 경우를 들어보지 못했어요. 한국 사람, 아니 동양 사람이라고 해야 하나요? 제가 겪어본 중국인 간호사, 일본인 간호사, 한국인 간호사 모두 다 잘 하고 환자 평가가 좋아요. 필리핀은 조금 달라요. 필리핀 간호사는 미국화가 굉장히 많이 되어 있어서 다른 동양 간호사와는 조금 달라요.

처음에 우리 과장이 나를 힘들게 할 때 힘든 환자를 나에게 어사인해주곤 했는데, 지금도 기억나는 환자가 있어요. 그 이전부터 병원에 아주 자주 오는 환자가 하나 있었어요. 저하고 동갑 나이의 흑인 환자였는데, 선천성 혈액응고 문제로 입원하는 사람이었어요. 헤로인, 코카인

이런 마약도 굉장히 많이 하고 상태가 워낙 안 좋다 보니 성질도 나빠졌겠지요. 우리 간호사를 그렇게 힘들게 하던 환자였죠. 워낙 유명해서 지금도 그 이름이 기억나요. 크레이그!

워낙 마약도 많이 해서인지 혈관이 말라 채혈하기가 굉장히 힘들어진 환자였죠. 한국에선 마약하는 사람들이 거의 없어서 그런거 잘 못 느낄 거예요. 혈관이 없으니까 올 때마다 central line을 꼽았어요. 지금은 infection control하느라 거기서 피를 뽑지 못하게 하지만 그때는 그게 허용이 되던 때라 피 뽑고 약 주기 편하게 하려고 central line을 했어요. 그 central line에서도 피 뽑기가 너~~무 힘든 거예요. 워낙 혈관이 말라서 너무 힘들어요. 하루는 그 사람 피를 뽑는데 피를 뽑는 도중에 욕을 막 하는 거예요. 그날도 그렇게 나를 힘들게 했어요. 검사할 피를 힘들게 다 뽑았어요. 피를 뽑아서 '아, 드디어 뽑았구나!' 라고 안심하는 순간 얼마나 환자가 나를 힘들게 했던지 정신이 홀라당 나가버려서 바늘 버리는 통에 그 뽑은 피를 넣어 버린 거예요. 하도 정신이 없어서 실수한 거죠. 피를 또 새로 뽑게 생긴 거예요. 그 동안 들은 욕을 또 듣게 된 거죠. "이 나쁜 놈이 나를 얼마나 힘들게 하려고 또 피를 뽑으려고 하느냐?" 등 온갖 소리를 또 들으며 간신히 피를 다시 뽑아서 검사를 내보냈어요. 그날 그 환자가 나를 얼마나 힘들게 했는지, 정말 일하기 싫더라구요.

그 환자가 우리 병동에 단골로 입원했는데, 아무도 안 받으려고 하니 내 환자가 되었어요. 그때마다 잔소리를 하고 욕을 했어요. 한 5년을 그렇게 그 환자를 보았죠. 그러다 환자가 점점 심해져 죽게 되었어요. 죽을 때 그 무렵엔 더 이상 내 환자가 아니었는데, 연락이 왔어요. "보고 싶다."고. '나에게 뭔 욕을 또 하려고 그러나?' 하는 생각에 궁시렁궁시렁하면서 환자를 보러 갔어요. 환자가 찾는다고 하니 안 볼 수가 없잖아요. 죽을 때가 돼서 그런지 정신이 돌아왔더라구요. "당신이 미워서 그렇게 힘들게 한 것은 아니고 내가 세상 사는 게 너~무 힘들고 화풀이 할 데가 없어서 간호사를 못살게 굴었다. 그런데 내가 죽을 때가 돼서 생각해 보니 당신한테 너무 심하게 한 것이 마음에 걸려서 사과하려고 불렀다."고 해요. 그렇게 그 크레이그가 죽을 때 나와 화해했죠.

간호사업무를 지원해주는 시스템

심장모니터링 전문센터의 지원

우리 환자만 심장모니터를 달고 있는 게 아니고 우리 병원 곳곳에 모니터가 필요한 환자들이 있잖아요. 그 환자들의 모니터만 모니터하는 테크니션이 있어요. 방이 따로 있죠. 그 사람들은 우리 병원 전체 환자들의 모니터만 모니터하죠. 밤새도록 그 사람들이 보고 있다가 뭐가 이상하다 싶으면 간호사에게 연락해줘요. 우리는 밤새도록 이 환자, 저 환자 보며 돌아다니니 한 환자의 모니터만 계속 볼 수가 없잖아요. 제가 출근했을 때 "이 환자는 심장이 너무 빨리 뛸 위험이 있다. 지금은 80~90 정도인데 110~120까지 올라가는 경우가 있다. 저 환자는 40, 30, 20까지 떨어지는 경우가 있더라." 이렇게 환자마다 관심을 더 기울여야 할 부분에 대해 업무를 시작할 때 미리 모니터 테크니션에게 정보를 주고 부탁을 해요. 예를 들어, "1번 환자는 굉장히 천천히 뛸 위험이 언제라도 있을 수 있다. 1분에 50번 미만으로 떨어지면 나에게 바로 연락해줘라." "이 환자는 심장박동기를 갖고 있는데 리듬을 쭉 보니까 박동을 한 번씩 빼먹더라. 나는 그 빼먹는 거에 관심이 많으니 빼먹는 경우가 혹시라도 생기면 나한테 연락해줘라." 이렇게 몇 가지 정보를 미리 주는 경우를 제외한다면, 나머지 경우는 일반적으로 그 사람들이 확인을 하고 있어요. 항상 alarm을 세팅해서 모니터링하다가 내 환자의 모니터가 울리게 하죠, 예를 들어, 40번 미만, 110번 이상인 경우, 알람이 "빠~빠빵" 하고 울어요. 그런 경우마다 우리에게 전화로 연락을 해주죠. 근데 어떤 사람은 1분에 40번을 뛰어도 정상인 사람들이 있어요. 그런 사람들은 우리가 테크니션에게 미리 얘기해주죠. "이 사람에 한 해서는 40번까지 떨어져도 연락하지 말고, 이 환자의 경우에는 30번 미만에만 연락해라."

환자 심장에 문제가 생길 경우, 병동 모니터 알람만 울리는 게 아니라 테크니션이 나에게 전화를 걸어주죠. 환자 모니터에서 알람이 울리지만 병동 간호사는 다른 환자도 보느라 모니터에 붙어있지 않은 경우가 많으니까요. 모든 간호사들이 병원 전화기를 각자 하나씩 가지고 있어요. 예를 들어, 오늘 인계받을 때는 환자 두 명으로 시작했는데, 환자가 한 명 늘어나게 되면, 그 환자가 자동적으로 제 전화에 등록이 돼요. 그전에 내가 혹시라도 연락을 못했다 하더라도, 내가 새로 받은 911호 환자에 관한 정보가 제 전화로 오게 되죠. 우리 병동에 전화기가 한 20개 정도 있어요. 그 각 전화에 전화번호가 배정되어 있죠. 낮에 근무한 간호사가 가진 전화기를 나에게 환자 인계할 때 그 전화기도 나한테 넘겨주죠. 근무 때마다 전화기는 다를 수도 있어요. 그 전화기가 간호사 ID로 연결되는 거예요.

간호보조원의 업무

우리 병동은 30개 병상의 작은 병동이에요. 담당환자 수가 정해져 있지 않고 3명에서 5명까지 볼 수 있기 때문에 duty마다 근무하는 간호사 수는 적을 때는 2명, 많을 때는 7명 정도죠. 그냥 잡일만 하는 nurse aid도 밤에 같이 근무해요. 약을 주거나 그런 건 하지 않고, 환자 목욕을 시키거나 피를 뽑는다거나 sheet change 같은 업무를 해요. 그런 일을 하는 보조원을 나이트 때 3명 정도 줘요.

간호사가 할 일이 많으니까 한 명의 간호사가 환자 5명 본다고 해도 바빠요. 그래서 우리 병동의 경우엔 보조원도 조금 등급이 높은 사람을 써요. 보수도 조금 더 주는 사람들이죠. 예를 들어, 내 와이프가 일하는 리햅의 보조원들은 목욕, 화장실 데려가는 등 아무 기술이 필요하지 않는 육체적인 일만 하는 사람을 쓰니까 임금이 적지요. 우리 병동에선 목욕 같은 개인위생에서부터 피를 뽑는 일이나 EKG 관련 업무처럼 기술이 필요한 것도 할 수 있는 'multi-technician'이라고 하는 사람들을 써요. 조금 수준이 높고 조금 더 다양한 일을 할 수 있는 사람들로 대신에 보수도 많이 주죠.

환자 목욕을 시키거나 대소변을 치우거나 이런 걸 우리 간호사도 하긴 해요. 하긴 하지만 그게 우리 업무라서 한다기보다 보조원도 하는 일이 있으니 급한 상황에서는 서로 도와주는 거죠. 보조원이 너무 바쁘면 간호사도 피를 뽑기도 하고 EKG도 하죠.

간호관리자의 유형

매니저급으로 clinical director가 있고, 그 밑에 assistant clinical director가 있고, 그리고 우리 병동의 educator도 있죠. 이렇게 manager group이 3~4명으로 구성되죠. 부매니저가 2명일 수도 있으니까. 거기까지가 매니징 그룹이죠. 제가 말하는 과장이란, 디렉터예요. 'Clinical director'라고 해요. 디렉터는 하나나 둘 정도의 병동을 맡고 있어요. 그 사람이 매니저예요. 이름만 디렉터이고 매니저 역할을 하죠. 그 밑에 'assistant clinical director'라는 부매니저가 두 명 있죠. 디렉터를 보조하는 사람이죠. 말은 그런데 하는 일은 전혀 달라요. 디렉터는 전체를 총괄하고, 부디렉터는 맡은 역할이 따로 있어요. 환자를 직접 케어하는 관리를 주로 하죠. 간호사 평가하는 일과 보수를 정하는 일 등은 디렉터가 해요. 간호사를 채용하는 인터뷰도 디렉터가 하죠.

한국에 보면 수간호사가 있죠? 여기는 수간호사 제도는 없고 차지 너스가 있는데, 차지 너스를 따로 두는 건 아니고, 오늘 밤 일하는 간호사가 6명이라면, 그 중에서 한 명이 차지를 해요. "야, 오늘은 네가 차지를 해라." 이런 식으로 근무하는 간호사끼리 정해요. 차지도 다른 간호사와 똑같은 수의 환자를 맡아서 간호해요. 그날 기분 좋은 사람이 해요. 차지가 되면 자기가 하는 일에 잡스런 일을 조금 더 해야 되죠. 기왕이면 돌아가면서 해야 서로 불만이 없죠. 한 사람만 계속 시키면 안 되니까. 밤에 병동에 관리자가 없으니 차지가 우리 병동을 12시간 동안 대신 운영하는 거예요. 환자가 새로 입원하면 누가 맡을 것인가? 일이 생겼을 때, 환자가 사고쳤을 때, 예를 들어, 화장실에서 숨어서 담배를 피다가 걸렸을 때 해결도 하죠. 환자가 불만이 생겨 "야, 매니저 나오라고 해! 나 너하고 얘기 안 해!" 이런 경우 해결사가 되죠. 환자 케어뿐만이 아니고 전체적으로 밤에 병동을 운용해야 할 일이 있으니까요. 간호사와 환자가 싸울 경우 싸움도 말리죠. 내 환자가 상태가 안 좋아서 의사에게 전화했는데 의사가 게으름 피우며 오지 않을 때 의사에게 전화 걸어 항의도 해줘요. 그런 전체적인 걸 하죠.

병원사무자동화시스템

영어를 잘 하지는 못하지만 나는 영어 때문에 일하는데 큰 문제는 없어요. 처음에 병원생활을 시작할 때만 해도 의사가 전화로 환자에게 뭐 해달라, 뭐 해달라고 했지만 지금은 그렇게 하지 않거든요. 전부 컴퓨터로 다 하기 때문이죠. 처음에 근무 시작할 때는 "Talwin을 every 6 hours

로 주라."로 하면, 잘 알아듣지 못해서 "뭐라고? 얼만큼? 몇 시간마다?" 이렇게 말이 안 통해서 반복해서 질문했어요. 지금은 의사에게 전화해서 "내 환자가 headache가 있다는데 약이 필요하다."고 하면 "알았어. 내가 오더 넣을게." 이렇게 끝나는 정도지, 전화로 자세하게 얘기를 나누는 일이 거의 없어요. 그렇게 일반적인 얘기만 전화로 말해주면 오더는 모두 컴퓨터로 들어오기 때문에 옛날 같지 않아요. 처음에 근무 시작할 때는 밤에 제일 큰 일 중의 하나가 차트 읽어내는 거였어요. 흘려 쓴 영어를 읽으려고 막 "이게 도대체 뭐라고 쓴 거냐?" 알아보기 힘들어 애썼는데, 지금은 컴퓨터로 다 나오니까 글씨를 못 읽거나 그런 건 없지요. 이젠 스트레스가 훨씬 적어요.

컴퓨터로 바뀐 건 우리 병원은 한 4년 정도 돼요. 각 주마다, 각 지역마다, 병원의 각 등급마다 다르게 적용했어요. 병원은 한 4~5년전 부터 시작해서 이젠 완전히 정착이 되었죠. 와이프가 일하는 리햅에선 최근에 시작하고 있어요. 정부에서 동시에 한꺼번에 다 하고 싶었겠지만, 병원 측에서 경제적으로 부담도 되니까, 정부에서도 지원을 해주기 때문에 더구나 전체를 한꺼번에 다 할 수가 없는 거죠. 돈이 너무 많이 들어가니까 등급을 정해서, '1등급은 몇 년까지 마쳐라. 2등급은 그 다음에 언제까지 마쳐라.' 이렇게 등급을 정해서 한다고 해요. 우리 병원은 끝난지가 오래되었는데, 리햅이나 너싱홈 같은 데는 이제 막 시작하고 있지요.

환자기록을 스마트폰으로까지 볼 수는 없고, 집에 있는 랩탑이나 데스크탑 컴퓨터로는 볼 수 있어요. 다른 병원 기록과 쿠퍼 병원의 기록이 서로 호환이 되지는 않아요. 법적인 문제가 있나 봐요. 환자가 동의를 해줘야 하는데, 환자 동의까지 얻는 시스템이 구축이 안 되어 다른 병원에서 환자가 올 때 CD로 자료를 가져와요.

'간호사가 되길 참 잘했어요!'

간호사가 되길 참 잘 했어요. 첫 번째, 돈이예요. 자식들 또래들이 이 근처 주립대학인 로커스 대학을 졸업해서 좋은 직장에 취직하는 걸 보니 더욱 간호사 되길 잘했단 생각이 들죠. 아주 특별히 잘 난 애들이 아니면 1년에 4만 달러에서 6만 달러 정도 받더라구요. 4년제 대학을 졸업해서 4만 달러 내지 6만 달러를 받는데 난 전문대를 졸업했는데도 10만 달러를 받고 있거든요. 전문대 나와서 10만 달러를 받을 수 있는 전공은 간호사밖에 없어요. 그리고 내가 근무시간을 선택할 수 있어요. 우리 가족이 어떻게 구성이 되고 계획이 어떻게 되느냐에 따라서 '월, 화, 수'를 일할 수도 있고 '목, 금, 토'를 일할 수도 있고 제가 마음대로 선택할 수 있죠. 우리 병원의 경우 self scheduling을 해요. 내가 신청한 대로 주지 관리자가 강제로 '너는 며칠부터 며칠까지 일해라.'고 하지 않아요. 병원에 특별한 사정이 있지 않는 한 간호사가 원하는 대로 근무스케줄을 짜는 거죠. 그러니 이 간호사라는 직업이 가족 형편에 따라서 적응해 나가기가 참 좋아요.

그리고 간호사는 항상 부족해요. 넘치지는 않아요. 오늘 제가 출근하면 환자를 3명을 볼 수도 있고, 5명을 볼 수도 있어요. 간호사를 고용할 때 5명을 기준으로 하지 3명을 기준으로 하지 않아요. 그러면 남아버리니까. 아무리 간호사가 밖에 넘치는 일이 생긴다고 하더라도 우리 병원, 우리 부서에는 항상 간호사가 부족한 거예요. 적게 고용하는 일은 있어도 넘치게 고용하지는 않으니까요. 그러면 인력 낭비가 심하니까요. 간호사는 항상 부족한 상태죠, 내가 돈이 더 필요하다 싶으면 언제든지 '나는 일 하루 더 할래. 나는 이틀 더 할래.' 언제든지 손만 들면 돼요. 우리 부서가 아니더라도 우리 병원 어딘가에서는 꼭 인력이 더 필요한 데가 있어요. 그렇게 추가로 일을 더 하면 1.5배로 줘요. 워낙 10만 달러씩 많이 주는데다가 '나는 한 3년간 열심히 일해서 집 살거야.' 이런 애들이 있어요. 간호학과를 막 졸업해서 나이도 젊고 이제 스물 몇 살 되는 애들이 졸업하자마자 와서 '나는 3년간은 부모님 집에서 살면서 밥도 얻어먹고 잠도 자고, 3년간 시간 날 때마다 일을 더 해서 돈 벌거야.' 그러면 3년 정도 되어 몇 십만 달러짜리 집을 사요. 집 사면 3년 후부터 기본만 일하고 평생 편하게 사는 거예요. 보통 간호사가 그렇다는 거죠. 근데 보통 다른 직장인이 그렇게 할 수 있는 곳은 아무데도 없어요. 아주 특별히 잘 나가는 소수를 제외한다면. 또 전문학교 나와서 간호사 하는 사람들이 많은데 전문학교 나와서 그렇게 할 수 있는 다른 전공이 얼마나 되겠어요? 간호사는 시간도 마음대로 조정할 수 있지, 수입도 마음대로 조정할 수 있잖아요. 힘은 들어요. 물론 간호사가 그렇게 만만한 직업은 아니에요. 스트레스도 많은 직업이긴 하죠.

간호사란 직업은 보상도 많아요. 내가 열심히 한 만큼 표시가 팍팍 나요. 환자들이 벌써 느낌으로 알지요. '아, 이 사람이 내 간호사일 경우에는 정말 내가 병원 생활이 즐겁더라.' 예를 들어, 내가 일할 때 pharmacy에게 전화해서 "약 빨리 안 보내주냐?"고 싸우곤 해요. 약사들과 매일 씨름하다 보니까 약사들이 저한테 그래요. "싸움을 많이 한다는 건 열심히 한다."는 거라고. 약사들이 자기네 아는 환자가 우리 병동에 입원하게 되면 우리 매니저한테 "저 친구를 담당 간호사로 해줄 수 없냐?"고 나를 지목해요. 그런 소리를 들을 때마다 보람이 느껴지는 거죠. 열심히 하면 보람을 느끼는 경우가 팍팍 와요. 보통 일반 직장생활을 하면 그렇게 효과가 빨리 빨리 안 나온단 말이예요. 사장님한테 그런 소리를 들으려면 힘든 노력을 엄청나게 해야 되는데, 간호사들은 자기만 열심히 하면 환자들이 몸으로 팍팍 느끼고 반응이 금방 좋아지니까요.

지난번에 홀 끝에 있는 병실 앞에서 사람들이 웅성웅성하길래 무슨

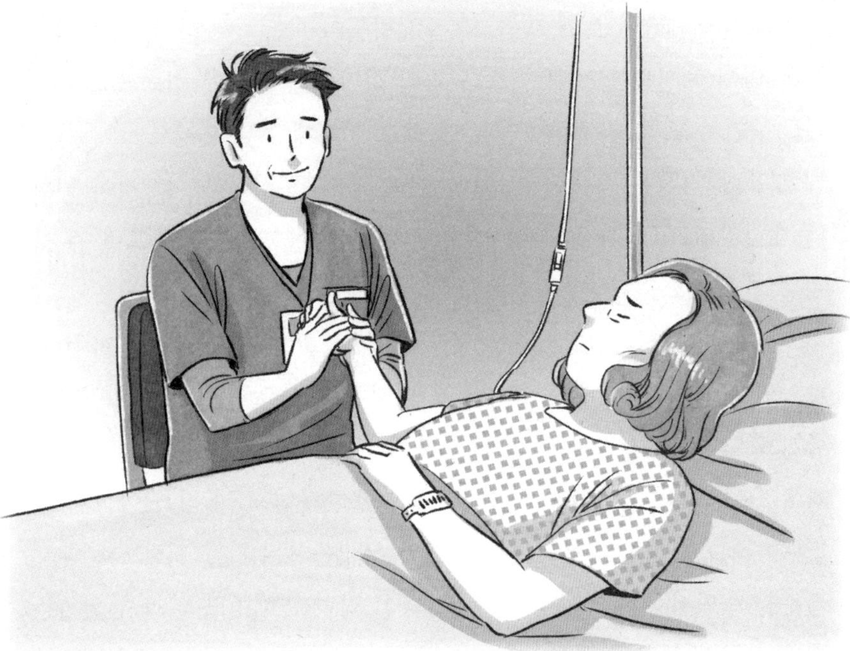

일인가 해서 가 봤어요. 당뇨환자의 혈당이 너무 떨어져 20 정도까지 내려갔나봐요. 혈당이 너무 떨어져 환자가 정신을 못차리니까 다들 와서 난리가 난 거였죠. 내 담당이 아니니 처음에 몰랐는데 가서 보니 내가 아는 환자예요. 많이 본 환자예요. "테레사, 테레사, 뭔 일이야?"했더니 이 환자가 혈당이 너무 낮아서 아무도 못 알아보고 소리만 지르다가 나를 딱 보더니 내 얼굴을 알아 본 거예요. 순간적으로 잠깐 동안 정신이 반짝 들어왔어요. "우리가 지금 당신을 해치려는게 아니고 혈당치가 너무 떨어져서 지금 우리가 이렇게 이렇게 하려고 한다."고 했더니 "하는 동안 네가 내 손을 잡고 있으면 그렇게 해도 좋다."고 말해요. 그래서 담당간호사와 의사가 무사히 환자 처치를 할 수 있었어요. 그때 그 환자와 제 주변에 닥터니, 너스니, 간호감독이니 한 열 명쯤 쫙 있었단 말이예요. 그 열 명쯤 되는 사람들이 "아, 미스터 김이 오니까 모든 일이 해결되는구나! 미스터 김이 환자에게 저렇게 신뢰를 주는구나!" 하면서 모든 사람들이 말은 안 해도 동시에 그걸 느껴요. 환자들한테 평소에 정성을 쏟으면 그 보상이 팍~팍~팍 튀어나오는 것이 얼마나 재미있어요. 제가 볼 때는 이 간호사라는 직업이 아니면 그런 걸 느낄 수가 없어요.

제 주변의 한국 간호사를 보면 다 그러고 살아요. 다른 민족과 비교해보면 한국 간호사에 대한 평가가 대부분 좋아요. Dedication이라고 할까요? 환자들이 그렇게 말해요. 자세가 달라요. 오늘 처음 본 환자인 경우 "오늘 내가 네 담당간호사다."라고 소개하면서 "어디가 아파서 왔느냐? 지금 불편한 곳은 어디냐? 내가 무엇을 해주기를 원하느냐?" 등 질문을 하면서 환자 이야기를 듣고 병실 정리도 해주고 나와서 원하는 걸 즉각즉각 해결해 줘요. 그러면 벌써 달라져요. "내가 이 병원에 3일째 있었어요. 3일 동안 내가 양말이 없이 살았는데 내가 양말 없이 살고 있다는 걸 아무도 알지 못하더라. 처음으로 양말을 신어야 한다는 것을 notice한 건 너다." 양말 한 켤레 주고 안 주고 하는 것이 아무 것도 아니거든요. 병원 양말이죠. 그렇게 사소한 것을 신경 써주는 것들이 환자들한테는 느낌으로 다가오고, 그렇게 사소해 보이는 작은 것들에 신경 써서 환자들을 편하게 해주는 것을 한국 간호사들이 참 잘해요.

병실에 들어가면 일단 환자들을 전반적으로 살펴보죠. '다른 환자들은 다 환자가운을 입고 있는데 이 사람은 왜 가운을 안 입고 있을까? 이 사람은 왜 이렇게 냄새가 날까? 대체 병원에 입원한 다음에 목욕을 시킨 거야, 안 시킨 거야? 이 사람은 왜 이렇게 침대에 누워만 있을까? 돌아다니긴 했나?' 심장병 환자들이 많다 보니까 36시간, 48시간 계속 침대에 누워만 있는 경우가 많아요. 겁나서 못 일어나는 거예요. 우리가 먼저 "너 일어나도 돼." 이렇게 말하지 않으면 '가만히 누워 있어야 되나?' 싶어서 가만히 누워만 있어요. "오늘 화장실은 어떻게 갔냐?" 이렇게 한 번씩 물어봐주는 것도 필요해요. "아까 네가 먹은 밥상을 보니 절반밖에 안 먹었던데 왜 절반밖에 안 먹었냐?" 이런 것들을 시간을 내서 환자에게 신경을 써줘야 그게 눈에 보이지, 안 그러면 안 보이거든요. 그런데 한국 사람은 정이 많아서 그런 것들을 잘 해요.

워낙 내 성격이 그런 것 같아요. 우리 환자들이 저한테 그래요. "네 와이프는 참 좋겠다. 네가 맨날 이렇게 잘 해서." 제가 아는 한국 간호사들은 모두 그렇게 잘 해요. 우리 병원에는 간호사 1,000명 중에 한국 간호사는 2명밖에 없어요. 밖에 나가면 많지요.

2. 터널에 비쳐든 한 줄기 빛

이민, 그리고 melting pot 속에서 정체성 찾기

1989년, 한국에서 고등학교를 갓 졸업하고 미국에 왔어요. 처음에 친척들 가게에서 일하면서 '이런 곳에서 장사를 하면서 인생을 보내고 싶지는 않다.'는 생각을 어렴풋이 했어요. 만약에 제가 이민 2세대였다면 그나마 조금이라도 나을 수 있겠다는 생각이 들지만 이민 1세대로 젊은 나이에 온 사람으로서 미국 땅에서 본 받고 싶은 모델이 내 주변에는 없었어요. 19살, 20살에 방황할 때, 대학을 가고 그럴 나이죠. 속으로는 부러웠지만 그 길을 '어떻게 갈 것인가?'에 대해 도움을 청하지도 못했고 보여주는 사람도 없고, 좀 어두웠어요.

사촌언니가 지금은 약사를 하고 있는데, 그 언니가 master degree를 하는 과정에 이모네 집에 함께 살게 되었어요. 이모 손녀거든요, 저도 엄마와 함께 처음에 이모네 집에 살았어요. 서로 도와줄 수 있어 좋았죠. 저는 그때 사촌오빠 가게 소매점에서 일하고 있었는데, 사촌언니가 저한테 "젊었을 때 공부해야 한다."고 하더라구요. '공부? 공부를 어떻게 하지?' 막연하게 갈 길을 찾지 못하고 있는데, 언니가 토플책을 하나 주면서 "영어 공부를 해서 대학에 가라. 조금씩 학점을 따면서 공부를 시작해 보라."고 해요. 제가 한국에서 고등학교 다닐 때 영어를 배웠지만 회화가 약하고 listening skill이 없으니까 귀가 꽉 먹은 사람이었죠. 입은 안 떨어지니 거의 벙어리에 귀머거리의 언어장애죠. 그래서 community college에 가서 ESL부터 조금씩 쌓아 가면서 영어 공부를 시작해서 Regular English 101을 택할 수 있도록 준비하는데도 저한테는 오래 걸리더라구요. Writing skill을 기르는 데는 시간이 더 오래 걸렸구요.

사촌 오빠 가게서 2~3년 일하고, 또 학교 가면서도 가게에 가서 파트타임으로 일하면서 공부했죠. 그래서인지 공부가 잘 안 되더라구요. 세월을 많이 허비했어요. 한 십년 넘게 갈 방향을 모르고 그냥 방황하며 보냈어요. 영어는 좀 공부한다고 했는데, 특별히 성취한 거 없이 허비한 세월이었어요.

한국에서 교회라는 건 알았지만, 기독교의 종교적인 걸 깊이 받아들인 건 미국에 와서 시작했어요. 그 전에는 제 속에 아마도 유교나 불교 사상이 깊이 담겨 있었다는 생각이 들어요. 그냥 한국 사회에서 배운 우리 피에 젖어 있는 유교사상이나 나도 모르는 사이에 배어 있는 불교사상의 세계관을 갖추고 있었는데, 여기 오니까 제가 만나는 모든 사람들이 다 교회에 다니더라구요. 한국교민의 중심이 교회예요. 저에게도 점점 더 기독교 사상이 들어오게 되었죠.

한국은 단일 민족 단일 언어라서 생각이 거의 비슷하면서 같이 융합해서 살지만, 여기는 정말로 'melting pot'이고 너무나 생각이 다 다르고, 뿌리도 다르고, 언어도 다르죠. 한국에서 배운 것을 바탕으로 해서 내가 사는 미국을 이해할 수가 없더라구요. 점점 '내 것이란 걸 버린다기 보다는 내려놓고 남의 것을 취하고 받아들이는 것이 되지 않으면 이 사회에서 살고 배워나가기가 힘들구나.'하는 생각이 들었죠.

저는 그게 너무 안 됐어요. 예를 들어, 영어로 어른들한테 "you, you" 하면서 말을 해야 되는데 "you"라는 말을 도무지 할 수가 없는 거예요. 어떻게 어른이나 선생님한테 "you"라고 말하겠어요? 어머니가 3년 먼저 오시고 어머니가 저를 초대해서 왔는데, 어머니가 미국에 가신 뒤 2년은 둘째 언니와 형부 집에 살았어요. 그 형부가 얼마나 유교적인 분인지 모든 걸 격식을 차리며 사는 걸 보며 살다 왔어요. 아, 여기서는 오픈된 세상에 제가 쉽게 적응해 가지를 못하겠더라구요. 어려웠어요.

우선 언어를 습득하는 게 무척 힘들었어요. 저는 아버지가 일찍 돌아가시고 3살 때, 어머니가 혼자 딸 다섯을 키우셨어요. 제가 막내인데, 어머니는 혼자 새벽부터 별이 보일 때까지 나가서 일하시다가 늦게 들어오셨죠. 언니들은 저보다 나이가 많아서 금방 첫째, 둘째, 셋째 언니는 벌써 사회로 나가고 바로 위 4살 차이 나는 언니하고만 접촉을 하는 정도였다고 할까? 저를 대부분 혼자 두어서, 지금은 말문이 틔어서 말을 하는데, 그때는 말을 별로 안 하고 말할 기회도 없고 굉장히 소극적이고 조용한 삶을 살았죠.

여기 오니까 모든 언어의 중심이 '나'이고 모든 게 'I-statement'가 너무 많이 들어가 있어요. '나는 어떻고, 나는 어떻고~.' 나에 대한 것을 표현해야 해요. 내가 모든 중심인데, 처음엔 '나'라는 걸 찾기가 힘들더라구요. 'I-statement'를 만들기가 힘들었어요. 한국말에서는 'we-statement'가 많고 '우리'라는 집합적인 게 많았는데, 여기는 개인적인 statement를 많이 만들어내고 자신이 누군인가에 대한 주관이 굉장히 강하고 확실한데, 저는 그런 게 없이 살다가 여기 와서 적응해 가야 하니까 무척 힘들었어요.

경제파탄의 위기에서 간호학 속성코스에 입학

저는 지금 46살로 나이는 많지만 간호사로서는 이제 3년차로 초년생이고 햇병아리예요. 간호사가 된 동기는 우리 가정의 경제파탄 때문이라고 할 수 있어요.

1999년에 결혼했는데, 남편이 2003년도부터 사업을 시작했어요. 그때 저는 지금 키우고 있는 딸아이를 임신하고 있었어요. 저는 남편 일을 도와주며 한 5년 동안은 사업을 키워보려고 함께 열심히 일했죠. 아무리 애써도 항상 하향세였어요. 미국경제가 하향세라서 빚은 자꾸 늘어나게 되고 가게를 운영해 갈 자금도 부족하고 앞이 막막하더라구요. 우리 가게는 흑인 빈민가에 있었어요. 거긴 거의 welfare를 받으며 사는 사람들이거든요. '십대 임신, 마약과 알코올리즘'이 많은 험한 지역이죠. '사람이 어떻게 이런 지역에서 살 수 있을까?' 하는 그런 지역이죠.

사업이 점점 어려워지니 돌파구로 선택한 것이 간호사 직업이에요. 이전에 psychology를 공부하다 중단한 상태였어요. Nursing program에 입학하고 싶었지만 편입생으로는 받아주지 않아요. 바로 고등학교 졸업한 학생을 신입생으로 받아들이기 때문에 제가 들어갈 수가 없었

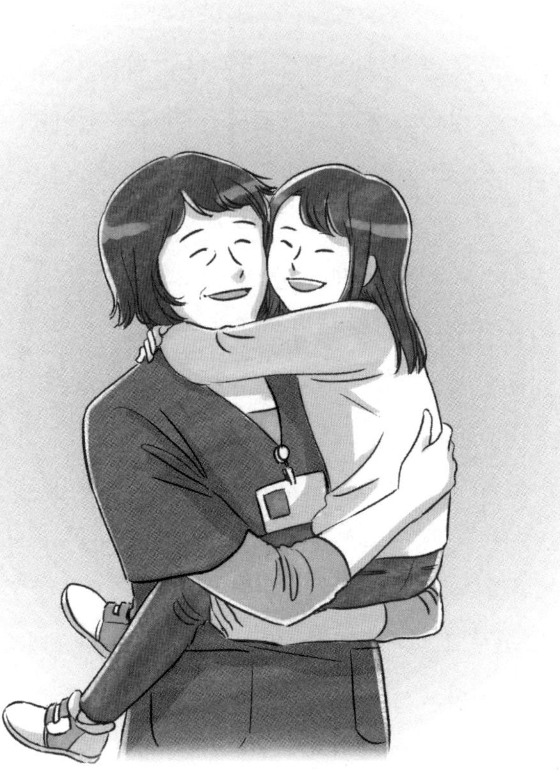

어요. '다른 전공으로라도 4년제 대학을 졸업하고 accelerated nursing course에 들어가야겠다.'고 생각해서 심리학과에 다시 들어가 졸업했죠. 그 졸업학점을 가지고 속성코스가 있는 UMDNJ(University Medicine and Dentistry of New Jersey)에 입학을 했죠. 한 25명을 뽑는데 들어가게 됐어요. 제가 GPA가 좋았거든요. 심리학과에선 3.98로 거의 4점 정도로 GPA가 좋아서 들어가는데는 무리가 없었죠. 속성코스는 총 15개월로 4분기로 나뉘는 코스를 하기 시작했어요. 40이 넘어 시작해서 43세에 졸업했죠.

Nursing terminology가 너무 어렵고 제가 이전에 공부한 심리학은 인문학 쪽이라 과학적으로 이해하는 능력이 약했어요. 그래서 많이 힘들었죠. Nursing은 'art & science'라고 하는데 나는 art쪽 능력은 좀 있는데 science쪽으로는 너무 약해서 너무 너무 힘들었어요. 모든 과목을 간신히 패스하는 정도로 통과해서 과정을 마치게 됐어요. 우수한 성적은 못 거두었어요. 40이 넘은 나이 많은 학생인데다, 남편 가게 일도 거들어야 하고, 아픈 친정어머니도 돌보아 드려야 하고, 어린 딸아이도 아직 돌봐주어야 하니 바빠서 제가 충분히 노력할 수 없어 성적이 우수하기 어려웠죠. 간신히, 간신히 졸업한 학생이죠.

제가 nursing school에서 우리 반 애들을 돌아보면 이미 다른 전공 학위가 있고 직업도 가졌던 사람들인데 자기 하는 일이 마음에 안 들어서 간호쪽을 선택해서 nursing school에 온 사람들이 많더라구요.

첫 수업 시간에 "왜 간호사가 되려고 선택했느냐?"고 교수님이 물어보시는데 보편적으로 하는 말이, 그게 진심인지 그냥 멘트인지 모르겠는데 "남을 도와주고 싶다."는 주제의 얘기가 많이 나오더라구요. "다른 사람들에게 serve하고 싶어서 간호사가 되려고 한다."는 얘기가 많은데, 저는 그 말을 하지 못했어요. 솔직하게 "내가 거의 bankruptcy 당하게 되고 내가 경제적으로 너무 힘들게 살고 있는데 너스가 되면 직업을 바로 잡을 수 있기 때문에 선택했다."고 말했어요. 그걸 좋게 돌려서 말해도 될텐데 너무 직설적으로 말한 거죠. 교수님이 "그것만으로는 너스하기가 힘들다. 너를 뒷받침해줄 수 있는 value나 mission이 있어야지, 그냥 돈 버는 것만으로는 너스를 오래할 수 없다."고 조언해주더라구요. 지금까지도 생계유지나 조금이라도 연봉을 더 받는 게 제 소망이죠. 아직도 내가 하는 일에서 가치라든가 내가 하는 일에서 보람을 찾기 위해서 방황도 하고 고민도 하고 있죠.

간호학과에 입학할 때 인터뷰도 하고, personal statement도 내야 되는데 그 application 과정이 간호사로서 정체성을 키우는데 조금이나마 도움이 되었다는 생각이 들긴 해요. '지원자가 간호사가 될 뚜렷한 가치관이 형성되어 있나?'를 보니까요. '살아온 걸 돌아보고 가야할 방향'의 길잡이가 됐다고 봐야죠. Personal statement에 제 삶에서 인용한 것은, 그 당시 이모가 한 92세 정도였는데, 밥을 혼자 못 드셔서 동생인 우리 어머니가 밥을 해다 먹여 드렸어요. 어머니가 주로 봉양하셨지만 저도 도와드렸죠. 저희 부부가 그 집에 가서 살면서 어머니를 도와서 이모님을 보살펴드렸거든요. 나중에는 이모님 건강이 나빠지는 속도가 빨라졌어요. 대변을 못 가리시니 짧은 시간 동안이지만 기저귀를 하셨는데 그 시기에 도와드렸어요. 나중에는 병원에 가서 치료받으시고 양로원으로 가시게 되었죠. 그 과정과 양로원을 본 제 개인적인 경험을 바탕으로 해서, 제가 '노인들을 도와주는 간호사가 되고 싶다.'는 생각을 하게 되었어요. 그런 개인적인 경험을 바탕으로 personal statement를 썼죠. 입학 인터뷰에서는 제 resume에 쓴 걸 자료로 해서 질문해요. 인터뷰에서도 제 이력서에 있는 education background라든가 지금 하고 있는 사회활동, 경력 등 이력서 중심으로, 거의 제가 살아온 걸 다시 둘

러보게 하더라구요.

간호학과에 입학할 당시에 저는 경제문제가 긴박했죠. 빨리 졸업해서 취업해야 할 상황이었거든요. 가게를 처분할 수 없는 상황이고 가게를 계속 운영해나가야 하는데 가게 렌트비도 만들어내지 못하고, 사는 집의 렌트비도 못 내는 상황이었어요. 경제적으로 굉장히 쪼들리고 위협감이나 압박감을 느끼는 상황이었거든요. 저는 이민 1세대로 왔지만 젊은 나이에 온 거죠. 그런데 이미 1세대가 하던 일을 할 수 밖에 없고 배운게 그것 밖에 없으니까 그걸 하기 시작한 거였어요. 이런 상황에서 간호학과에 입학하게 되었으니, 간호 자체보다 우리 가정의 경제적인 문제 해결이 더 시급했었죠.

가게가 너무 안 되어 마지막엔 돈을 못 내니까 alarm system이 장치만 있었지 작동을 못 시키는 상태까지 되었죠. 작동이 된다고 해도 경찰에 연결되어 있지 않으니까 무용지물이었죠. 강도가 한 번 밤에 와서 물건을 훔쳐갔어요. 나머지를 추슬러서 물건을 넣어 다시 장사를 했죠. 몇 개월 사이에 다시 벽까지 뚫어서 귀한 물건, 비싼 물건들을 몽땅 다 실어갔죠. 더 이상은 팔 물건이 없게 되었어요. 가발 가게였어요. 흑인들은 머리와 가발이 필요하거든요. Thanksgiving이 지나고 크리스마스 가까운 겨울이었는데, 진눈깨비가 내리는 날이었어요. 남편은 “장사를 접겠다.”하고 다시 돌아보지 않고 나왔죠. 그 위기를 극복해야 하니까 더 열심히 공부하기 시작했어요. 간호학 공부가 거의 끝나가고 시험을 준비하는 때였어요.

2014년의 그 혹독한 겨울! 교회 사람들이 많이 도와주었죠. 우리가 살고 있는 집 렌트비를 내라고 다달이 돈을 주시는 분도 있었고, 딸에게 밥도 해다 주시는 분도 있었어요. 이렇게 도움을 많이 받으면서 공부했죠. 그런 상황에서 배우게 되는 게 많았어요. 어떤 사람은 “나도 젊었을 때 다 겪어봤다."고 하는 사람이 있고, 어떤 사람은 아무 말 없이 필요한 걸 챙겨다 주더라구요. 가게가 망한 걸 돈으로 계산해 보면 20만 달러 이상의 손해를 봤어요. 근데 그 손해 본 이상으로 제 인생에 큰 교훈도 주고 그 돈으로 살 수 없는 사람들의 사랑을 받게 되는 기회가 되었어요. 내가 다른 사람들을 '어떻게 대해야 되는지에 대한 처신'을 알게 되었다고 할까요? 예를 들어서 다른 사람이 생각지도 못한 어려움을 당했다고 하면 옛날에는 말로 많이 했죠. 말로 위로하고 말로 다 하며 살았는데, '그게 아니구나!' 하는 걸 깊이 깨달았어요.

가게가 망한 후에 많은 사람들의 사랑과 도움을 받으며 사람들과의 관계가 달라졌어요. 제가 상대방을 대하는 마음 상태가 달라졌어요. 무척 벽을 쌓고 지내는 사람이었는데, 제 마음 깊은 속에서 모든 사람들에게 연민의 감정이 들더라구요. '내가 느낀 것이 당신에게도 있고 내가 경험한 것을 이미 당신도 경험했을 수도 있다. 내 아픔이 남의 아픔이기도 하다.'는 걸 깨닫게 되었어요. 나하고 남 사이에 똑바로 그어놓은 선이 없어져 버리더라구요. 그리고 말이 얼마나 중요한지 알게 되었죠. 말보다 더 상위의 것이 있다는 것도 이해하게 되었죠. '우리가 말이 아닌 다른 것으로 얼마든지 상대방에게 다가설 수 있다는 것, 말에 한계가 있다는 것'을 느끼게 되었어요. 제 마음을 여는 계기가 점점 생기게 되었어요.

'그 사람이 필요로 하는 작은 물건이나 실제로 필요한 작은 어떤 실제적인 것들을 도와주는 게 필요하다.'는 걸 깨닫게 된거죠. 또한 말이라면 정말로 '천냥빚을 갚을 수 있는 정도의 말을 해야 한다.'는 것을 느끼게 되었어요. '내가 상대방이 되어야 하고 상대방이 느끼는 것을 느끼려고 노력해야만 내가 저 사람한테 마음을 움직일 수 있는 감동의 말을 할 수 있겠다.'는 생각이 들더라구요. '빈말이 아니라 정말로 마음과 마음을 연결할 수 있고 닿게 할 수 있는 그런 말을 하는 사람이 되고 싶다.'는 변화가 일어나기 시작했어요.

어두운 터널에 비쳐든 한 줄기 빛

우리 식구들에게 가장 혹독했던 2014년 겨울에 간호사면허 시험공부를 했어요. 너무 힘겨운 때라 pass하리란 기대도 못할 정도였죠. 더구나 실습하면서 보니 교재에서 배운 것과 현장은 너무 다르고 시험은 교재나 실습현장과도 또 다른 차원이란 생각을 하고 있었거든요. 그런데 시험을 보고 그해 여름에 합격 소식을 받았을 때는 그야말로 '어두운 터널에 빛이 보이는 기분'이었어요. 가슴 졸이며 기다렸기에 눈물도 나왔죠. 그때 제가 43세였어요.

졸업하자마자 너싱홈에서 일하기 시작했고 1년 정도 경험을 쌓고 지금 일하는 정신병원으로 오게 되었죠. 제가 psychology를 공부하고 나서도 mental hospital에 들어가고 싶어서 job apply를 했는데 들어갈 수 없었어요. 너스가 되니까 저를 고용하더라구요. 예전에는 내가 가고 싶었는데도 못 갔거든요. 너스가 되니까 저를 쉽게 금방 고용하더라구요. 너스가 되니까 저에게 그 문을 열어주었어요.

간호학 공부, 특히 실습을 하면서 제가 변화되기도 했어요. 저는 굉장히 건강한 사람이죠. 간호학을 시작하고 아픈 사람을 보기 시작하니까 '이런 세상이 있나?' 싶더라구요. 어떻게 '이런 세상이 있을 수가 있을까?' 싶었어요.

물론 저에게도 마음의 상처는 있었죠. 1999년도에 제가 결혼을 하고 바로 애기를 가졌는데, 2000년 8월에 애기를 뱃속에서 잃었어요. 단순한 miscarrage가 아니라 stillbirth라고 하는데, 8개월째에 애기가 뱃

속에서 죽어 있는 거예요. 어릴 때도 제가 힘들게 살았다고 생각했는데, 사산의 경험은 저한테는 어릴 때 어려움과는 비교할 수도 없이 큰 충격이고 큰 아픔이었어요. 그 경험으로 인해서 제가 다른 사람의 아픔도 알게 되었어요. 그 전까지는 굉장히 이기적이고 내 것만 생각하고 아파하는 사람이었는데, 자기 연민에 젖어서 살던 사람이었는데, 아기를 잃고서 세상을 돌아보니까 이 세상에 고통을 당하는 많은 사람이, 여러 종류의 고통을 당하며 살고 있는 사람들이 눈에 들어오기 시작했었죠.

간호학을 공부하며 임상실습을 시작했을 때 그 많은 종류의 아픈 사람들을 봤을 때, 제가 또 달라지기 시작했어요. 당시에 경제파탄 지경이었으니 '세상에 나같이 힘든 사람은 없겠다.' 생각하는 쪽이었는데, 실습하면서 '나 정도의 고통은 아무것도 아니다.'라는 생각이 들었고 제가 줄 수 있는 것이 보이더라구요. 여러 종류의 환자들을 보면서 '나한테도 줄 수 있는 것이 있구나!' 하는 생각이 들게 되었죠.

간호사로서 아직은 초년생이라 쉽지는 않아요. 그래도 저는 환자의 스타일을 많이 배우려고 해요. 어떤 남자분은 짓궂은 노인 같은 스타일로 말을 한다거나, 어떤 사람은 굉장히 과격하고, 어떤 사람은 완전히 소극적이고 아예 말을 안 하죠. 환자의 여러 가지 스타일에 따라서 제가 다르게 대해주려고 해요. 소극적인 사람은 입가에 약간의 미소만 보여도 '아, 저 사람이 지금 기분이 좋구나.' 하는 걸 알아채죠. 짓궂은 노인에겐 계속 warning하면서 내가 다가가지 않으면 끝까지 모든 걸 받아들이지 않으려고 하거든요. 계속적으로 다가서려는 노력을 해야 하죠. 또 과격한 사람한테는 젠틀한 터치, 적당하게 젠틀하게, 옷을 입힐 때 만져준다던지 하죠.

간호는 환자를 직접 만지고 다가설 수 있는 좋은 기회가 많잖아요. 그것이 우리가 하는 일이고요. 그 기회가 있을 때 사람들을 더욱 더 알아가고 배워가려는 노력을 하면, 환자도 나를 배우고, 저도 그 사람을 배우게 되겠죠. 너무너무 다양한 사람들을 경험하게 되기 때문에 이제 어느 한 부류에 그치지 않고 그 개인 한 사람, 한 사람 환자마다 다시 배우고 다시 알아가야 돼요.

교과서에서 '이런 경우에 이렇게 하시오.' 이런 건 없었어요. 이건 오로지 간호의 현장에서 제가 그 시간에, 그 장소에, 그 사람과 있음으로 해서 배워지는 경험이고, 또 art인 거죠. '이거는 이렇소.' 할 수 없는 그 부분인 거죠.

지금 근무하고 있는 정신병원의 환자들을 봤을 때, 우리는 어둡거나 보기에 안 좋은 것을 우리 사회나 개인적으로 덮어버리려고 하고 안 보이게 덮어버리려고 하는 그런 것을 보게 되었을 때, 내가 할 일이 보이는 거예요. 제가 큰일은 못하지만, 여기 정신병원에 오기 전에 근무했던 양로원에서 일할 때도 그렇고, 지금 일하는 mental hospital에서 일할 때도 그렇고, 내가 할 수 있는 일은 '함께 하는 것이다.'는 생각이 들더라구요. 누군가에게 소외를, 결국은 나이 들어서 쓸모없고 필요 없게 되었고 소외받는 이 시간에 제가 해 줄 수 있는 것은 '함께 할 수 있다.'는 거예요.

지금 간호사 하면서 드는 생각은 '간호는 추상이 아니다. 만져줘야 되고, 먹여줘야 되는 실제적인 거구나.'라는 거예요. 예전엔 추상적이었던 사랑의 개념도 점점 바뀌고 있어요.

딸에게 보여주고 싶은 미래

어릴 적 살던 동네에 논밭이 있고, 저녁노을이 지면 아주 아름다운 광경이 있었는데, 그걸 보면서 어렴풋이 넓은 세상을 꿈꾸었어요. '이게 세상의 다가 아니구나! 수평선 저 넘어 가면 분명히 아주 넓은 세상이 있을거야!'라는 걸 자연을 보면서 느꼈죠.

고등학교 졸업하고 미국에 왔을 때도 공부를 다시 하리라고는 생각도 못했어요. 한국에서 고등학교도 간신히 졸업했거든요. 육성회비 5만원이 없어서 학교를 못 갈 만큼 굉장히 힘든 경제사정이었어요. 그럴 때마다 누군가가 이름도 안 밝히고 장학금을 주어서 학비를 내고 고등학교 1학년 1학기, 2학기를 다녔어요. 2학년, 3학년은 제가 더 이상 혼자 살 수가 없으니까, 둘째 언니가 저를 받아주고 학비를 내주셔서 2, 3학년을 다니고 미국에 왔으니 내가 다시 대학을 가리라고는 꿈을 꾸지도 못했어요. '그 정도로 준비를 해놓은 것도 아니고, 머리가 좋은 것도 아니고.' 그런 안 된다는 생각만 했었죠.

이제 대학 졸업장을 두 개나 갖게 되었어요. 간호사도 되었어요. 노인간호나 정신간호, 두 가지로 석사과정에 들어갈 생각이 있고, counselling으로 대학원에 가고 싶기도 해요. 그러나 지금으로선 대학원에 당장 가고 싶지 않아요. 현재만으로도 충분해요.

제 속에는 순수학문에 대한 열망이 굉장히 크게 있어요. 속에 정말 많이 있어요. 언젠가 계속 공부를 하고 싶어요. 석사, 박사까지요. 어렵지만 '내 딸과 딸의 후손에게 도움이 될 일이라면 대학원에 가야겠다.'는 생각이 들어요. 그게 제가 바라고 있는 미래예요. 제가 생각하는 순수학문이란 직업하고는 상관이 없고 제가 좋아하는 것을 파고드는 거예요. 한국에서의 꿈은 국어였고, 문학이었어요. 지금도 한다면 영문학을 하고 싶어요. 근데 결국은 순수학문도 삶에 적용되는 것이죠. 나를 세상에서 멀어지게 하는 게 아니라 세상과 더 가깝게 만들어 주는 것이 순수학문이란 걸 잘 알기 때문이죠. 제가 더욱 더 사람다운 사람이 되고 더욱 더 나은 사람이 되기 위해서는 순수학문이 절실하게 필요해요.

지금 딸이 유치원에 다니고 있는데, 딸이 꿈을 마음껏 펼치는데 도움이 된다면 대학원에 가서 공부를 더해서 엄마로서 딸에게 좋은 모습도 보여주고 보수도 더 받아 여유롭게 딸을 지원해주고 싶어요. 간호사가 되니 점점 꿈을 키울 수 있는 힘이 생겼어요!

감사의 말

7인의 간호사와의 만남과 대화는 필자에게도 새로운 깨달음의 기회가 되었다. 이 책에서 만나는 7인의 간호사는 모두 나름대로 소중한 가치들을 가슴에 품고 그 가치를 소중히 여기고 실행해나가며 살고 있는 아주 특별한 모습을 보여주었다. 필자는 1980년대 중반부터 간호철학, 생명윤리학을 연구하며 강의해왔다. 미국에서 열정적으로 살아가고 있는 7인의 간호사와 인터뷰하면서 새로이 명확하게 깨닫게 된 것이 있다. '바람직한 도덕적 가치와 행위에 대해 아무리 글을 쓰고 가르치며 목청 높여 말한다 해도, 그 가치들을 소중하게 여기면서 실천하고 실행하는 사람이 있을 때에 그리고 실행을 통해서 주변 사람들과 더불어 행복하게 살 수 있을 때, 그 가치들은 비로소 의미가 있는 거구나!' 하는 것이다. 작곡가가 아무리 멋진 곡을 쓴다 해도 연주되지 않으면 음표일 뿐, 아름다운 음악으로 감상할 수 없는 것과 같다. 특히 김원숙 선생님과 지난 2년 동안 병원 현장과 미국에 사는 간호사로서 소소한 일상에 대해 많은 대화를 나누면서 '아름다운 풍경을 보는 것도 좋지만, 사람한테서 아름다움을 느낄 때 그 감동이 더 크다.'는 것을 알게 되었고, 자연적인 풍경의 아름다움 이상의 아름다움을 느끼게 되었다. 7인의 간호사는 간호의 핵심 가치인 '돌봄'이라는 가치를 실현하며 환자와 더불어 그리고 동료나 가족과 함께 어떻게 행복하게 살아갈 수 있는지를 생생하게 보여주었다. 이런 의미에서 도덕적 가치를 연구하는 한 학자로서 7인의 간호사에게 깊이 감사드린다.

이 책을 마무리할 즈음, 김원숙 선생님은 소울 메이트와 결혼하게 되었고 근무시간도 줄여서 여유로운 생활을 하게 되었다고 한다. 김정숙 선생님은 시인의 꿈을 키우며 행복한 날들을 보내신다. 부부 간호사는 딸은 의과대학생으로, 두 아들도 대학생이 되어, 이제는 여유로움 속에 간호사로 일하는 날들을 더욱 즐기게 되었다고 한다. 제자 강설희는 한의사로서 새로운 삶에 몰입하게 되었다고 한다. 한 달에 600여 명의 환자를 보게 되어 몸은 피곤하지만 환자를 보면서 새로운 힘을 얻어 즐겁게 일하고 있다고 한다. 이정구 교수님은 53년의 의사 생활을 끝내고 11월 말에 LA에서 은퇴 생활을 시작했다.

따뜻함이 느껴지는 간호사 생활의 이야기를 생생하게 들려준 7인의 간호사와 미국의 의료시스템을 의사의 관점에서 보충해준 이정구 교수님께 깊은 감사의 말씀을 드린다. 이 분들과의 만남을 통해 필자는 사랑의 따뜻함, 돌봄의 포근함을 다시 한 번 실감할 수 있었다.

끝으로 언제나 옆에서 간호에 대한 이야기에 귀 기울여 주고 기꺼이 브레인 스토밍의 좋은 파트너가 되어 신선한 아이디어를 보태주는 소울 메이트이자 남편인 이윤배 박사에게도 고마움을 전한다. 가족의 풍성함을 누리게 해주고 있는 단얼과 주아, 한얼과 지연, 현에게도 고마운 마음이 든다. 덕분에 돌봄과 보살핌의 의미가 더욱 풍요로워지게 되었다. 마지막으로 기꺼이 출판을 맡아주고 꼼꼼한 교정과 탁월한 편집 그리고 창의적인 일러스트로 내용의 의미를 높여준 학지사메디컬에 감사드린다.

2019년 4월
엄영란